東大教授が本気で教える

「ひざの痛み」解消法

監修 福井尚志 東京大学大学院教授 深代千之 東京大学名誉教授

中央公論新社

これだけは知っておきたい!! ひざの痛みのギモンに

Q1

すり減ったひざの軟骨が元に戻るって話を聞いたことがあるのですがホントですか？

A　ウソです。自力では元に戻りません。

皮膚を切ると傷口から血が出てきますが、しばらくすると自然にふさがります。これは出血した血液が凝固して、細胞が損傷した組織を再生しようとする反応が起きるからです。ところが、**関節軟骨には、再生を促す血管がないためこの反応が起こりません。**

そもそも、軟骨のすり減りは、荷重がかかり続けた結果として起きた変化です。仮に新しい組織ができたとしても、同じ部分に荷重がかかってすり減り続ける限り、再生に向かうことはあり得ません。

Q2

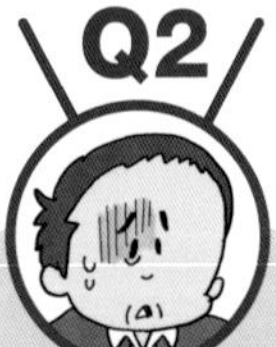

ひざの軟骨の元になっている栄養を取れば、ひざ痛が治ると聞いたのですが？

A　人体はそんなに単純ではありません。

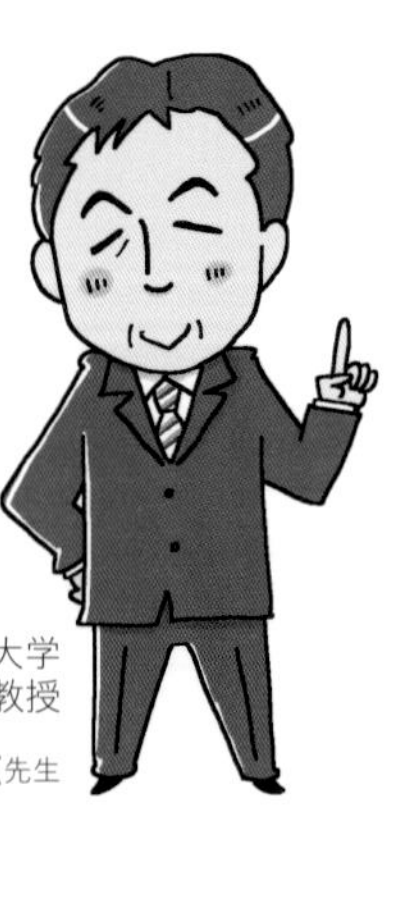

東京大学
大学院教授
福《ふく》井《い》尚《なお》志《し》先生

東大教授がズバリお答え

何が正しくて、何がアヤシイのか、巷《ちまた》にあふれる「ひざの噂《うわさ》」について、最新の話題も交えつつ東大教授が解説します！

ひざの関節軟骨はコラーゲンを始めとする複数のタンパク質によって構成されています。こうした**タンパク質をたくさん取ったからといって、すぐ軟骨に変わるわけではありません。**口から摂取されたタンパク質は、体内でアミノ酸にバラバラに分解され、そこから細胞ごとに必要とされるタンパク質に新しく作り直されます。髪の毛を食べたからといって、髪の毛が生えてこないのと同じ理屈で、軟骨の合成に必要なタンパク質を、軟骨細胞自身がアミノ酸から作る気にならなければ変化は起きません。

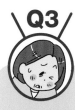

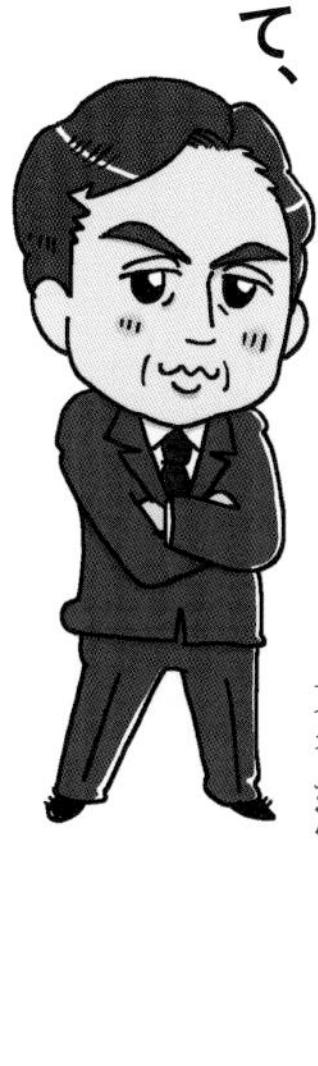

東京大学
名誉教授
深代《ふかしろ》千之《せんし》先生

Q3

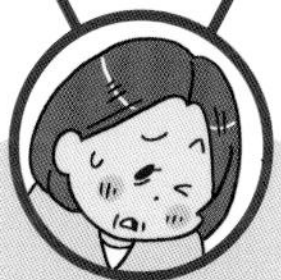

関節軟骨の中にある細胞に新しく軟骨を作らせる方法はあるのでしょうか？

A はっきりわかっていません。

この部分が研究中で諸説あるために、本当かウソかわからない情報が出回る原因になっています。はっきり言えるのは、特定の栄養を取るだけでは軟骨は再生しないということ。そして、**軟骨自体にすり減り続ける要因がある限**

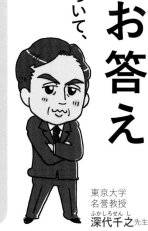

り、元には戻せないということです。

かつて、軟骨の材料になるグルコサミンとコンドロイチンのサプリメントに効果があると宣伝されたことがありましたが、現在ではどちらも明確な効果は証明されておらず、世界中の学会を見ても、これらの服用を推奨しているところは、ほとんどありません。

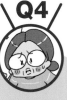

Q4

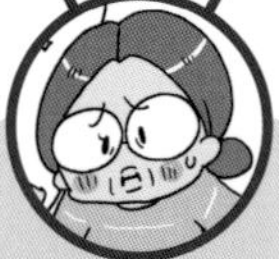

そもそも、どうしてひざの軟骨は悪くなるのでしょうか？

A ターンオーバーが起こらないからです。

皮膚、筋肉、骨など、人体を構成する組織の多くは、一定の期間を経て古いものから新しいものに入れ替わる「ターンオーバー」があります。ターンオーバーは、体の部位ごとに入れ替わる期間が異なり、肝臓、腎臓、心臓などのタンパク質は短く、皮膚や筋肉などは長いという特徴があります（生物の種類によっても異なります）。ターンオーバーは通常、「半減期《はんげんき》」といって組織の半分が入れ替わる期間を基準とするのですが、ひざの関節軟骨はこの期間がとても長く、**生まれたころにできた軟骨のタンパク質が、90歳以上になっても残り続けます**。その結果、タンパク質の質が悪くなって軟骨もすり減りやすくなってしまうのです。

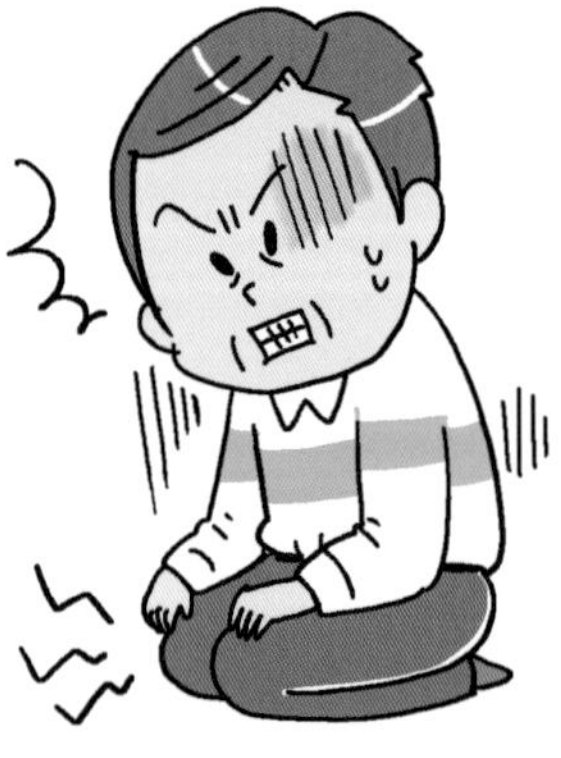

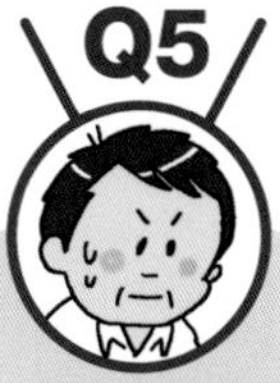

Q5

軟骨が元に戻らないなら、ひざの痛みはガマンするしかないのでしょうか？

Ⓐ 前提として「軟骨がすり減る＝痛みが生じる」ではありません。

中高年に起こりやすい「変形性ひざ関節症」は、軟骨がすり減るから痛いと教わった人もいるかもしれません。ところが、東京大学医学部の研究グループが2005年から行った調査では、**X線で変形性ひざ関節症と推定された人（軟骨がすり減っていた人）は全国で2400万人。そのうち痛みのある人は820万人で、残りの1580万人は、とくに痛みもなく生活している**という結果でした。**軟骨がすり減って痛みを感じている人は、そうでない人よりもはるかに少なかったのです**。

そもそも、軟骨には神経がありません。すり減ることで直接痛みを感じるようになるわけではないのです。

Q6

変形性ひざ関節症の原因は「滑膜《かつまく》の炎症」なのでしょうか？

Ⓐ 原因は一つだけではありません。

ひざ痛に関する知識をお持ちの人なら、変形性ひざ関節症の痛みが「滑膜の炎症」で起こるという話を聞いたことがあるでしょう。しかし、**滑膜の炎症だけが痛みの原因と思っているなら、それは間違いです**。

腱に原因がある場合、あるいは骨に原因がある**BML（Bone Marrow Lesion ＝骨髄病変）**という病態も見過ごせません。「滑膜の炎症だと思っていたらBMLだった」というケースがたびたびあるのです。滑膜炎とBMLを見分ける確実な方法の一つはMRIですが、本書で紹介しているセルフチェックでも、ある程度判断できます。変形性関節症に詳しくない整形外科医は見逃していることもあるので、ご自身で確認してみてください。

Q7

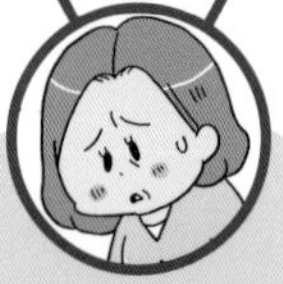

ひざの痛みを自分で治すなら、温めると冷やす、どちらが正しいですか？

A 温めてください。

ぶつけたり、転んだりした痛みなら冷やしますが、変形性ひざ関節症の炎症なら「温める」が正解。「炎症なのに温めるの？」と思うかもしれませんが、変形性ひざ関節症の炎症は、打撲や、患部にバイキンが入って起こる炎症とはタイプが違います。また、**冷やすと痛みを過敏に感じる神経のメカニズムがある**ので、正反対のケアで悪化させないように気をつけてください。

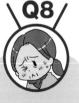

Q8

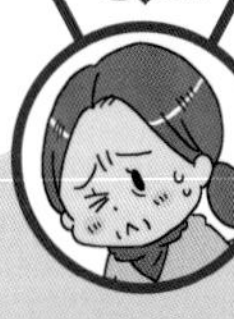

ひざの痛みを自分で治すなら、動かすのと安静にするのと、どちらが正しいですか？

A 動かしてください。

正確には「痛みの程度に応じて、無理しない範囲で動くべき」です。というのも、**医療現場や国内外の整形外科学会で、変形性ひざ関節症**

に対するイチ押しの治療法と評価されているのが、ひざを動かす「運動療法」だからです。ひざが痛いからといって安静にしていると、関節が硬くなったり、筋力が低下したりして、症状を悪化させる傾向があります。かといって、強すぎる刺激は逆効果。「適度な刺激」であることが大事です。ズバリ本書で紹介している「ゆるひざ体操」（73ページ）がオススメです。

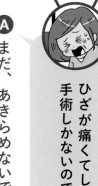

Q9

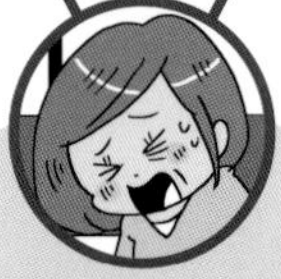

ひざが痛くてしょうがないです。手術しかないのでしょうか？

A まだ、あきらめないでください。

変形性ひざ関節症には、その程度において「痛みの周期」があることがわかっています。

病状が軽い人ほど、最初は痛く感じても、しばらくすると、自然と痛みの弱くなる期間がやってきます。ただし、それで「痛みがなくなったから大丈夫だ」と安易に考えないこと。痛みが弱くなったら、本書で紹介している「ゆるひざ体操」を積極的に行い、筋力や柔軟性を高める機会にしてください（医師の治療を受けている場合はしっかり相談してください）。

痛みのない時間を、ひざ痛改善の知識を身につけ、予防を行うチャンスと考えて上手に活用することが、とても大切です。

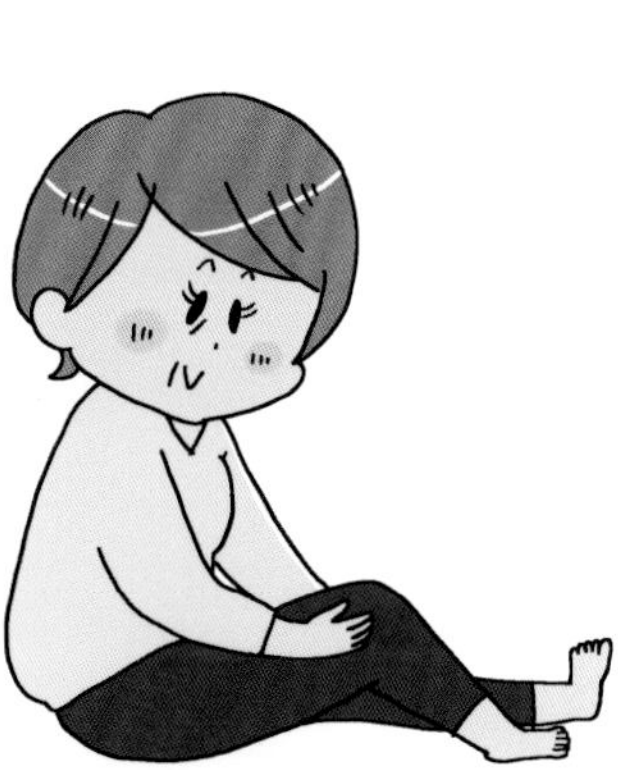

もくじ

第3章 変形性ひざ関節症とは何か?

第4章 自宅でカンタンゆるひざ体操

自分でチェック(症状)

自分でチェック（圧痛点）

第5章 ひざと歩き方のサイエンス

第6章 スポーツによるケガ、その他のひざの病気

制作協力	今屋 健（関東労災病院中央リハビリテーション部　主任理学療法士）
企画	千葉慶博（KWC）
執筆協力	相澤優太
編集	滝本茂浩（KWC）
イラスト	なとみみわ
カバーデザイン	渡邊民人（TYPEFACE）
本文デザイン	谷関笑子（TYPEFACE）
DTP	TYPEFACE
撮影	蔦野 裕
モデル	殿柿佳奈（スペースクラフト）
スタイリスト	田中祐子
ヘアメイク	aco（enne）
CG制作	BACKBONEWORKS
衣装協力	ジュリエ ヨガ アンド リラックス（03-5720-8256） ゴールドウイン カスタマーサービスセンター（0120-307-560） イージーヨガ ジャパン（03-3461-6355）

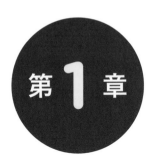

第1章

どうして痛くなるのか？

ひざと痛みの基礎知識

ここを間違えていると治らない！
痛みを引き起こすさまざまな要因を
最新の調査と研究をもとに徹底解説

基礎知識

1

ひざの痛みといっても いろいろな症状がある

「痛みを知ること」が改善の第一歩

一言で「ひざの痛み」といっても、その症状はさまざまです。まず、「歩くと痛い」「走ると痛い」「階段の上りが痛い」「階段の下りが痛い」など、移動や外出で痛みを感じる方がいると思います。家の中にいても、「椅子から立ち上がる際に痛い」「正座をすると痛い」「脚を伸ばした際に痛む」「立っているだけで違和感がある」など、ちょっとしたことで症状が出る方も多いのではないでしょうか。

このように、**ひざを動かした際に生じる痛みを「運動時痛」といいます**。一方、寝ている、座っているなど、何もしていないのにひざが痛む「安静時痛」もあります。動作による痛み以外にも、「腫れが出てきた」「脚の曲げ伸ばしができない」「ひざにでっぱりがある」といった症状もあります。

ひざ痛の改善は、自分の症状を知ることが第一歩。医師は、患者の症状から原因を解明し、適切な治療を施していきます。

ひざ痛の予防、リハビリやトレーニングも、安易にひとくくりにせず、原因に合わせたメニューを選択することが大事です。

こんな症状で悩む人が特に多い

階段の下りで痛い

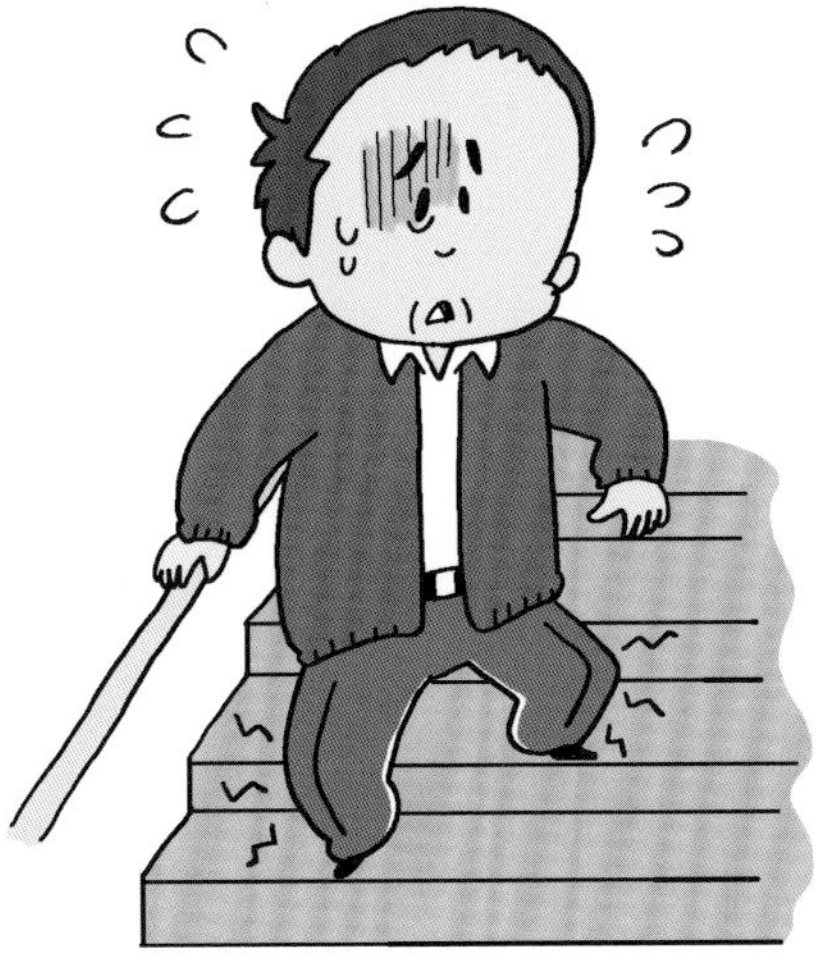

歩き始めが痛い

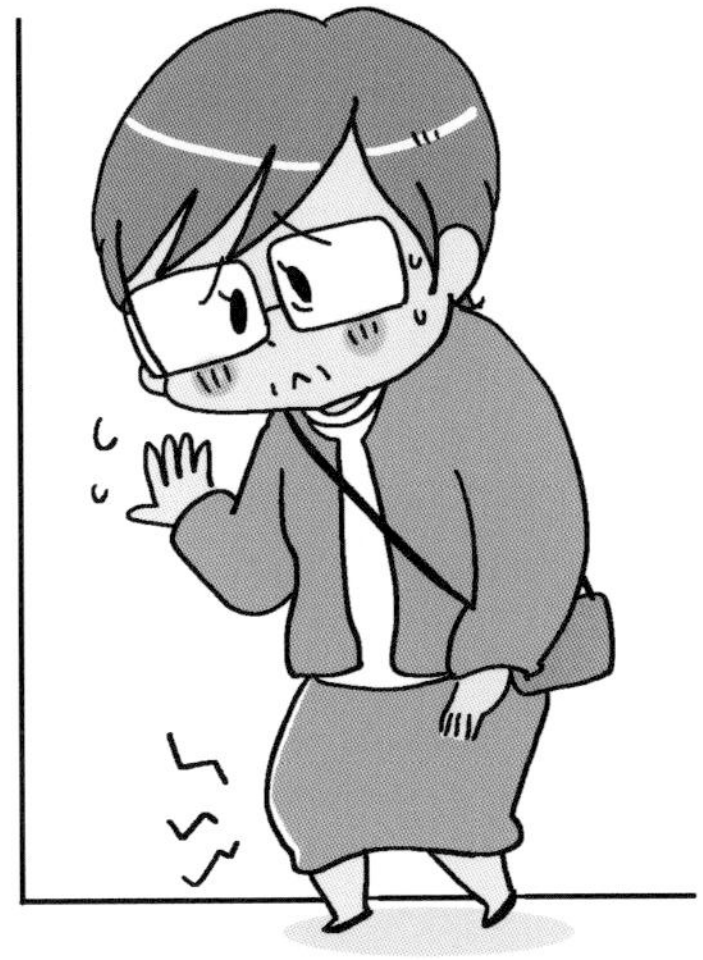

正座がしにくい

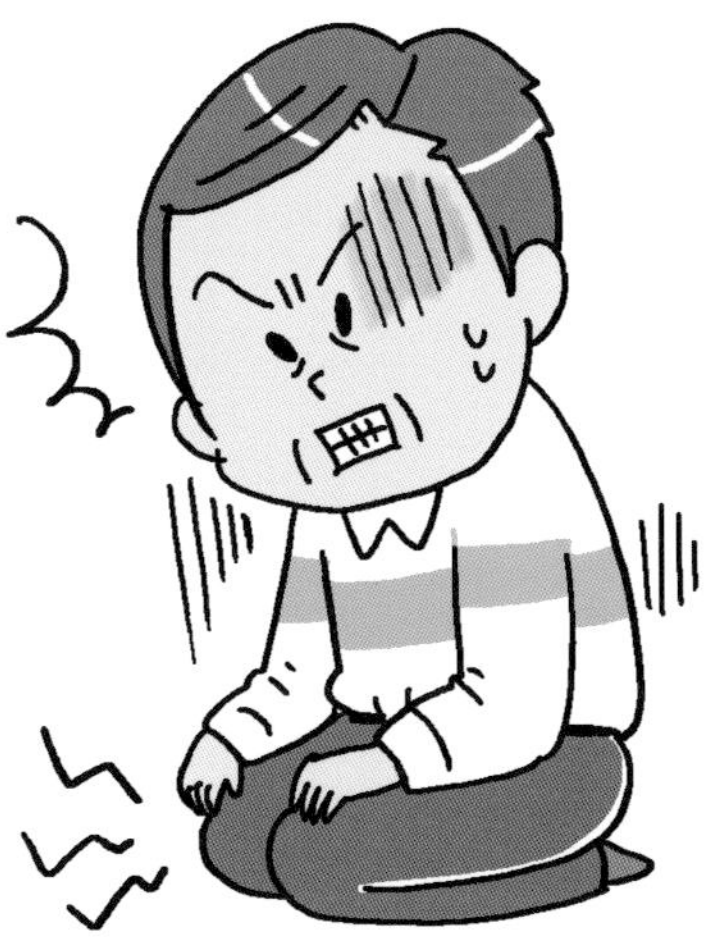

しっかり伸ばせない

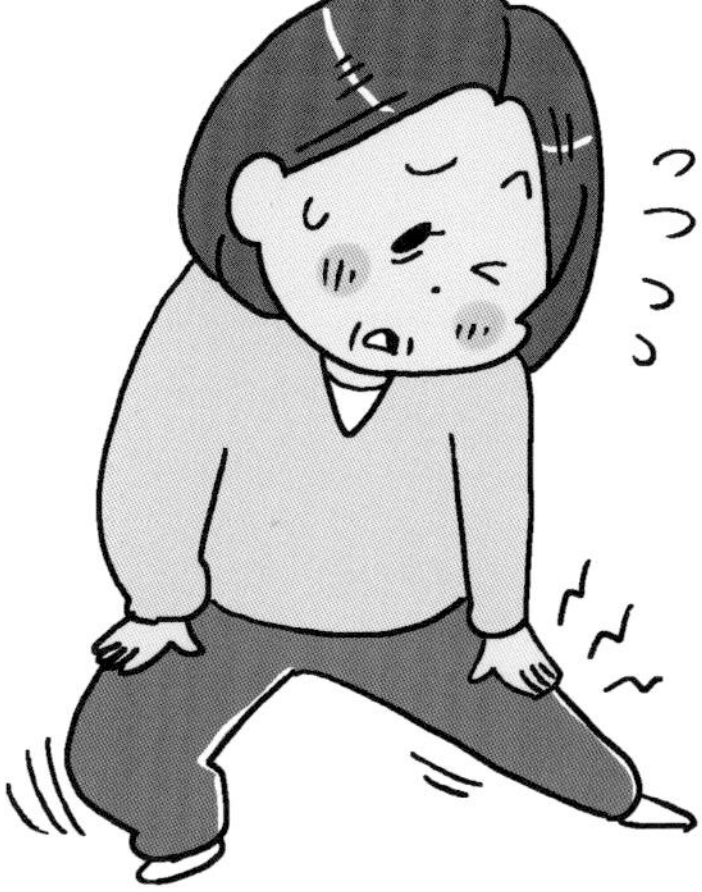

基礎知識

2

ひざは複雑なパーツで構成された精密機械だ

人間の日常動作を支えるひざの構造

どうして、ひざが痛くなるのか、その原因を考えるための基本的な知識として、まずは、ひざの構造について説明しましょう。

そもそもひざは、ももとすねの骨をつなぐ、「膝関節」という関節です。下半身の主な関節には、膝関節のほかに、「股《こ》関節」「足《そく》関節（足首）」があります。「立つ」「歩く」「走る」「しゃがむ」「物を持ち上げる」など、私たち人間の基本的な動作のほとんどは、これら三つの関節の動きで成り立っています。

ひざは、**四つの骨、四本の靭帯《じんたい》、二つの半月板《はんげつばん》から構成されます**。ももの骨「大腿骨《だいたいこつ》」とすねの骨「脛骨《けいこつ》」が体重を支える太い骨であり、脛骨の外側には「腓骨《ひこつ》」という細い骨もあります。前面にある「膝蓋骨《しつがいこつ》」は、〝お皿〟と呼ばれる丸い骨です。大腿骨と脛骨・腓骨は、靭帯でつながれています。ひざの外側と内側には「外側側副靭帯《がいそくそくふく》」「内側側副靭帯《ないそくそくふく》」が、内部には交差する「前十字《ぜんじゅうじ》靭帯」「後十字《こうじゅうじ》靭帯」があります。大腿骨と脛骨の接触部分にあるクッション状の組織が「内側《ないそく》半月板」と「外側《がいそく》半月板」で、アルファベットのCの形をしています。

ひざ関節の構造（左脚の正面）

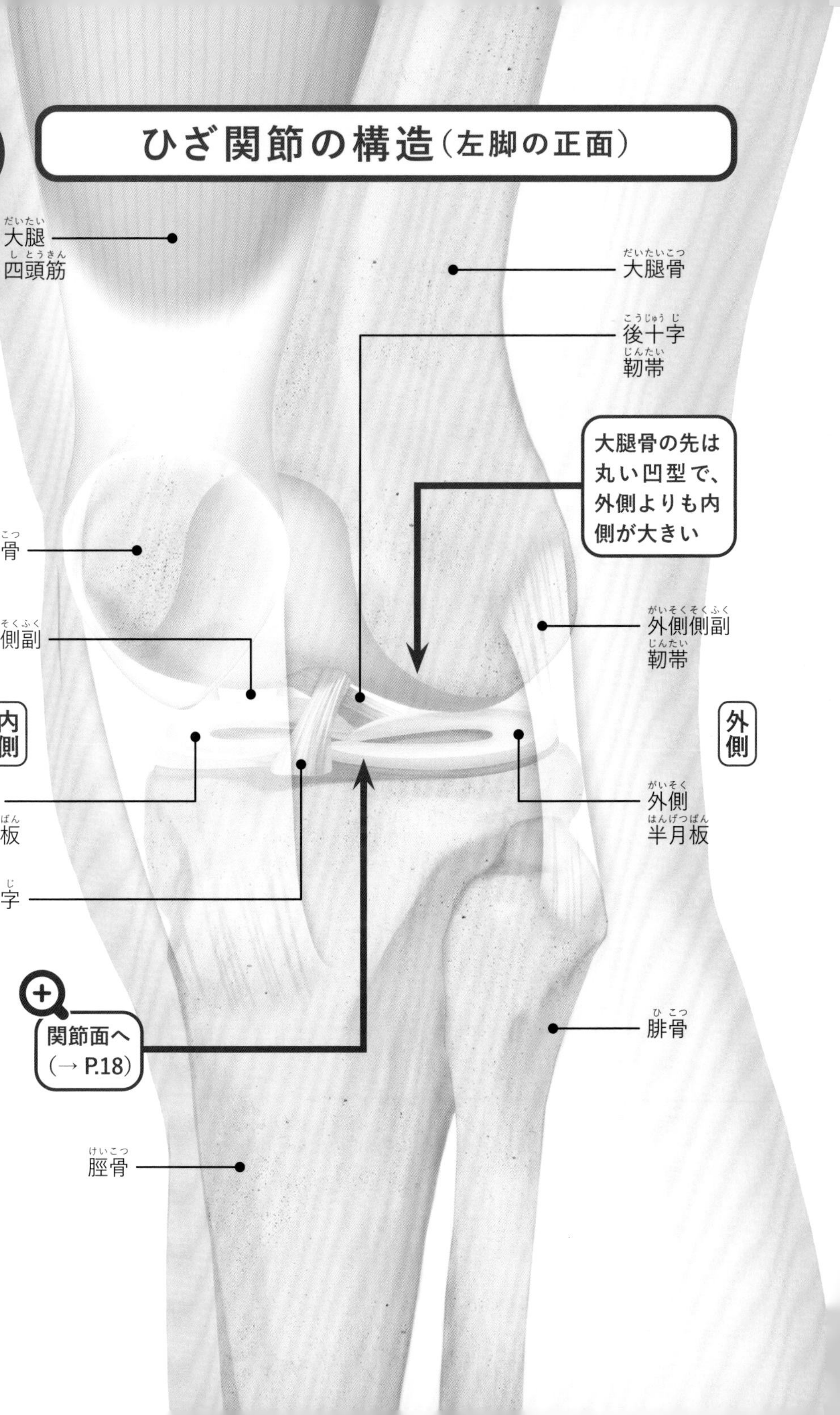
大腿《だいたい》
四頭筋《しとうきん》
大腿骨《だいたいこつ》
後十字《こうじゅうじ》
靭帯《じんたい》
大腿骨の先は丸い凹型で、外側よりも内側が大きい
膝蓋骨《しつがいこつ》
内側側副《ないそくそくふく》
靭帯《じんたい》
外側側副《がいそくそくふく》
靭帯《じんたい》
内側
外側
内側《ないそく》
半月板《はんげつばん》
外側《がいそく》
半月板《はんげつばん》
前十字《ぜんじゅうじ》
靭帯《じんたい》
関節面へ
（→ P.18）
腓骨《ひこつ》
脛骨《けいこつ》

関節面の構造（左脚の正面）

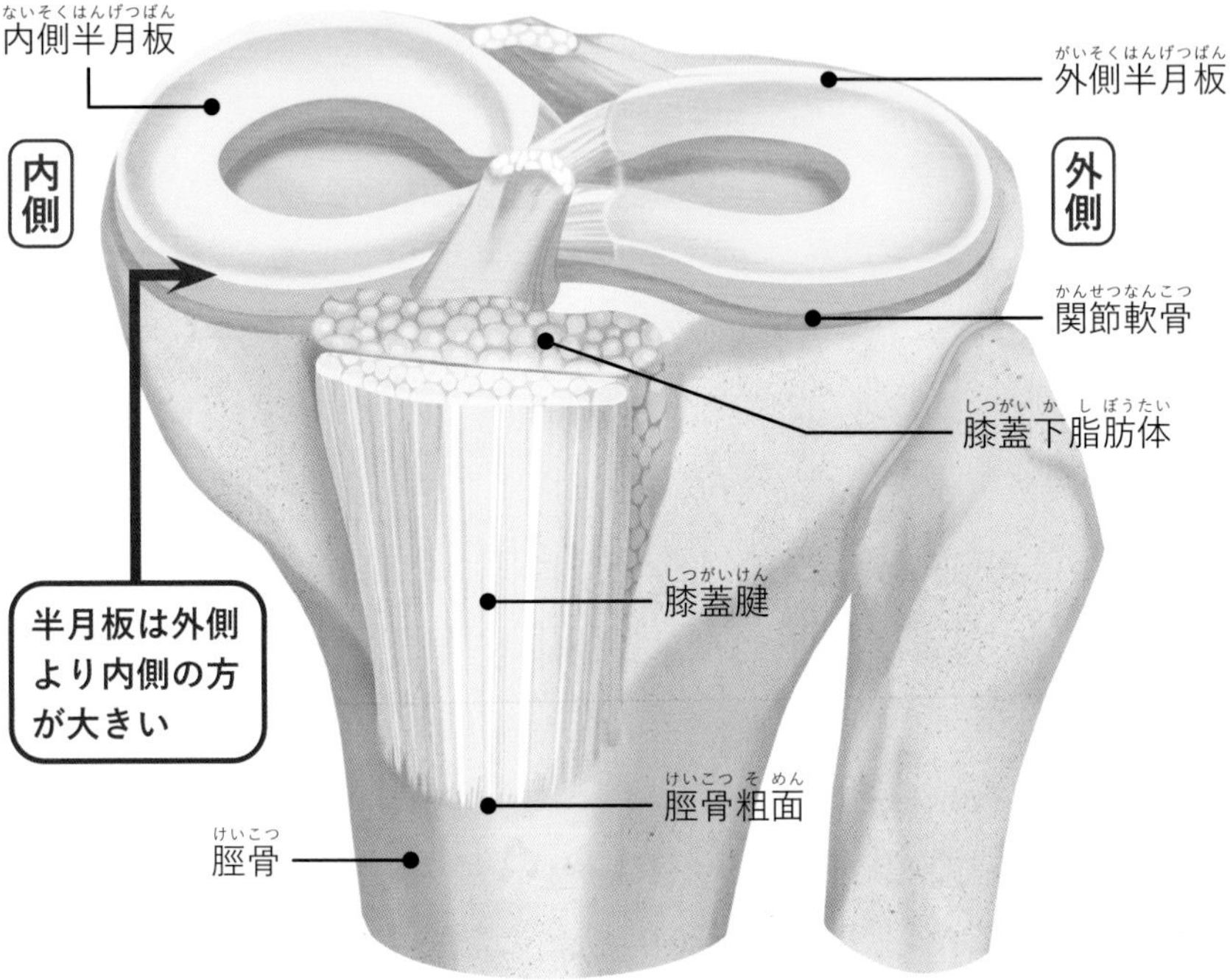

太ももの骨を支えるため すねの骨の上は広くなっている

脛骨の関節面を上からのぞいてみると、受け皿のような形で半月板と一緒に大腿骨を支えているのがわかります。**脛骨と大腿骨の表面を覆う「関節軟骨《かんせつなんこつ》」は、体重を受け止めるクッションとして、また骨同士がスムーズに擦《こす》れ合うためにも重要**です。

ももの前にはひざを伸ばすための「大《だい》腿四頭筋《たいしとうきん》」があり、この筋肉の腱は一度膝蓋骨にくっつきますが、膝蓋骨からはさらに「膝蓋腱《しつがいけん》」が脛骨の前部につながっています。

膝蓋腱と脛骨の間には「膝蓋下脂肪《しつがいかしぼう》体《たい》」がつまっています。

関節包《かんせつほう》の構造（ひざの断面）

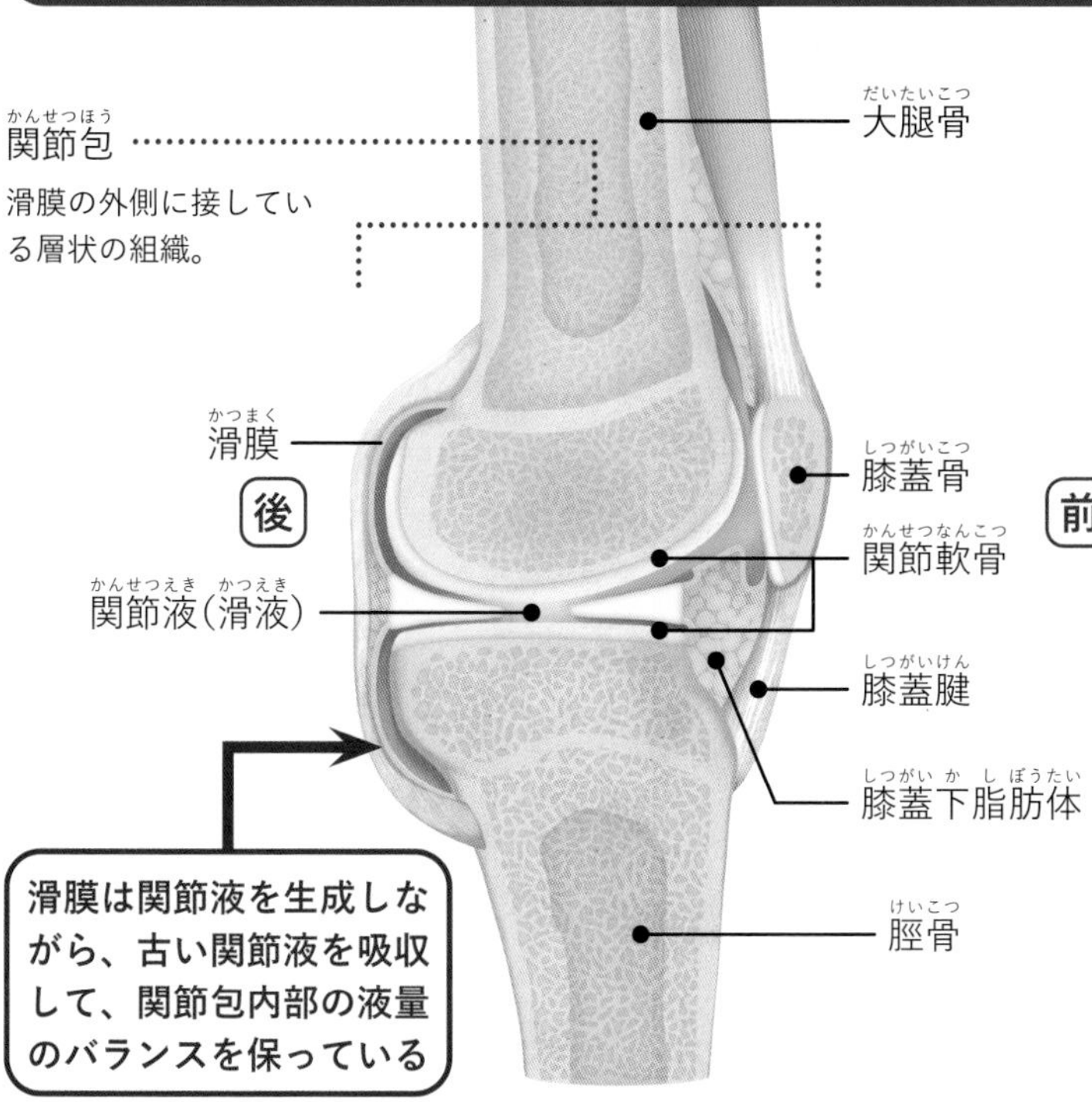

関節は袋に包まれ少量の水を含んでいる

ひざ関節を横からの断面で見てみます。**関節は、「関節包《かんせつほう》」という袋で包まれており、袋の内側は「滑膜《かつまく》」という薄い膜で覆われています**。滑膜の内側に含まれる「関節液《かんせつえき》」という少量の水分は、栄養の伝達や関節の動きの重要な担い手で、滑膜によって作られます。関節液や軟骨に多く含まれる「ヒアルロン酸」は、水分が逃げないように、保湿する仕事をしています。病気になると関節液は通常量よりも多く分泌されてしまいます。これがいわゆる「水がたまる」という状態です。関節は、絶妙なバランスによって、維持されているのです。

基礎知識

3

お肌と同じように加齢でひざも潤いを失っていく

日々の小さな変化が病気に発展する

私たちのひざは、年齢とともに変化しています。これは、ひざの痛みのある人でも、健康な人でも同じこと。肌が老化するように、変化そのものは病気ではありません。しかし、この日々の変化が原因となり、異常な状態をもたらすことで、ひざの病気が発症するのです。

老化が最も顕著に起こるのが軟骨です。その原因は、軟骨を生成する成分そのものの変化。アグリカンというタンパク質の分子が短くなったり、コラーゲンがもろくなったりします。すると軟骨の水分含有量が減少し、肌と同じように軟骨も潤いを保てなくなるような状態になっていきます。

この小さな変化が蓄積されると、軟骨の性質が変わり始めます。ひざの病気の初期症状です。

代表的な変化が軟骨の減少です。**すり減って起こる外的な減少と、軟骨を壊すようなタンパク質が生成されてしまう内的な減少の二つがある**と考えられています。

こうしてひざの形が変わり、痛みが発生することで、本格的な〝病気〟の段階になるのです。

歳を取るとひざの軟骨も変化する

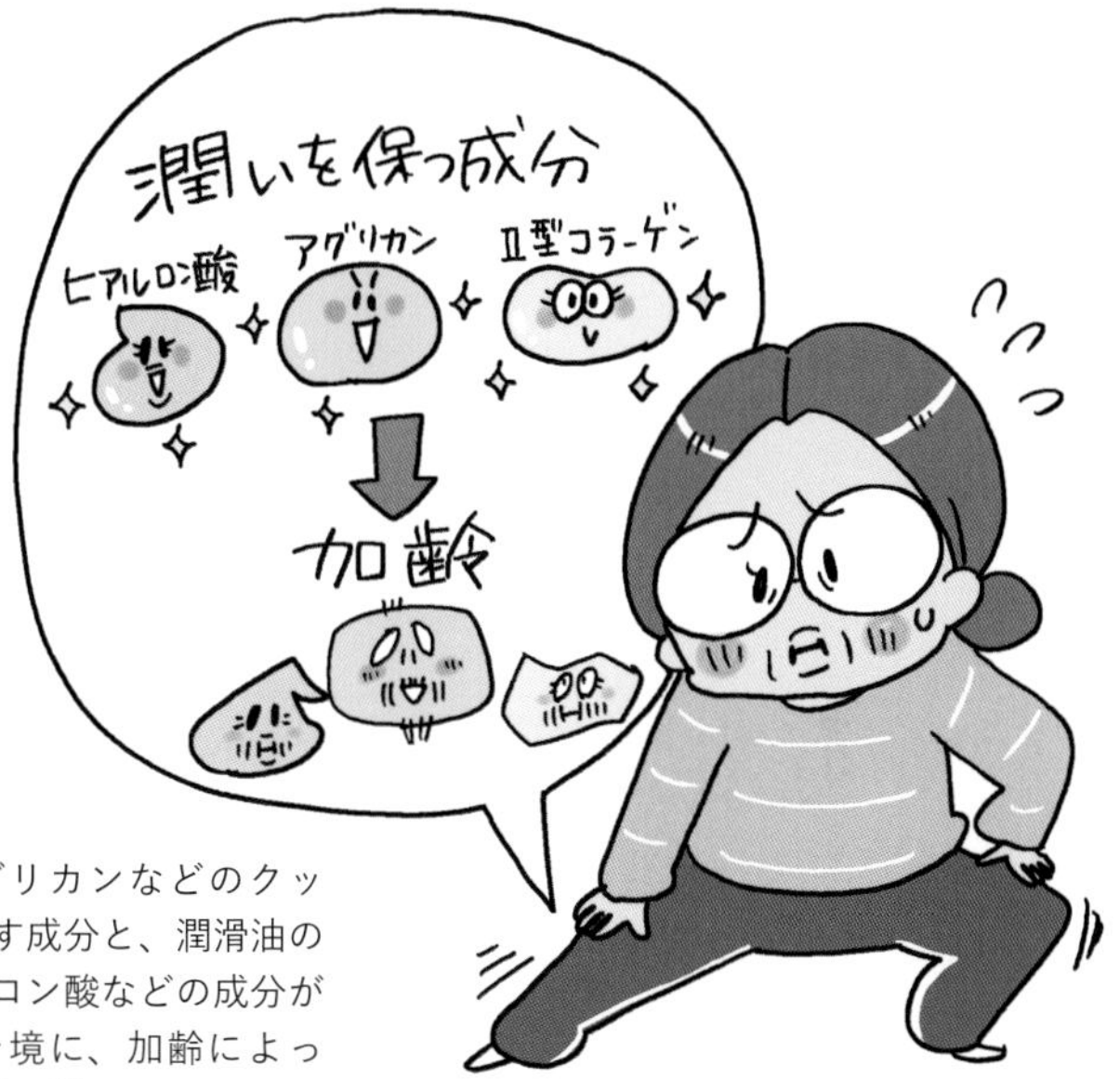

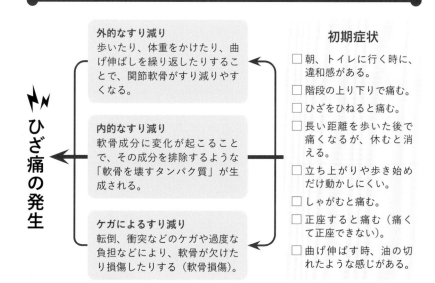

関節軟骨には、アグリカンなどのクッションの役目を果たす成分と、潤滑油の役目を果たすヒアルロン酸などの成分があり、40代くらいを境に、加齢によって変化・減少することがわかっている。

軟骨に潤いがなくなるとどうなる?

外的なすり減り
歩いたり、体重をかけたり、曲げ伸ばしを繰り返したりすることで、関節軟骨がすり減りやすくなる。

内的なすり減り
軟骨成分に変化が起こることで、その成分を排除するような「軟骨を壊すタンパク質」が生成される。

ケガによるすり減り
転倒、衝突などのケガや過度な負担などにより、軟骨が欠けたり損傷したりする（軟骨損傷）。

ひざ痛の発生

初期症状

- □朝、トイレに行く時に、違和感がある。
- □階段の上り下りで痛む。
- □ひざをひねると痛む。
- □長い距離を歩いた後で痛くなるが、休むと消える。
- □立ち上がりや歩き始めだけ動かしにくい。
- □しゃがむと痛む。
- □正座すると痛む（痛くて正座できない）。
- □曲げ伸ばす時、油の切れたような感じがある。

基礎知識

4

ひざ痛の9割はひざの内側で起きる

痛みの9割はひざの内側の変化が原因

ひざの大きな役割が、人の体重を支えること。力学的に見ると、ひざから上の重さを脛骨など下の骨が支えているイメージで、**この二つの間に働く力を「関節間力《かんせつかんりょく》」**といいます。一方、両脚で立った人の体の重心（身体重心）は中央にあり、支えるのは2本の脚。そのため、ひざは外側より内側に大きな力がかかります。歩行時は片脚立ちの繰り返しとなり、歩くたびに内側に負担がかかります。

そのため、私たちの体には二つの特徴があります。一つは**下肢が軽いX脚の形状をしている**ことです。X脚となることで、重さを外側に逃がしているのです。もう一つは、**脛骨や大腿骨の骨は内側のほうが大きくなっている**こと。力を分散させ、大きな重さを支えられる構造になっています。

それでも長年ひざを使っていると、**内側への負担は蓄積されていきます**。また、高齢になるほど、筋力の低下によって脚を開いて歩くようになり、ひざの内側への負担が大きくなります。こうした事情から、年齢に伴うひざの変化の多くは内側に生じるのです。

内側に荷重がかかりやすい理由

片脚立ちすると……

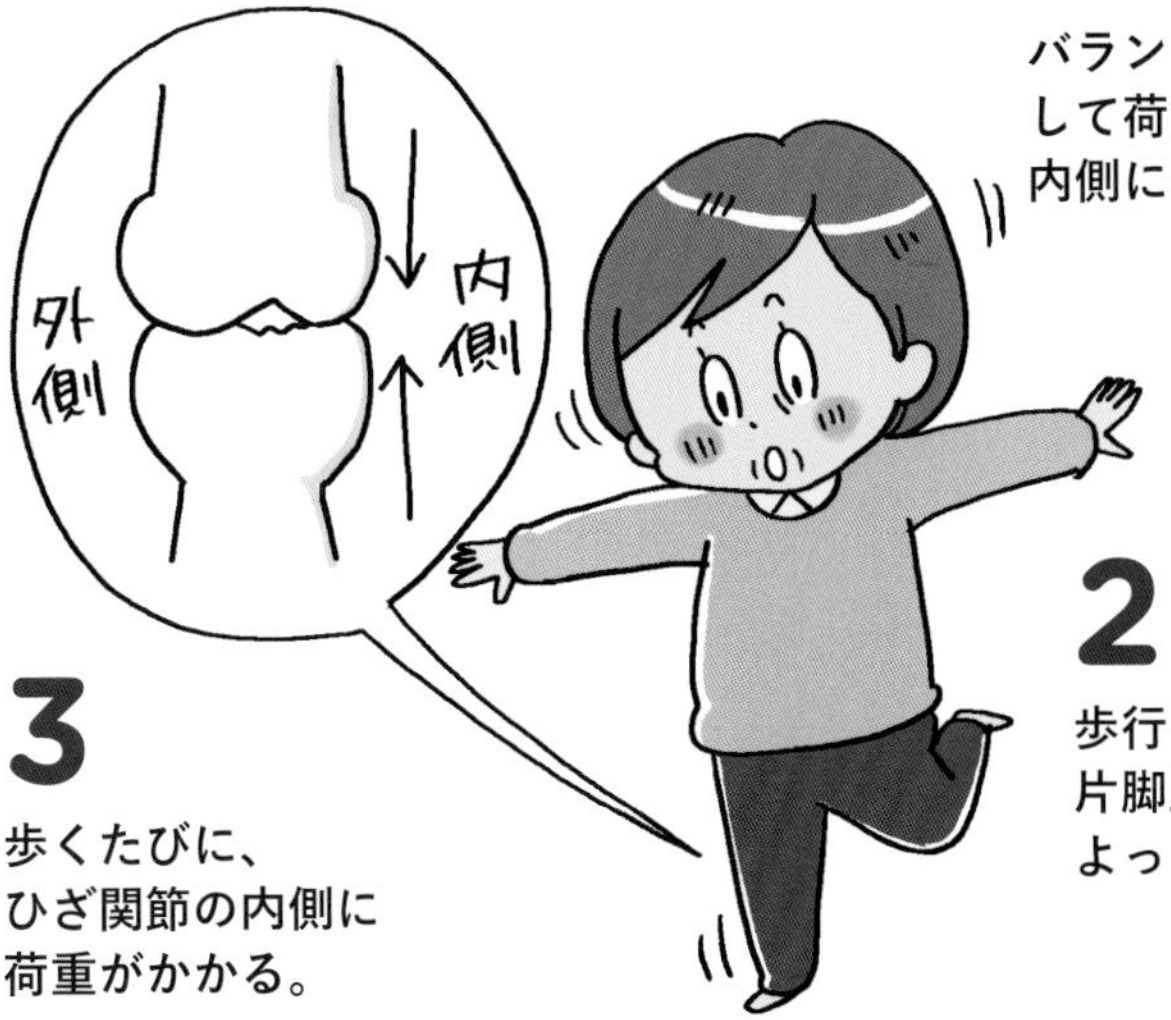

1

バランスを取ろうとして荷重が大腿骨の内側に向かう。

2

歩行という動作は、片脚立ちの繰り返しによって成立する。

3

歩くたびに、ひざ関節の内側に荷重がかかる。

ひざの2つの特徴が内側への荷重を防ぐ

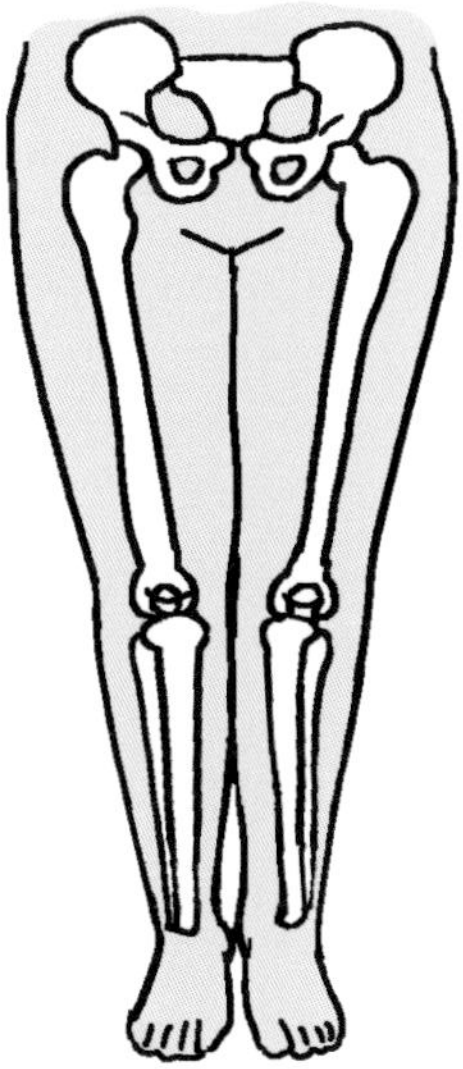

1

ももの付け根が、ひざよりも外側（軽いX脚の構造）になることで重さを外側に逃がす。

2

大腿骨と脛骨の内側の面積を大きくして、ひざに加わる重さを分散させている。

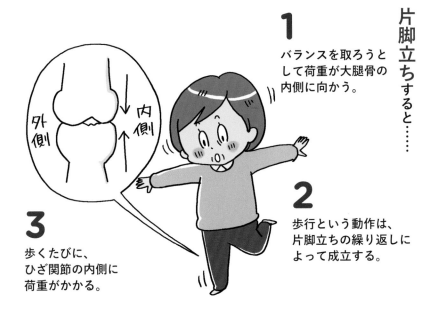

基礎知識

5

軟骨がすり減るだけでは、ひざの痛みは起こらない

痛みの原因は軟骨の外にあった

ひざの痛みは、使い過ぎて軟骨がすり減ったことが原因だと考えている人をよく見かけます。間違いではありませんが、それは数ある原因の一つでしかありません。

20ページで述べたように、軟骨が減るのは、加齢による変化です。しかし、軟骨には神経がないため、それで直接痛みを感じることはありません。

では、痛みの原因はいったい何なのでしょうか。

大きな原因の一つは、軟骨の減少によって、滑膜に炎症が起こること。炎症によって、関節内に痛みを引き起こす物質が作られるためです。

もう一つは、軟骨のクッション機能が弱くなり、骨に骨折などの異常が発生することです。軟骨の中には、水分が多く含まれます。通常、ひざが伸びて体重がかかると、握られたスポンジのようにこの水分が染み出して、軟骨同士が衝突するのを防いでいます。しかし、軟骨が減ってこの機能が低下すると、骨に直接衝撃が加わるようになり、やがて内部に細かいヒビが入ることがあるのです。こうした一種の骨折も、痛みの原因となります。

関節軟骨の働きがだんだん悪くなる

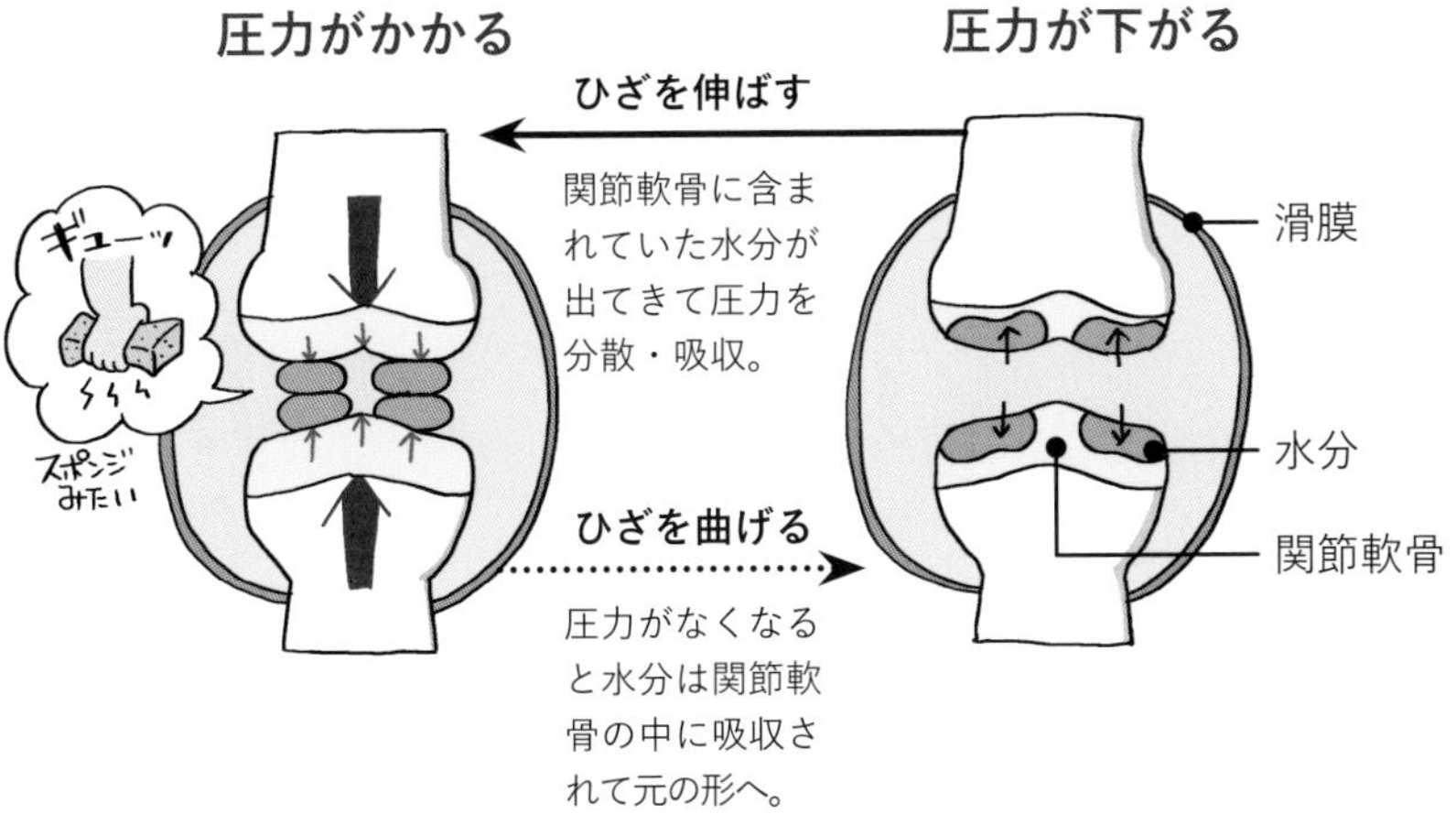

圧力がかかる
圧力が下がる
ひざを伸ばす
関節軟骨に含まれていた水分が出てきて圧力を分散・吸収。
ギューッ
スポンジみたい
ひざを曲げる
圧力がなくなると水分は関節軟骨の中に吸収されて元の形へ。

痛みの正体

関節軟骨がすり減っても、それ自体は痛みを発生させない。痛みを引き起こすのは、その外側にある滑膜の炎症だった。

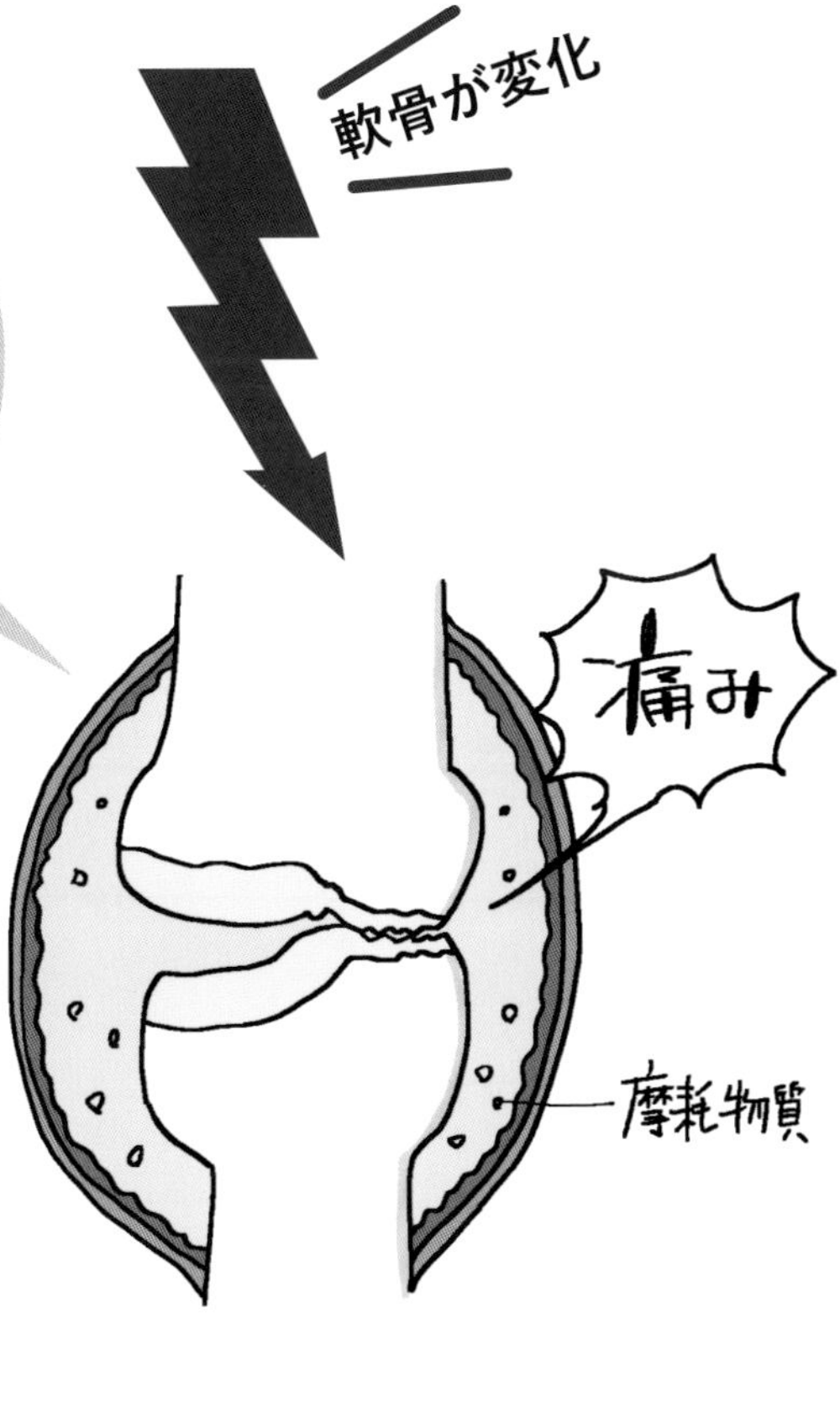

軟骨が変化

軟骨がすり減る
（この段階では痛みはない）

↓

摩耗物質が出る

↓

滑膜が炎症を起こす

↓

痛みが発生する

水分

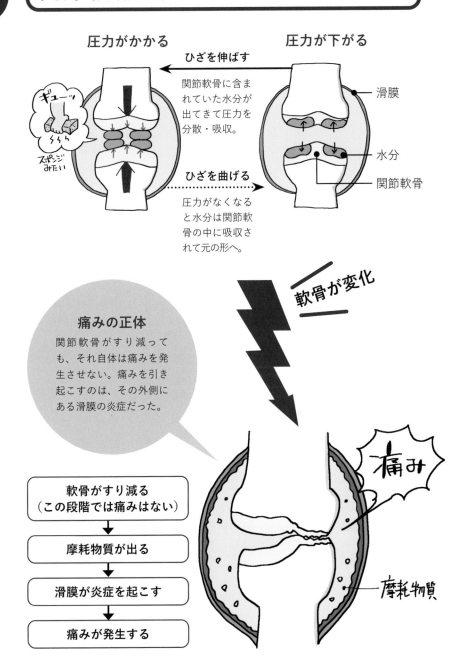

基礎知識

6

お皿の痛みの正体はひざの脂肪にヒントがあった！

見逃されがちな前側の痛み

ひざの痛みで内側とともに多いのが、前側です。お皿にあたる膝蓋骨のあたりが痛みます。**これは実は、膝蓋骨そのものではなく、裏側にある「膝蓋《しつがい》下《か》脂肪体《しぼうたい》」の痛みであることがほとんど。**脂肪には神経が通っているために痛みを感じますし、膝蓋下脂肪体の周辺には滑膜があるので、その部分が痛んでいる可能性もあるのです。

原因は、膝蓋下脂肪体が、軟骨がすり減りやすいひざの内側近くにあること。すり減った軟骨から出る「サイトカイン」という物質が脂肪体に働きかけることで、痛みが出ると考えられています。

また、膝蓋下脂肪体は、坂道を下ったり階段を降りたりする際に体重が加わる組織です。これも痛みが出やすい理由になっています。

膝蓋下脂肪体の変化は、レントゲンや通常のMRIでも正確に把握できないのが難点です。痛みによって病状を把握する必要があるため、医師と相談しながらケアしていくことが大切になります。本書の第4章で紹介している圧痛点チェック（90ページ）も役立つので、痛みがあるか確認してみてください。

膝蓋《しつがい》下《か》脂肪体《しぼうたい》とは何か？

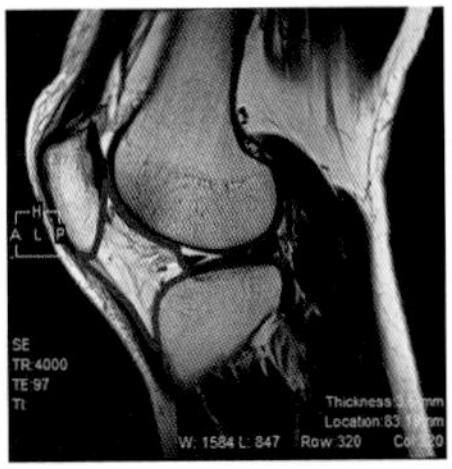

膝蓋下脂肪体（囲み部分）の変化はレントゲンや通常のMRIではわからない。正確な診断には造影剤を用いたMRIが必要。

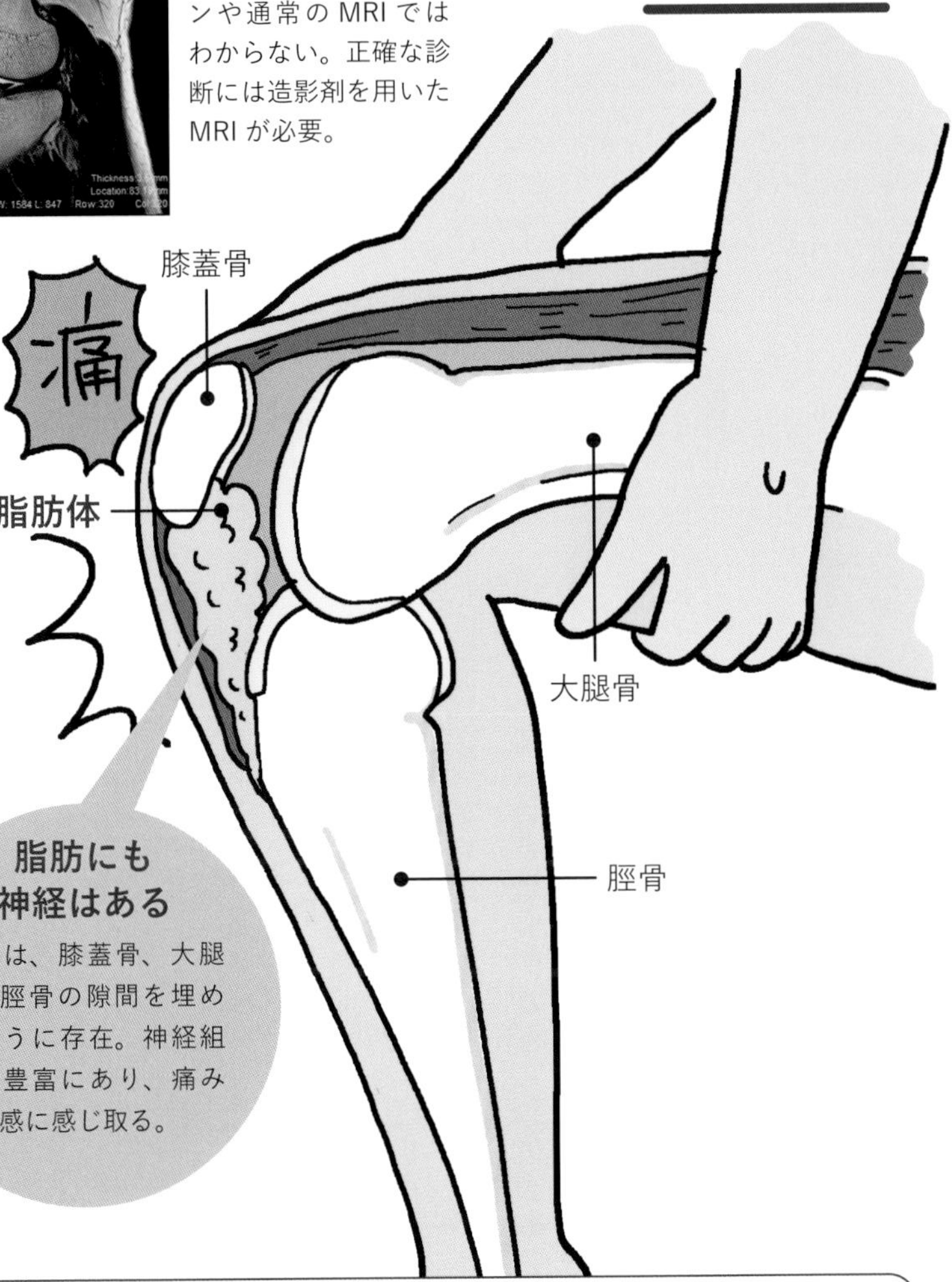

脂肪にも神経はある

脂肪は、膝蓋骨、大腿骨、脛骨の隙間を埋めるように存在。神経組織が豊富にあり、痛みを敏感に感じ取る。

memo 痛みの真犯人は「滑膜の炎症」か？

膝蓋下脂肪体は最近とくに注目されるようになった組織で、その役割など、明確なことはまだわかっていない。ひざ痛の直接の原因と考えられた時期もあったが、最新の研究では「周辺滑膜の炎症が脂肪体の神経に関与して痛む」との見方が主流。さらに研究が進むことで、ひざ痛の新しい改善方法につながる可能性もある。

基礎知識

7

骨の弱い人に起こる ひざ痛は治りにくい

もう一つの原因、「骨折」のメカニズム

ひざ痛の原因の一つに、骨折があげられます。年を重ねると、軟骨のクッション機能が弱まり、骨に力がかかりやすくなることは述べました。並行して、骨の内部の密度も減っていき、それを再生する速度も遅くなってしまいます。**この二つの変化が進行し、骨が圧力に耐えきれなくなった時、骨折が生じるのです**。

この骨折は、骨が真っ二つに折れるようなものではありません。お菓子のウエハースが潰れたような、ぐしゃぐしゃに損傷するイメージに近いです。骨の内部にある「海綿骨《かいめんこつ》」に亀裂が生じる現象で、損傷が大きい場合は、関節の表面部分が地盤沈下のように陥没することもあります。

骨折自体は時間が経てば回復しますが、亀裂の一部は跡として残り、痛みを引き起こし続けます。また、陥没が起こると、回復後も骨の形状が変わってしまうので、関節軟骨の接触面が狭くなってしまいます。多くの場合、骨の形状の変化は治療することができません。そのため、骨折によるひざの痛みは、長期化してしまうのです。

骨の痛みが発生するしくみ

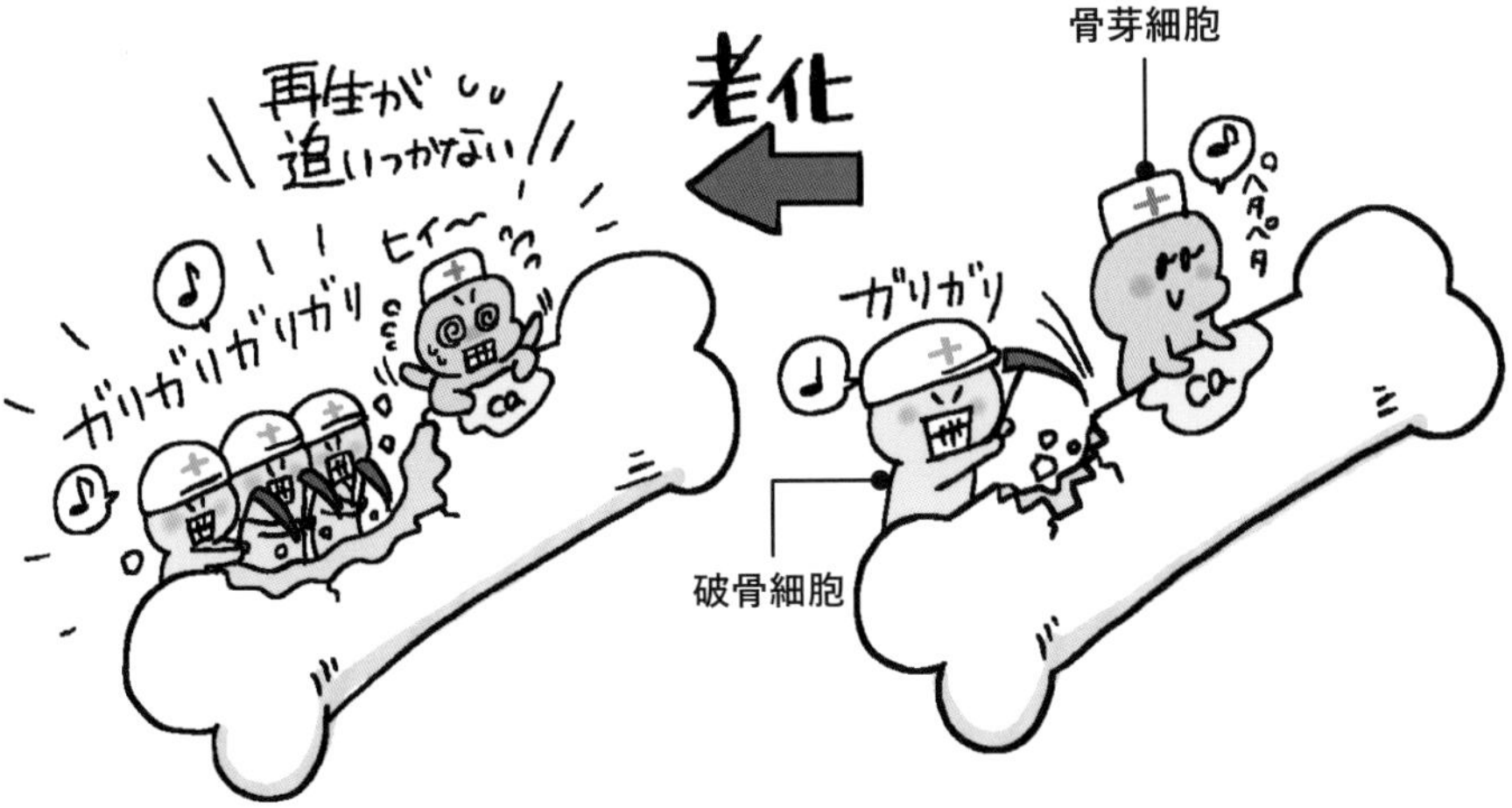

古くなった骨は破骨細胞に壊される一方、その部位を骨芽細胞が新しく作り直すことで代謝を行っている。

加齢やホルモンバランスの乱れによって、破骨細胞が骨芽細胞の働きを上回ると、骨がだんだん弱くなる。

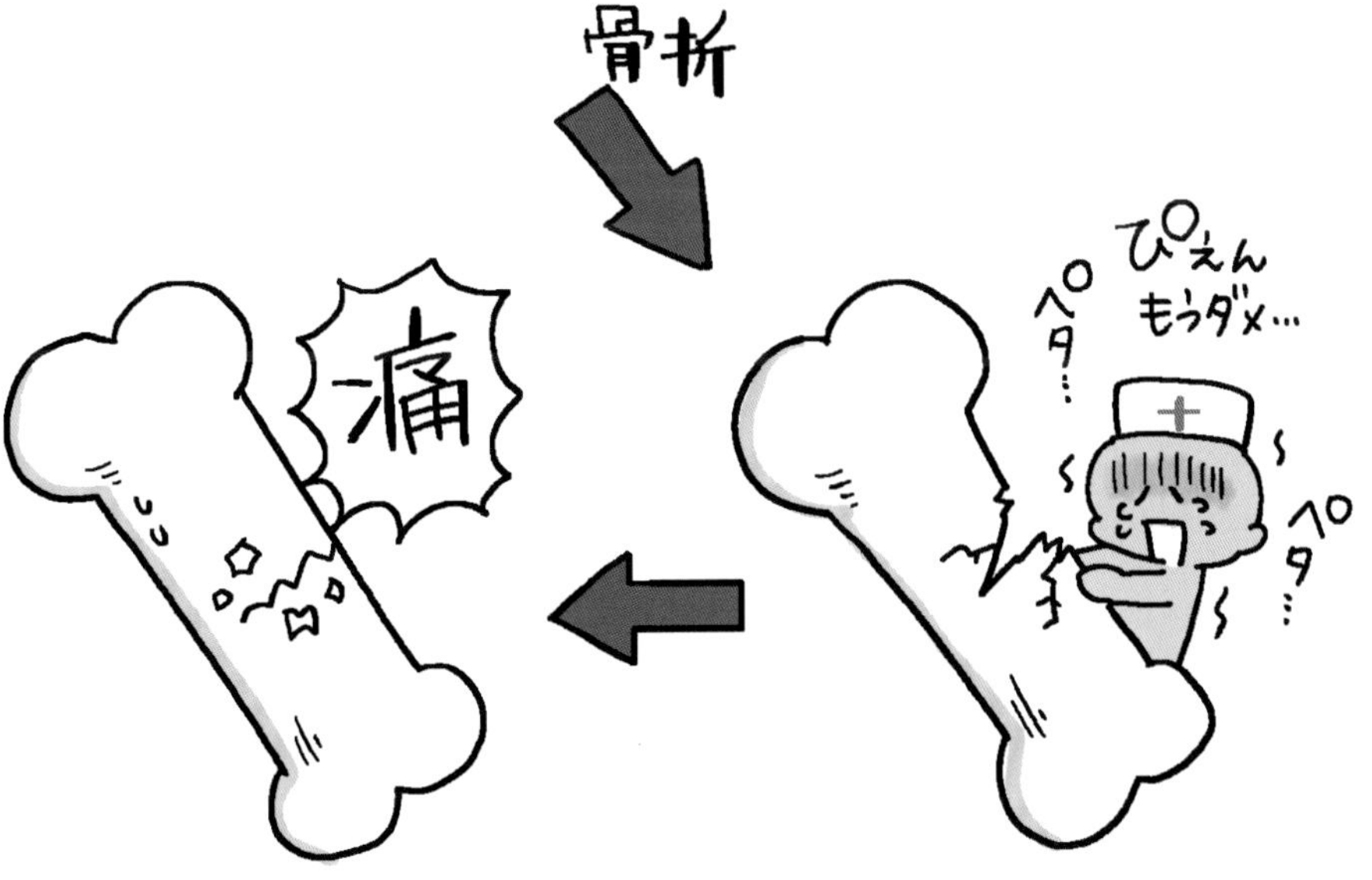

骨が弱くなると、少しの衝撃を受けただけでも折れやすくなってしまう。いわゆる骨粗しょう症の状態に。

関節軟骨の変性で、ひざへの衝撃が骨に直接向かうようになると、ひび割れなどが起きて痛みの原因に。

基礎知識

8

ランニングの痛みは靭帯よりも腱で起きている

筋肉と骨の〝つなぎ目〟は痛みやすい

　ひざの痛みは、骨や滑膜に加え、腱に由来することもあります。腱は、筋肉と骨をつなぐ組織。軟らかいものと硬いものの接続部分は、家電製品やACアダプターのコードのつなぎ目がボロボロになるのと同じで、とても疲労しやすいのです。運動した際の腱の疲労は、休息によって回復します。

　しかし、回復する時間を与えずに使用し続けると、組織のなかに損傷がどんどん蓄積し、炎症を起こします。運動好きな子どものひざ痛の原因の多くが腱であるのは、このためです。重症の場合、損傷した場所が元どおりにならず、痛みがずっと続くこともあります。

　腱とよく混同されるひも状の組織に、靭帯があります。スポーツ選手が靭帯を損傷するというニュースを目にする方は多いのではないでしょうか。**これは、骨と骨をつないでいる靭帯が、関節の異常な動きに耐えられず、伸びたり切れたりする症状で、日常生活ではあまり起こりません。ランニングや筋トレなど、身近な運動で痛めるのは腱がほとんどです。**ケアの方法を間違えないように注意しましょう。

腱と靭帯、2つのひもの違い

靭帯 骨と骨をつなぐ

骨と骨を結びつけるコラーゲンなどが主成分となるひも状の組織。関節の安定性を保つ働きがあり、ひざ関節の場合、大腿骨と脛骨が変な方向に曲がったり、離れたりしないように、4本の靭帯でしっかり固定している。少しだけ弾力性もある。

種類
- □ 外側側副靭帯
- □ 内側側副靭帯
- □ 前十字靭帯
- □ 後十字靭帯

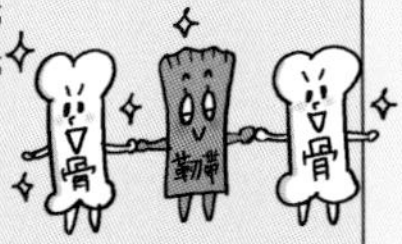

\ ひざ痛の原因 /

可動域を超えたケガ

大きな負荷がかかることで、靭帯が過度に引っ張られ、その一部が断裂したり、損傷したりする。損傷した場合は、患部を固定して組織の修復を待つ必要がある。事故によるケガや、スポーツ選手など、激しい動作をする人にも起こりやすい。

主な症状
- □ 靭帯損傷
- □ 靭帯断裂　など

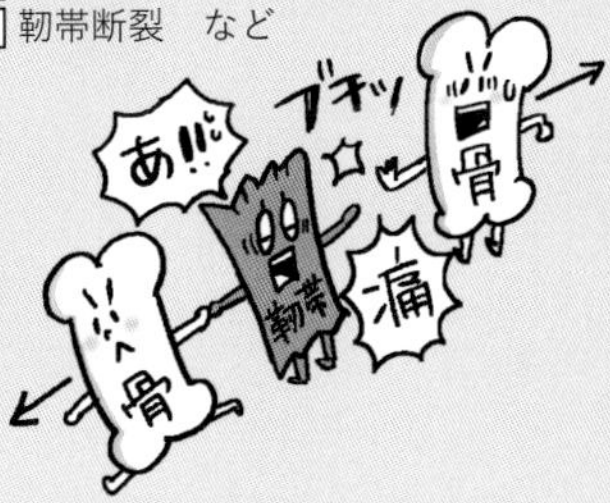

腱 筋肉と骨をつなぐ

骨格筋の両端にあって、筋肉と骨を結びつけているひも状の組織。筋肉に力を入れる（収縮する）と、腱が引っ張られて骨が動くというしくみ。腱だけを意識的に動かすことはできない。骨と腱のつなぎ目はスポーツで痛めやすい部位の1つ。

種類
- □ 膝蓋腱
- □ 半膜様筋腱
- □ アキレス腱
など

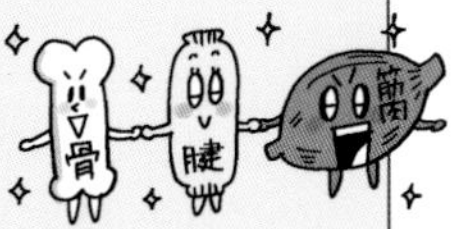

\ ひざ痛の原因 /

使い過ぎによる炎症

同じ腱を長い間、休みなく使い続けていると、骨と腱のつなぎ目に炎症が生じて、痛みが出る。痛みが出た時点で、休んで使わないようにしていれば短期間で元の状態に戻るが、ガマンして使い続けていると、組織が変化して治らなくなることもある。

主な症状
- □ 膝蓋腱炎（ジャンパーひざ）
- □ テニスひじ　など

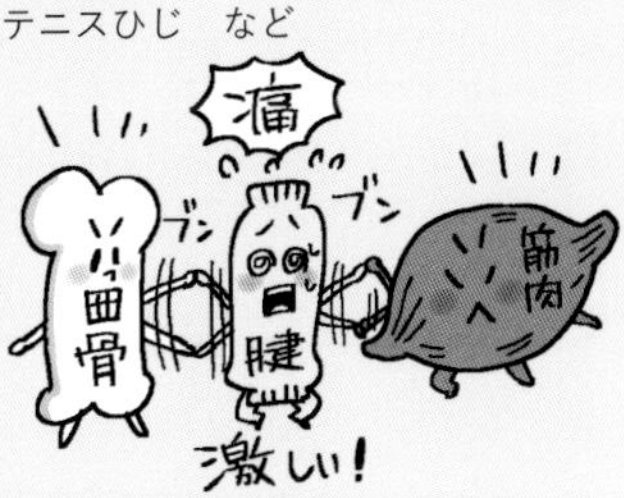

memo 腸脛靭帯炎《ちょうけいじんたいえん》の原因も腱にアリ

「ランナーひざ」とも呼ばれる腸脛靭帯炎は、その名から「靭帯」が原因と思われがちだが、本当は筋肉と骨をつなぐ腱がこすれて起こる炎症が原因。また「膝蓋腱」を「膝蓋靭帯」と呼ぶこともあるが、大腿四頭筋とつながっている腱なのでこれも正確ではない。

基礎知識

9

太ももの筋肉は衰えやすく、トラブルの原因になりやすい

筋肉を鍛えることが、改善につながる

ひざ痛における原因の多くが老化であると考えると、「なす術《すべ》なし」と感じる方も多いと思いますが、そんなことはありません。有力な予防・治療の方法として、筋肉の強化があります。

私たちが関節を動かすことができるのは、筋肉によるものです。ひざ関節の場合、伸ばす時にはももの前の「大腿四頭筋」が、曲げる時にはももの後ろにある「ハムストリングス」と、ふくらはぎにある「腓腹筋《ひふくきん》」という筋肉が働いています。これらの筋肉は、単純にひざを動かすだけでなく、中腰の姿勢を維持したり、片脚立ちした時にバランスをとったりしています。逆にいえば、**筋肉が衰えるとひざは不安定になり、転倒のリスクが高まるのはもちろん、関節への負担も大きくなる**のです。

そのため、健康なひざを維持するためには、**適度な運動をして筋肉をなるべく老化させないことが重要になります**。

また、ひざの病気にかかった際も、無理のない範囲で筋肉を鍛え、関節への負担を減らす治療を行います。

ひざを動かす太ももの筋肉

伸ばしたり、持ち上げたりする時に使う

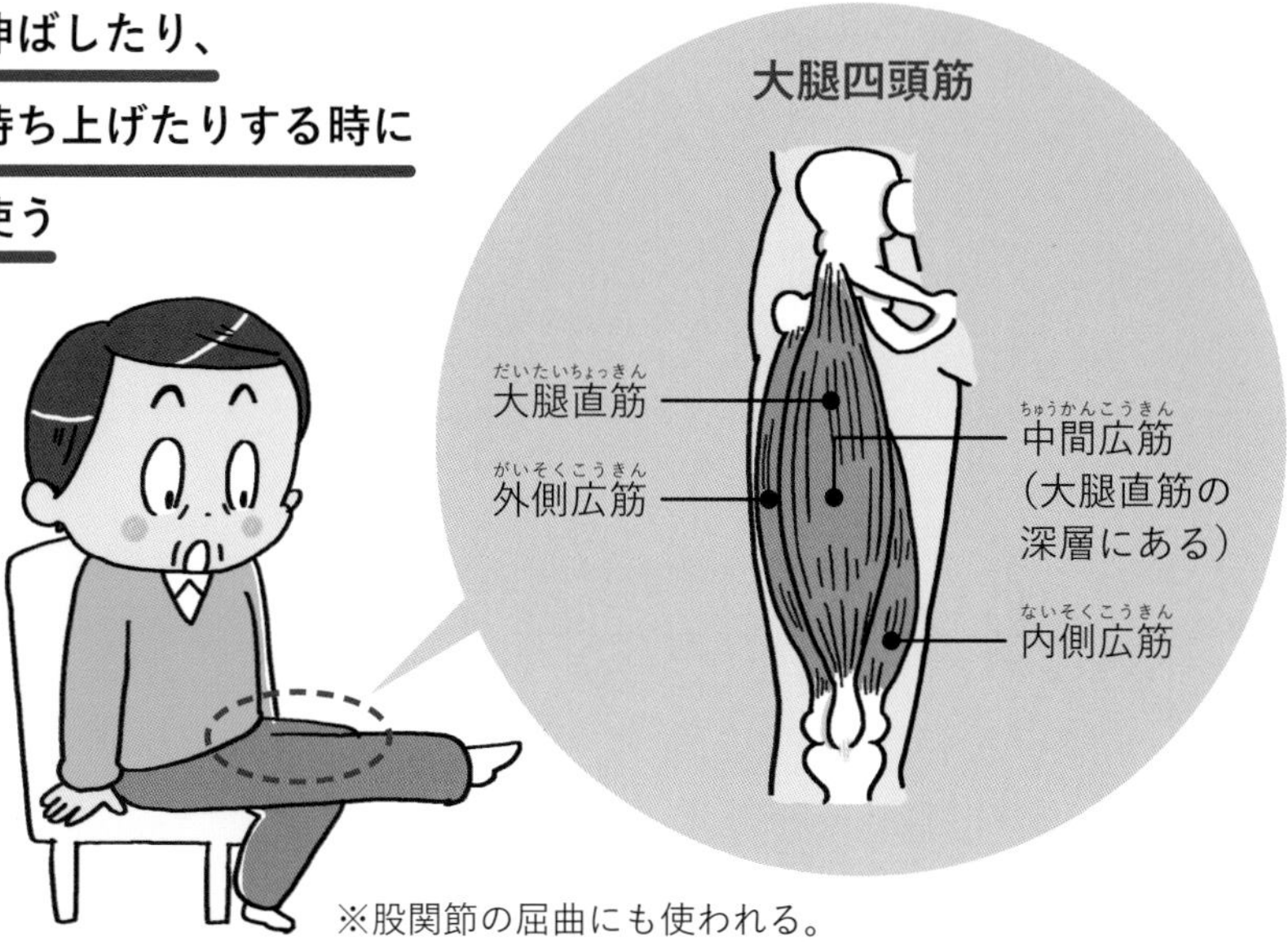

※股関節の屈曲にも使われる。

曲げる時に使う

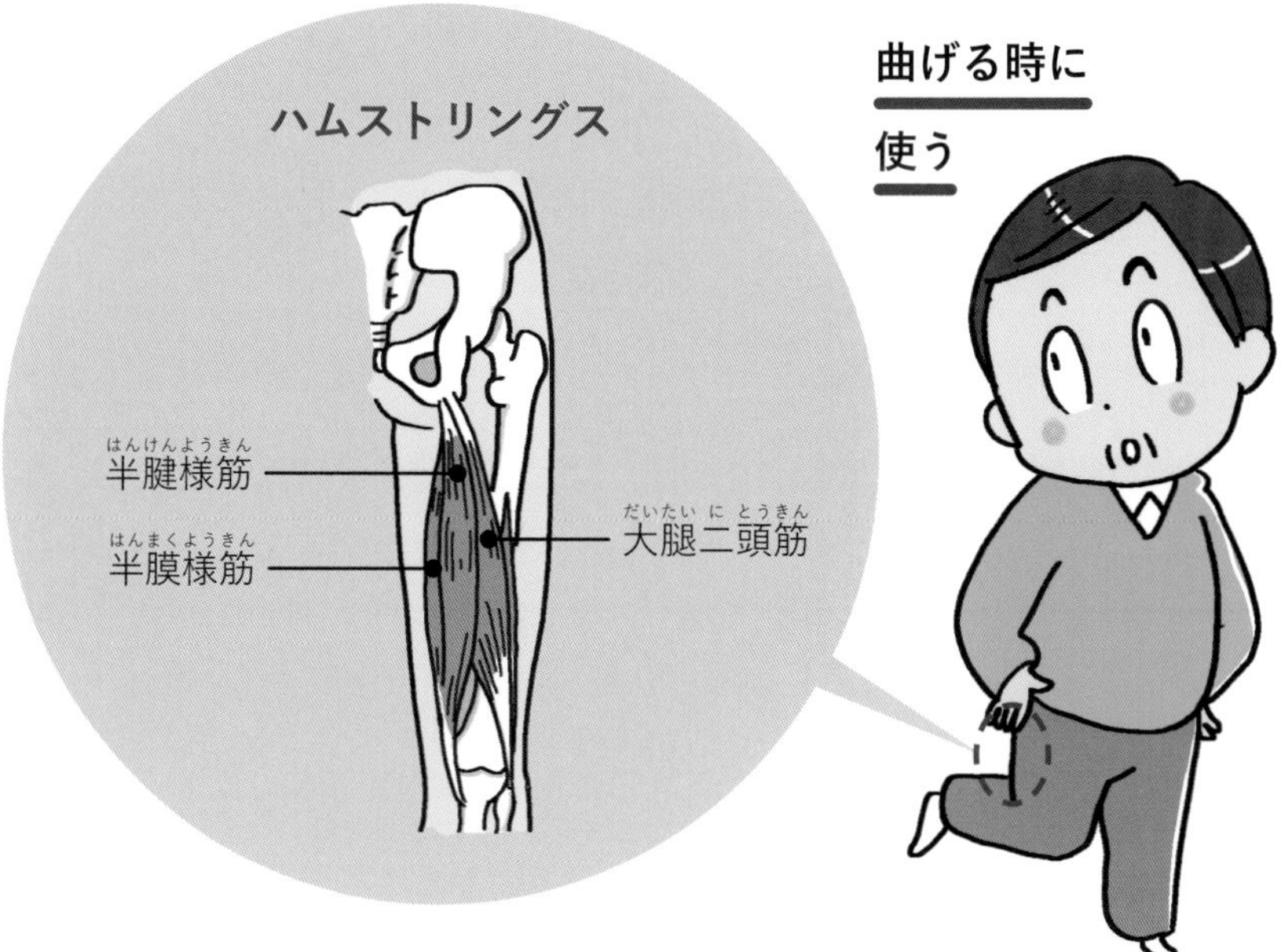

※股関節の伸展にも使われる。

基礎知識

10

体形がひざの痛みに与える負担は馬鹿にできない

肥満が関節にかける負担は体重以上

ひざ痛を予防・治療するもう一つの重要な方法が、太らないことです。骨や軟骨の症状を意図的に変えるのは難しいですが、筋肉や脂肪は運動や食生活でコントロールすることができるからです。

膝関節は、二つの骨が垂直に接する場所。体重が重いほど関節に負担がかかることは、容易に想像できるでしょう。力士がひざを痛めやすいのも同じ原理です。ただし、ここで注意したいのが、単純な体重の重量だけなく、力学の法則も関わってくること。実は関節にかかる負担は、真っ直ぐに立った状態（太ももより上の体重のみ）よりも、ひざの角度を曲げた状態の方が大きくなるのです。

つまり、**歩行や階段の上り下りといった日常生活では、ひざに体重の何倍もの重さがかかる**ことになります。このため体重が増えると、膝関節にはその増加分をはるかに上回る負担が加わるようになります。

こうした肥満による負担に、老化による軟骨の弱体化が加わると、一気にひざの病気になりやすくなります。そのため減量が、ひざ痛の予防や治療のために推奨されているのです。

体重が増えると負担も増える

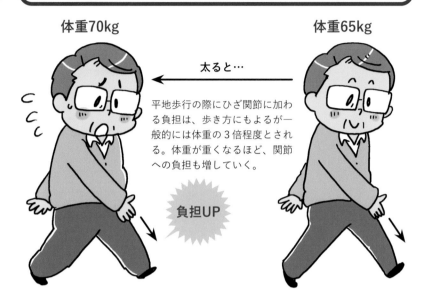

体重70kg

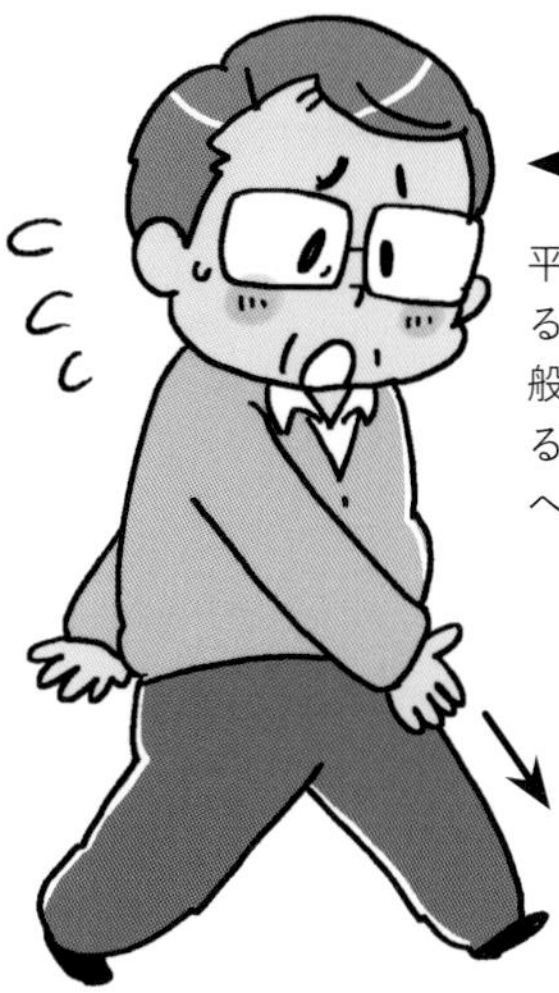

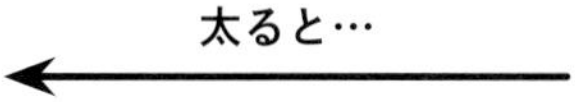

平地歩行の際にひざ関節に加わる負担は、歩き方にもよるが一般的には体重の３倍程度とされる。体重が重くなるほど、関節への負担も増していく。

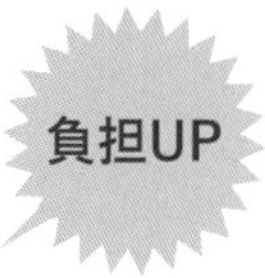

体重65kg

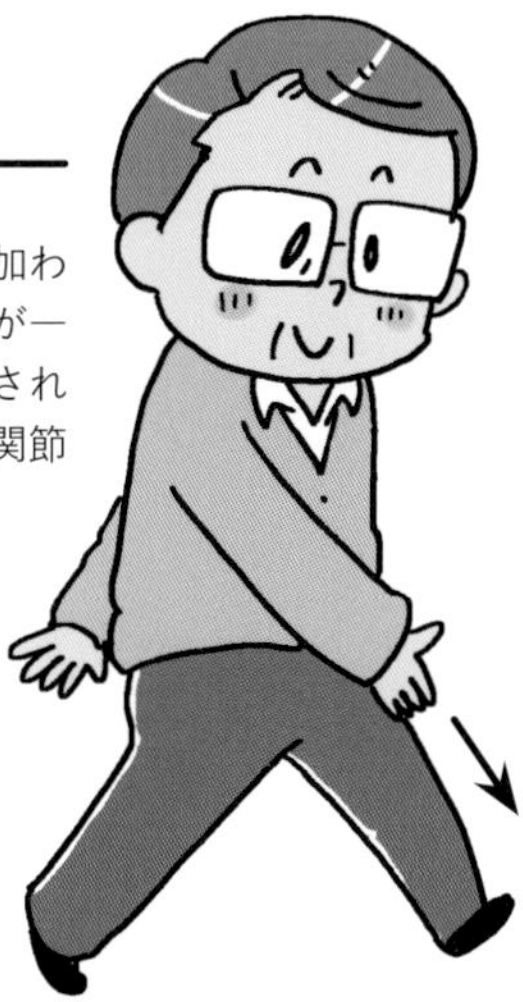

脚のカタチも影響を与える

O脚

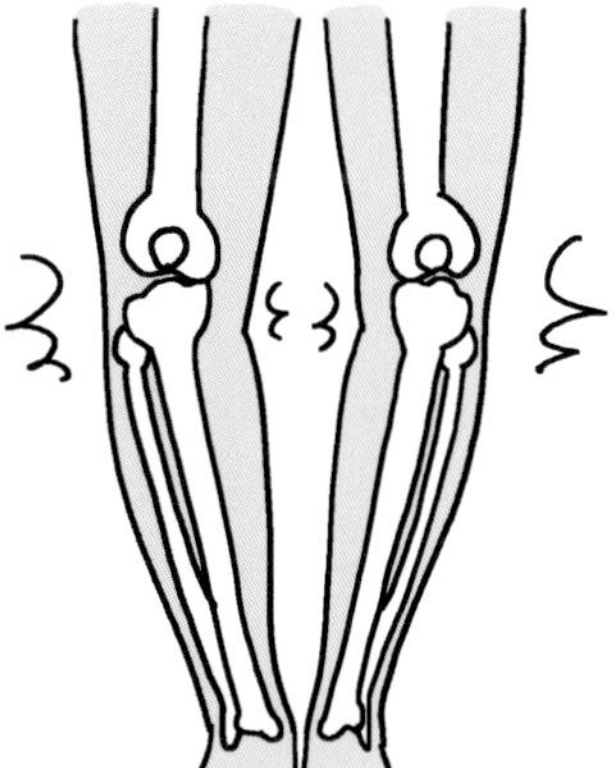

O脚になると、X脚とは反対に、ひざの内側の荷重が増えるので、やはり、ひざ痛のリスクが高くなる。

X脚

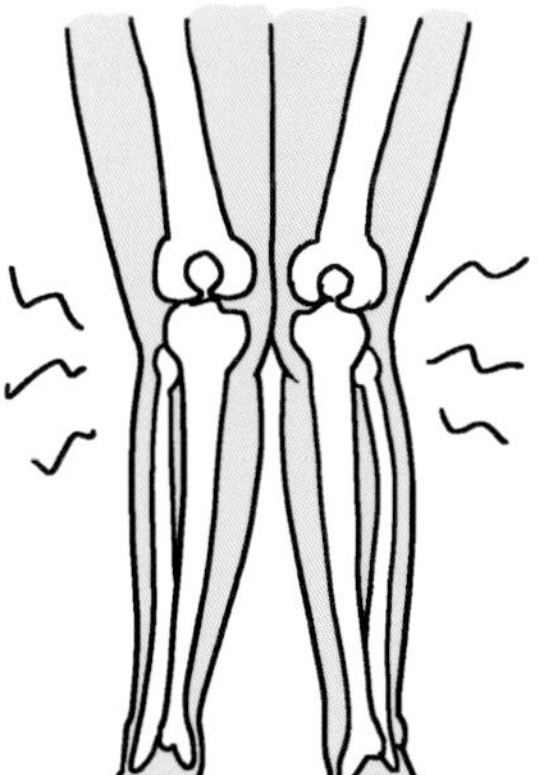

過度のX脚では、外側の荷重が増えてひざ痛のリスクも高くなる。

基礎知識

11 慢性的な痛みは神経のメカニズムが関係している

痛みに慣れることはなく、過敏になる

ひざ痛でやっかいなのが、痛みへの感度が変わってしまうこと。**病気をガマンするほど、痛みが増してしまうのです**。そもそも私たちが痛みを感じるのは、神経が反応するからです。ある意味、ひざの状態が悪化しても、痛みを感じるレベルでなければ問題ないともいえます。しかし、一度ひざ痛にかかると、神経が徐々に痛みに対して過敏になり、発症前には感じなかったような変化でも痛んだり、ちょっとした痛みが激痛に増幅したりします。

この変化は**「感作《かんさ》」という神経系の作用によるもの**です。通常、ひざにつながる神経は、脊髄を通って脳に痛みの信号を送ります。すると、脳は抑制を担う別の神経を通じて、痛みを和らげようとします。しかし、ひざ痛が生じると、**脳による抑制が弱くなったりする「中枢性《ちゅうすうせい》感作」や、関節や皮膚につながるセンサー部分の神経が過敏になる「末梢性《まっしょうせい》感作」が起こり、その結果、痛みの信号が増大します**。

感作は、病気の初期・中期ではさほど問題になりませんが、長期化するほど助長されるので、運動や薬で早期に対処する必要があります。

痛みが長期化する理由

一次侵害受容ニューロンが脊髄に痛みの情報を送り続ける結果、通常では痛みを感じないような刺激でも痛みを感じるようになる。

↓

二次侵害受容ニューロンが脳に痛みの情報を送り続けていると痛みにどんどん過敏になり、抑制性介在ニューロンの働きも弱くなる。

↓

慢性的な痛み

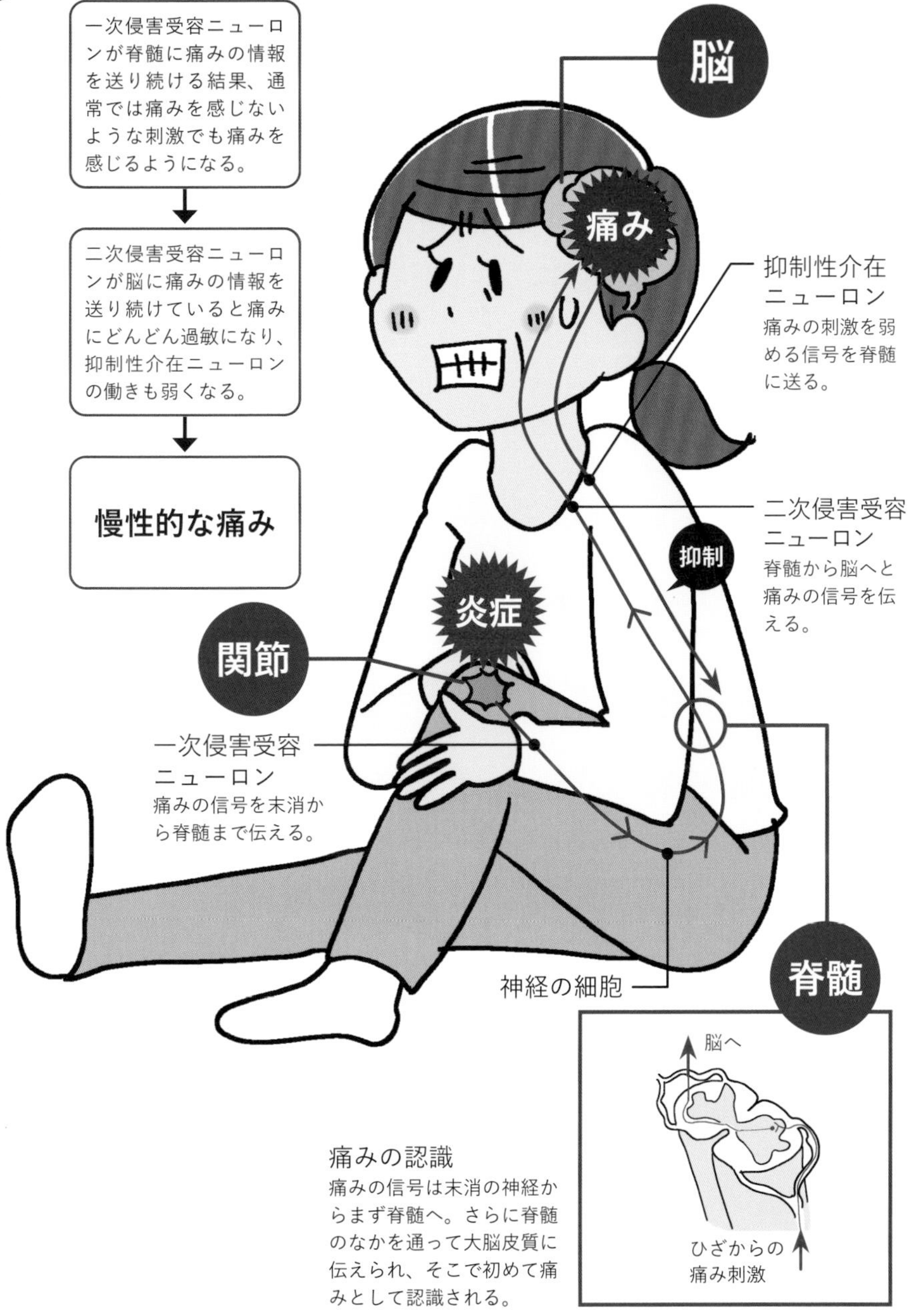

痛みの認識

痛みの信号は末消の神経からまず脊髄へ。さらに脊髄のなかを通って大脳皮質に伝えられ、そこで初めて痛みとして認識される。

Q&A コラム

Q ひざ痛はこころの不調にも関係するって本当ですか？

A

ひざ痛の中心である「変形性ひざ関節症」（第３章で解説）の患者さんには、うつの傾向が見られる方がいます。海外の論文では、**変形性ひざ関節症患者の約20% が抑うつ状態にあった**※ことが報告されています。

ひざの痛みには神経系が深く関係しているため、一度痛みが生じると、感作《かんさ》によってどんどん痛みが悪化することを述べました（36ページ）。変形性ひざ関節症の末期には、日常生活に支障をきたすほどの痛みが生じるため、仕事や生活、趣味の活動がうまくできなくなってしまいます。そして、思い通りに行動できないことが、ストレスを蓄積させて、うつ状態を誘発させることに。また、ひざに限らず慢性的な痛みを体のどこかに抱えていると、うつになる傾向もあり、痛みが直接心理状態に影響していることも原因だと考えられます。高齢者がうつ病になると、自宅に引きこもりがちになり、運動能力が低下してさらにひざの状態を悪化させるため、注意が必要です。

変形性ひざ関節症の痛みの対処薬として、一部の抗うつ剤を使用することが認められています。抗うつ剤であるのに鎮痛効果があるのは、脳が痛みを和らげるための指令を送る「下行性疼痛抑制系《かこうせいとうつうよくせいけい》」という経路で情報伝達を担う、セロトニンとノルアドレナリンの濃度を上げる働きがあるためです。

※Stubbs, B., et al., Prevalence of depressive symptoms and anxiety in osteoarthritis: A systematic review and meta-analysis, *Age Ageing,* 45(2): 228-235, 2016.

第2章

そもそもどうなっている？

ひざ関節のメカニズム

曲げ伸ばしができるのはなぜ？
軟骨や関節液はどうやって作られる？
解剖学で明らかにする膝関節のしくみ

メカニズム

1

ひざは2つの大きな関節で構成されている

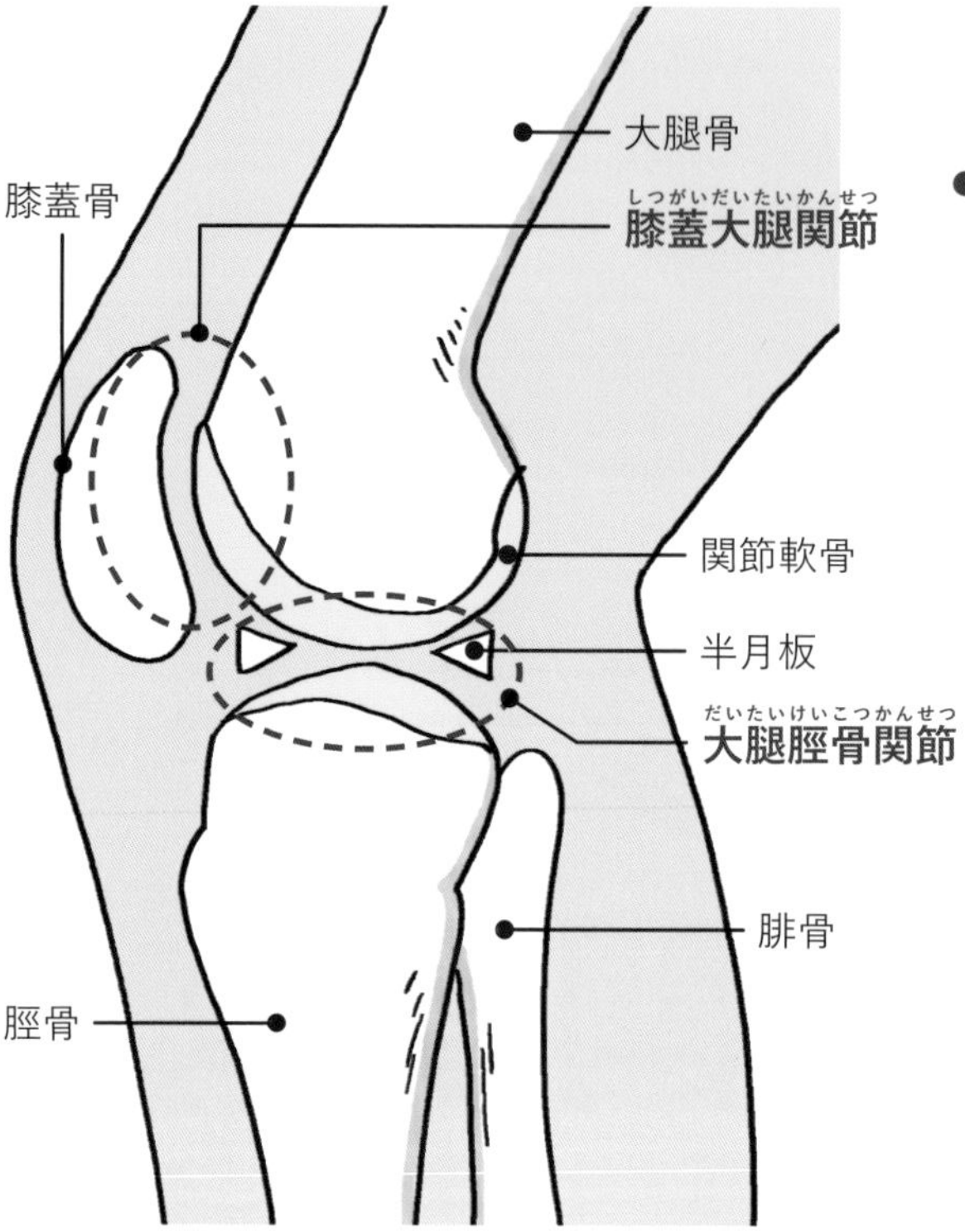

曲げ伸ばす関節と体重を支える関節がある

二つの骨が連結する部分である関節。**ひざには、「膝蓋大腿関節《しつがいだいたいかんせつ》」と「大腿脛骨関節《だいたいけいこつかんせつ》」という、二つの関節があります**。膝蓋大腿関節は、大《だい》腿骨《たいこつ》と膝蓋骨《しつがいこつ》から構成される関節です。曲がったひざを伸ばすことができるのは、大腿四頭筋《だいたいしとうきん》が脛骨《けいこつ》を引っ張るから。この時、大腿四頭筋が経

ひざのしくみ

役割1 テコの原理で曲げ伸ばしをスムーズにする

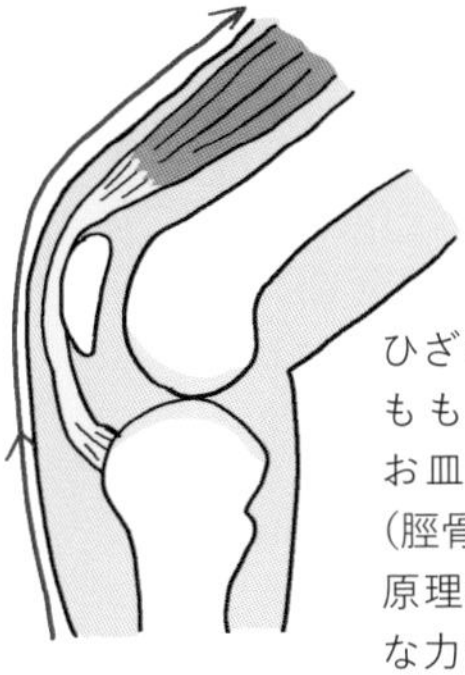

ひざを伸ばす時は、太もも（大腿四頭筋）、お皿（膝蓋骨）、すね（脛骨）の3点でテコの原理が働くため、小さな力で伸ばすことができる。一方、曲げる時は大腿四頭筋の裏側にあるハムストリングスでテコの原理が働く。

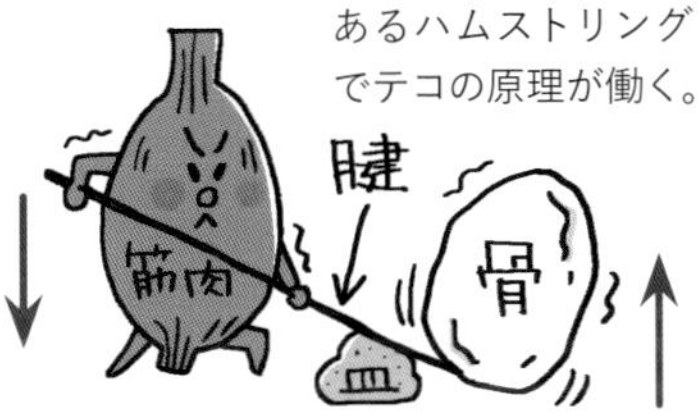

役割2 痛みを感じずに体重を支えられる

大腿脛骨関節への荷重は歩行時で体重の2～3倍、走行時で約7倍かかる。こうした荷重を関節軟骨と半月板がクッションのように受け止め、骨への衝撃を最小限に抑えている。

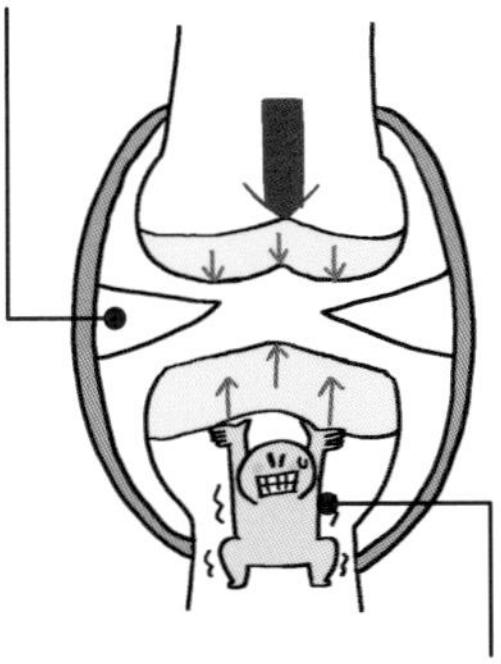

関節軟骨で受け止められた衝撃は、その下にある「軟骨下骨」という硬い骨で、さらに吸収・分散される。軟骨下骨はひざの関節を守る、いわば「最後の砦」。

由する膝蓋骨が、滑車のように働き、スムーズな曲げ伸ばしを助けるような役割をしているのです。

　大腿脛骨関節は、大腿骨と脛骨による関節です。下にある脛骨は、上の大腿骨を支えていますが、太ももより上の体重を乗せながら、立ったり歩いたりしているわけですから、ひじや肩の関節と違い、かなりの負担がかかっています。そこで、二つの骨の間にある半月板《はんげつばん》が、クッションのような働きをし、衝撃を和らげています。さらに、脛骨や大腿骨の表面は、柔らかい軟骨に覆われていて、硬いもの同士がぶつからないような構造になっているのです。

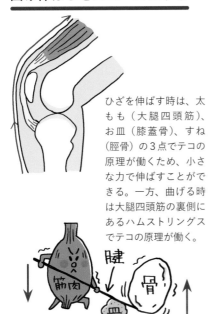

メカニズム

2

深く曲げる動作に欠かせない ロールバック機構

骨が「転がりながら滑る」とは？

私たちは通常、ひざをまっすぐに伸ばした状態から、ももとふくらはぎが接触するところまで動かすことができます。大雑把にいうなら180度近く。かなりの可動域になりますが、大腿骨と脛骨は、実際にどのような動きをしているのでしょうか。

大腿骨の一番下の部分は丸くなっており、それを杯のような形をした脛骨が支えることで、ひざは回転することができます。大腿骨の先端を、棒のついたボールだとイメージし、脛骨の上を回っていると考えれば、わかりやすいかもしれません。しかし、このボールが同じ場所で単純に回っているだけだと、途中で棒（大腿骨）が杯の縁の部分（脛骨）に当たってしまい、深く曲げることができません。そこでボールは、**「回る」動きとともに、後方に移動する「滑る」動き**も行います。つまり、杯の縁ギリギリのところまで移動することで、深く曲げてもぶつからないようにしているのです。

この**「ロールバック機構」という仕組みによって、私たちはしゃがんだり、正座をしたりできる**わけです。

ロールバック機構とは?

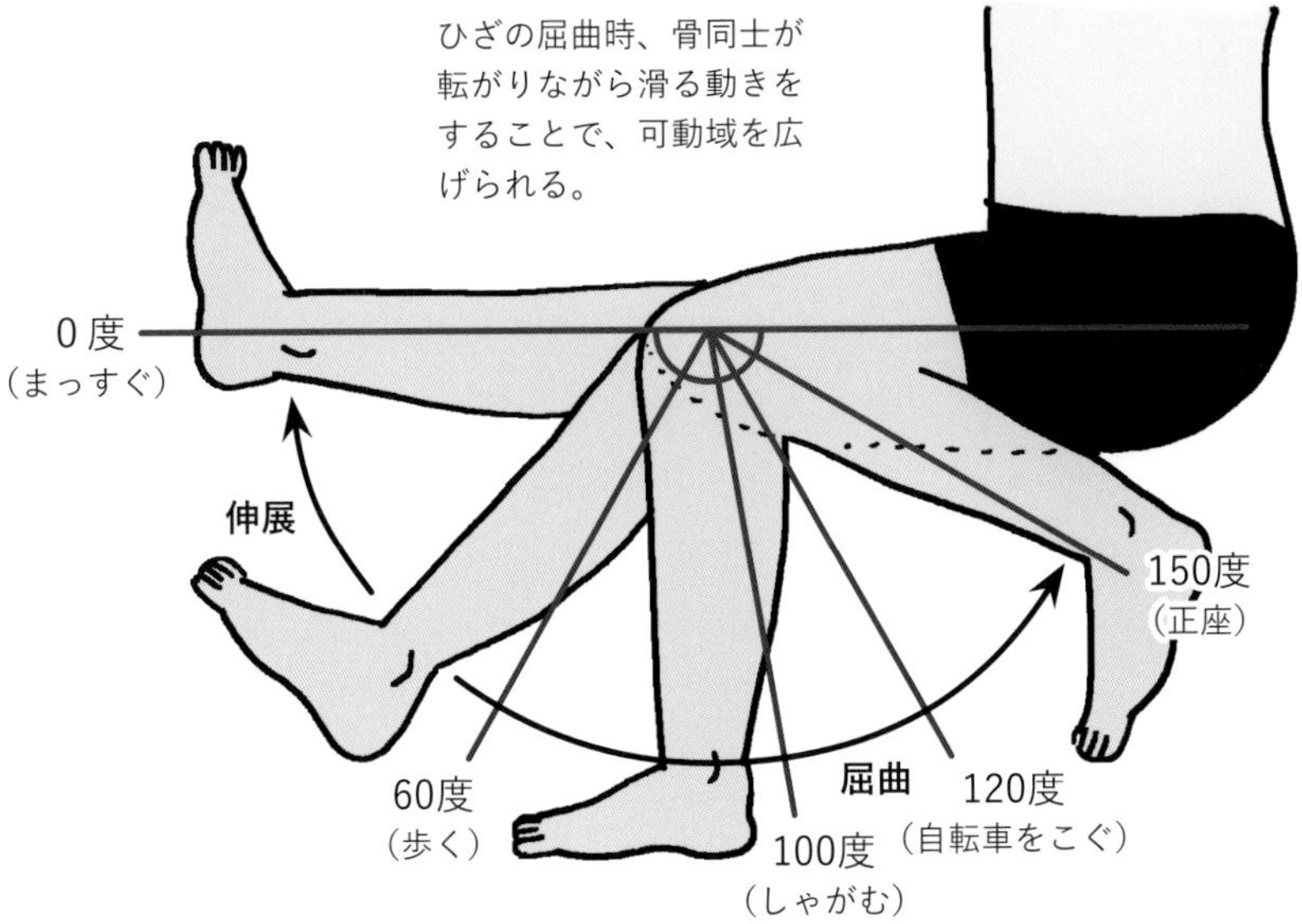

ひざの屈曲時、骨同士が転がりながら滑る動きをすることで、可動域を広げられる。

骨と骨が転がりながら後方に滑る

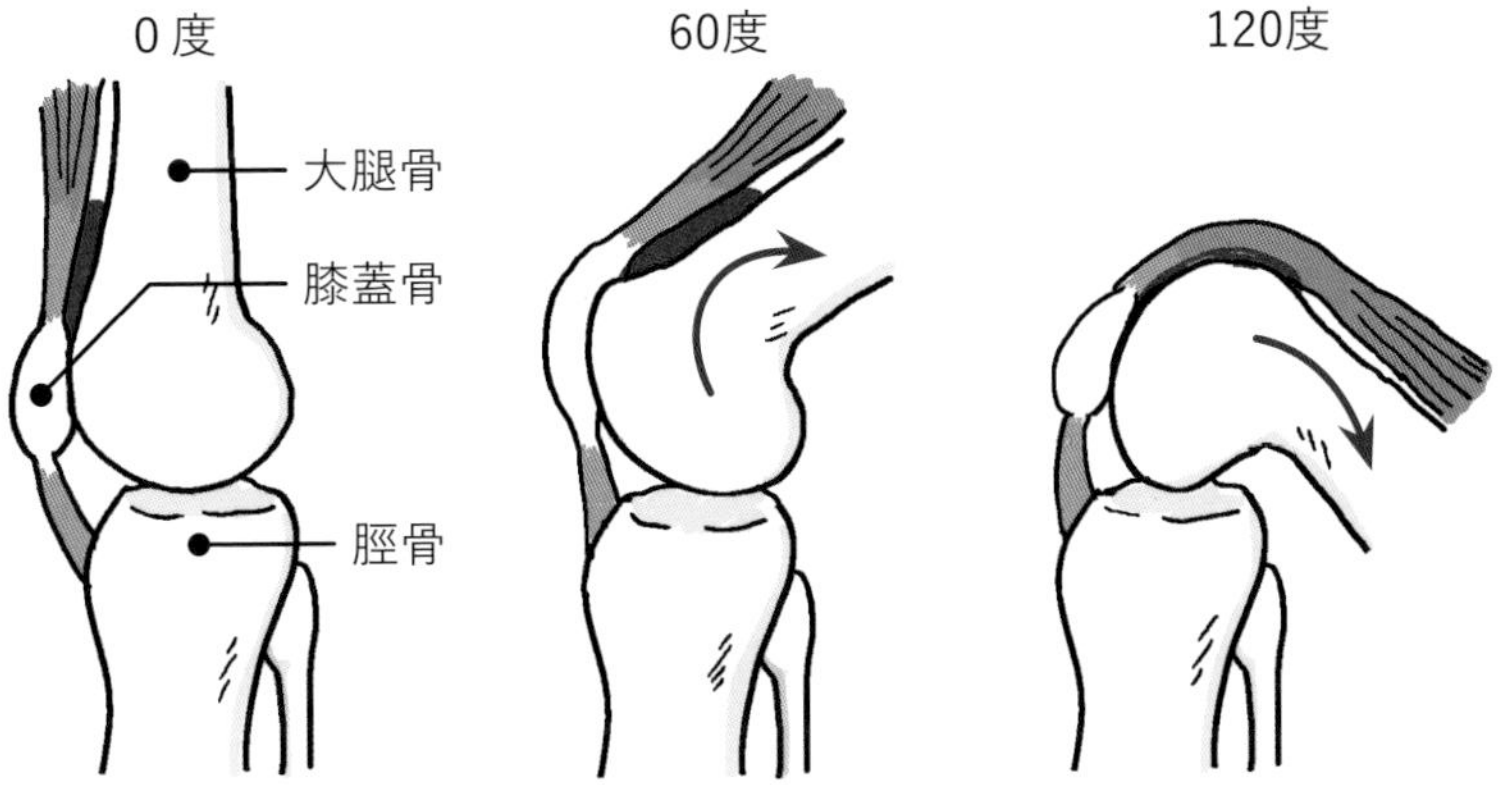

ひざを完全に伸ばしている時、丸い形状をした大腿骨の先端は、受け皿のような脛骨に支えられている。

ひざを曲げる動作に合わせて、膝蓋骨に押された大腿骨が、脛骨の上で後方に転がりながら滑っていく。

大腿骨の「滑り」により、深く曲げても脛骨とぶつからない。この滑りの範囲は靭帯で調整されている。

メカニズム 3

靭帯で固定しながら筋肉で調整している

関節が外れない理由は？

ひざ関節は、曲げる動き（屈曲）、伸ばす動き（伸展）とともに、親指が外側を向くようにひねる動き（外旋）、内側を向くようにひねる動き（内旋）もすることができます。これらは、ひざ関節自体が勝手に動いているからではありません。筋肉が骨を引っ張った結果、関節が動いているのです。例えば屈曲は、ももの裏にある筋肉「ハムストリングス」が脛骨を後ろに引っ張り、伸展は大腿四頭筋が脛骨を前に引っ張っています。また、筋肉は曲げ伸ばしの単純動作だけを担っているのではありません。例えば中腰姿勢を維持できるのは、ハムストリングスと大腿四頭筋が絶妙なバランスで緊張を保っているからなのです。

では逆に、ひざを激しく動かしすぎても関節が外れないのはなぜでしょう。それは**靭帯がしっかりと骨をつなぎとめているから**です。例えばジャンプをする時は、二つの骨の大きな動きを、靭帯が緊張することで安定させています。ラグビーやサッカーで靭帯が損傷するのは、靭帯がつなぎとめられない方向まで関節が無理やり曲がってしまった時です。

靭帯と筋肉は連携している

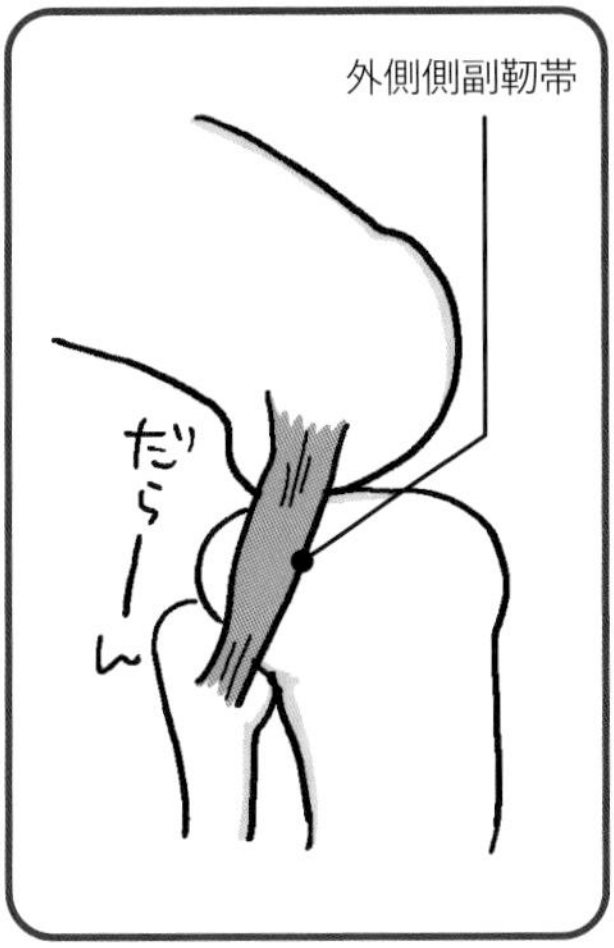

ひざを曲げているとき靭帯はゆるんでいる。

ひざを曲げる

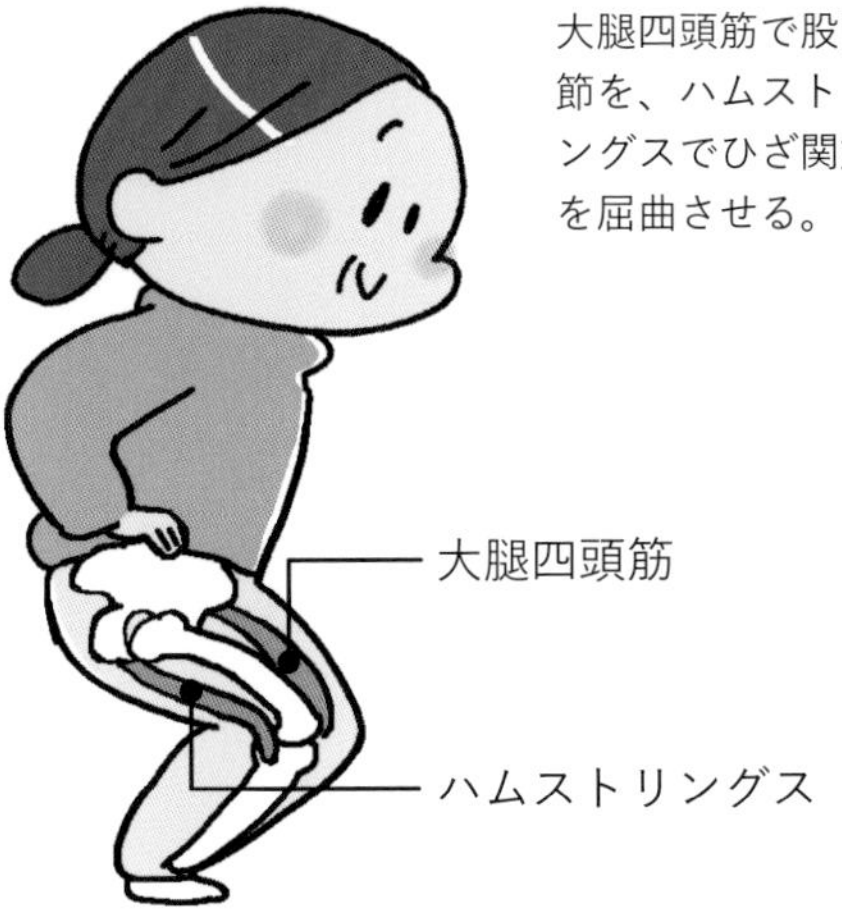

大腿四頭筋で股関節を、ハムストリングスでひざ関節を屈曲させる。

ひざを伸ばす

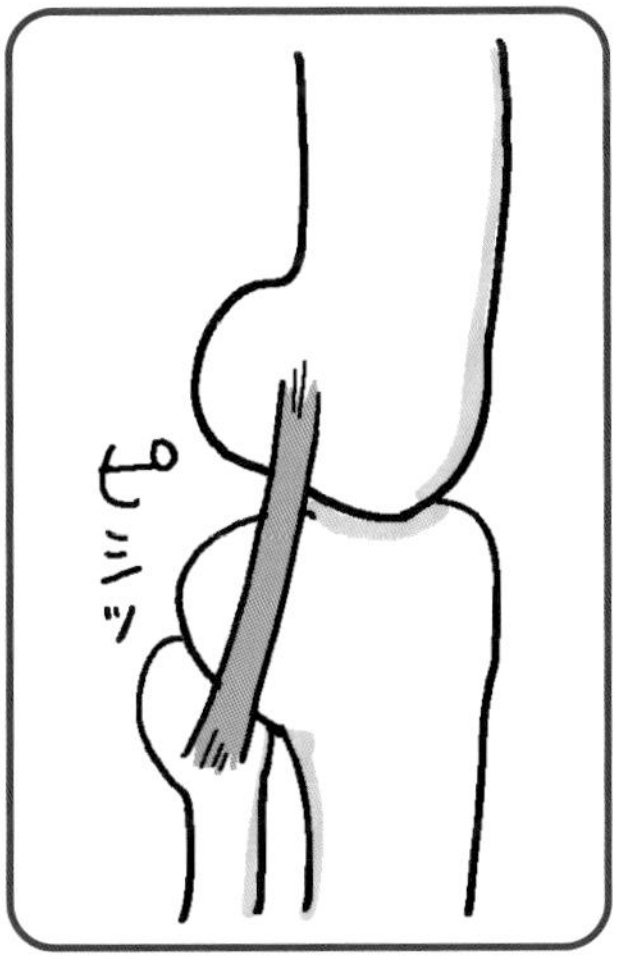

靭帯が伸びて、ひざ関節がずれるのを防ぐ（内側側副靭帯も同様の働きをする）。

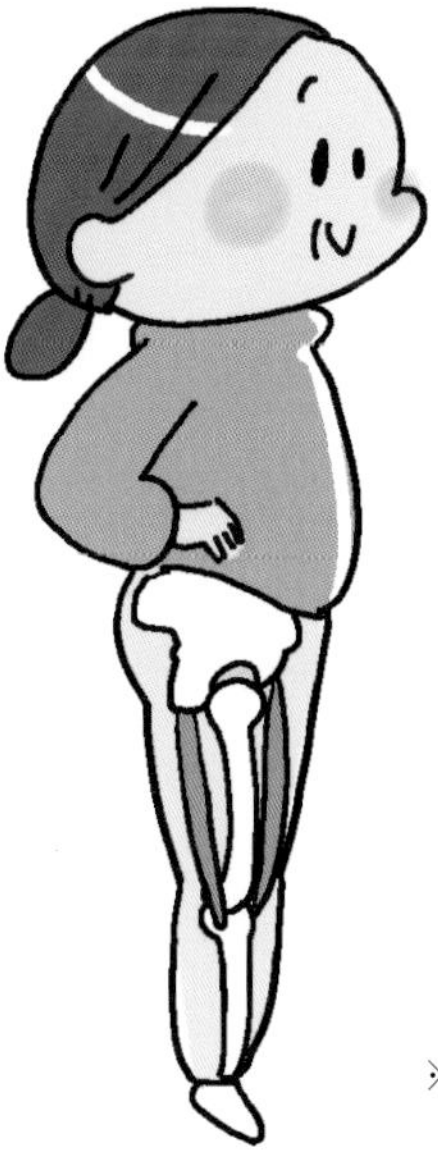

ハムストリングスで股関節を、大腿四頭筋でひざ関節を伸展させる。

※前後の十字靭帯も関節を安定させている。

メカニズム

4

正常なひざと脚は元々、X脚の構造になっている

関節が老化すると脚の骨格が変わる

ひざの話をすると、O脚とX脚について思い浮かべる方も多いでしょう。一般的に、O脚というのは、大腿骨が外に開き、膝関節を境目に脛骨が内側に閉じている現象。X脚は、大腿骨が内側に閉じ、脛骨が外に開いている現象です（35ページ）。

22ページで簡単に説明しましたが、私たちの脚は、2本で上半身を支えるために、軽いX脚になっているのが正常な状態です。ひざに焦点をあてると、**大腿骨は脛骨に対し、外側に傾いていることになります。日本人の場合、この角度は175度程度**です。この角度のため、ひざ関節も斜めになっていそうですが、実際には大腿骨の先端にある二つの丸い部分は内側の方が大きくなっているため、接触面はほぼ水平になっています。

しかし**これがO脚になると、体重を外側に分散させることができず、ひざの内側への負担が増えてしまいます**。年齢を重ねると、私たちの脚は次第にO脚になっていくため、どんどん内側への負担が高まります。すると内側の軟骨がすり減り、その分さらにO脚になるという、悪循環に陥るのです。

骨格の変化とひざ痛の関係

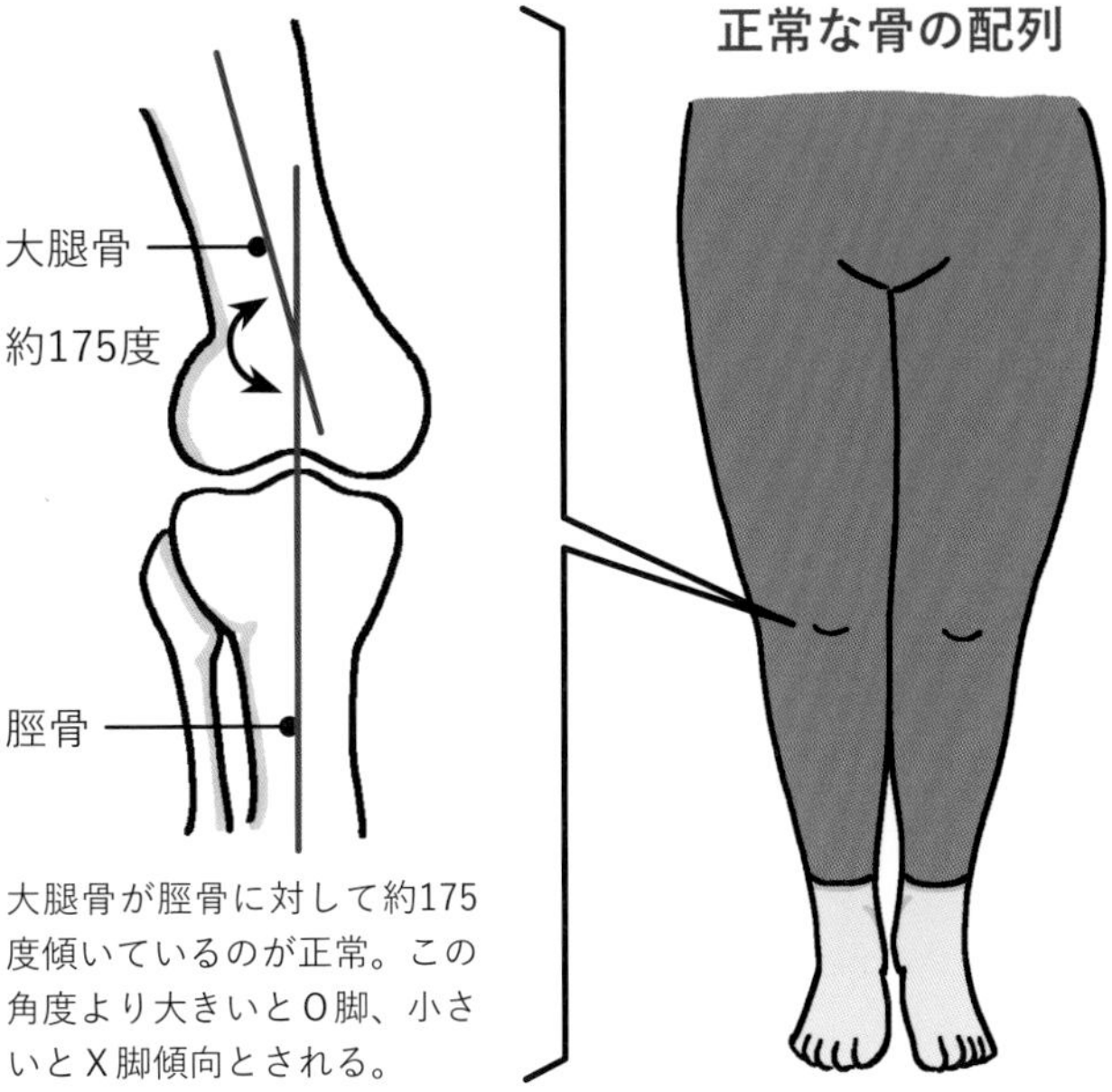

大腿骨が脛骨に対して約175度傾いているのが正常。この角度より大きいとO脚、小さいとX脚傾向とされる。

関節の老化が内側への荷重を大きくする

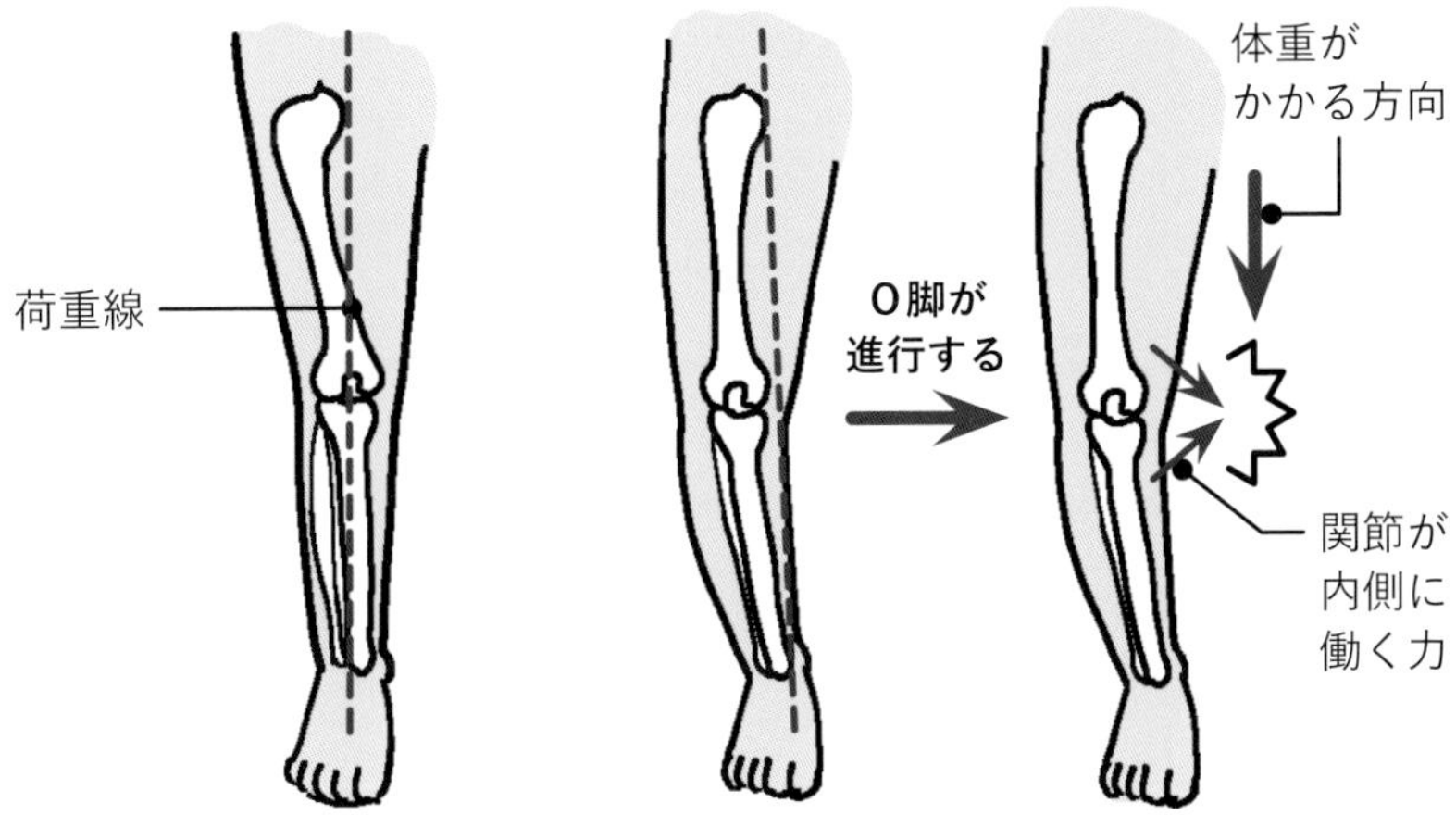

正常なひざは、体重がひざ関節に均等にかかる。

O脚になると、体重が関節の内側にかかる。

関節の内側に働く力が大きくなり痛みの原因に。

メカニズム

5

関節の安定性を高めるスクリューホームムーブメント

正常なひざはかっちりと固定できる

例えば電車の中で立っている時、ひざを伸ばしきると体が安定します。これをよく「ロックする」といいますが、少しでもひざを曲げると、バランスをとるのがとたんに難しくなります。また、ひざを伸ばして片脚で立つ時、股関節や足関節はぐらつきますが、ひざ関節がぶれることはありません。なぜでしょうか。

ひざ関節を曲げた状態から、徐々に伸ばしていくと、動作の最後の方に、脛骨が外側に回転する「外旋」という動きが自然と起こります。そしてひざを伸ばしきった時、外旋が起こったまま関節がかっちりとはまります。これは**「スクリューホームムーブメント」という働きで、骨や半月板が形状に合わせてかみ合い、ひざ関節を安定させるために起こるもの**。正常なひざが持つ重要な機能の一つで、これによって私たちは安定して立つことができるのです。しかし、ひざが病気になると、ひざ関節を伸ばすことが難しくなることもあります。スクリューホームムーブメントが働かないため、常にひざが不安定な状態になってしまうのです。

最後まで伸ばすと脚は外を向く

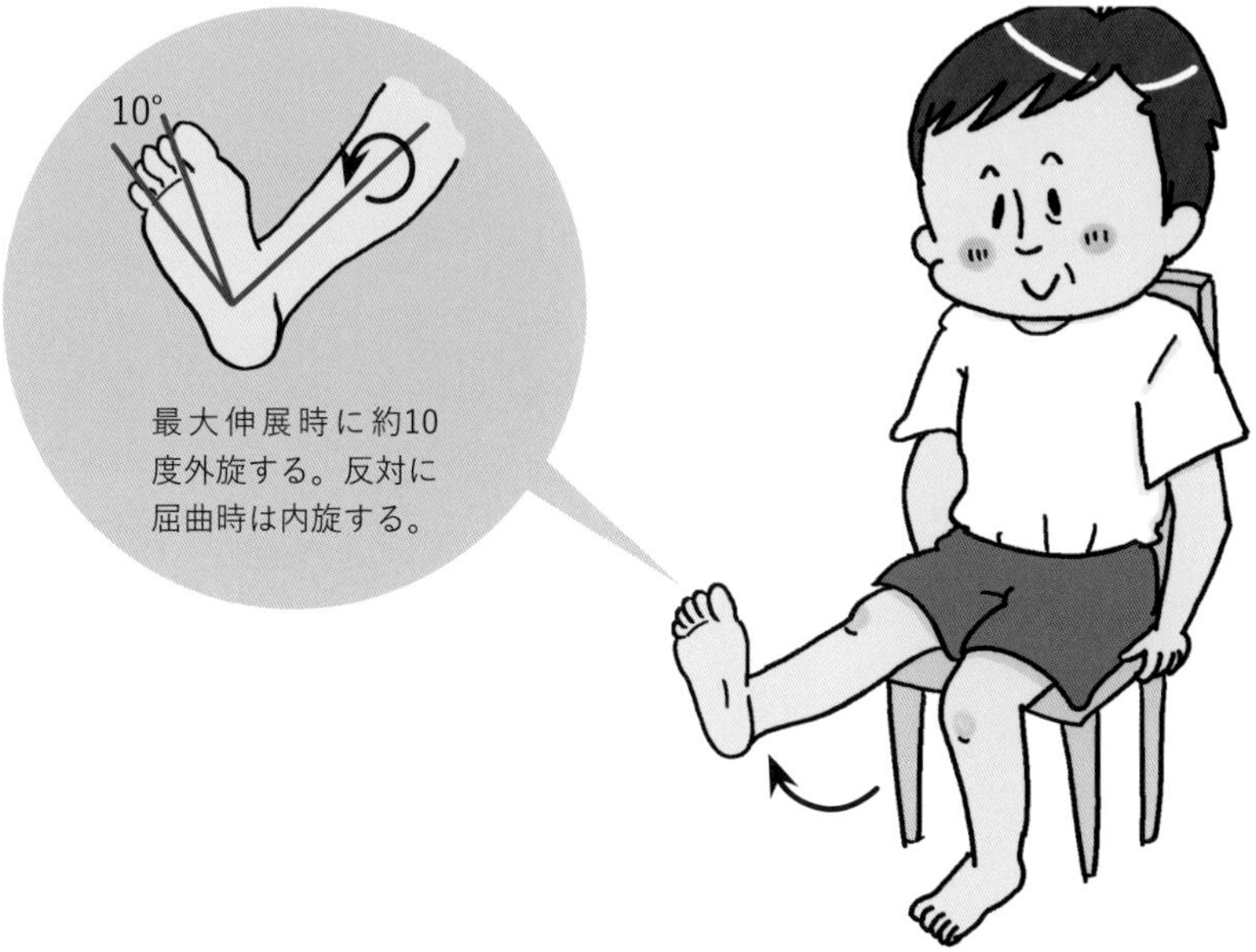
10°
最大伸展時に約10
度外旋する。反対に
屈曲時は内旋する。

関節をしっかりロックできると安定する

ひざが伸びている場合

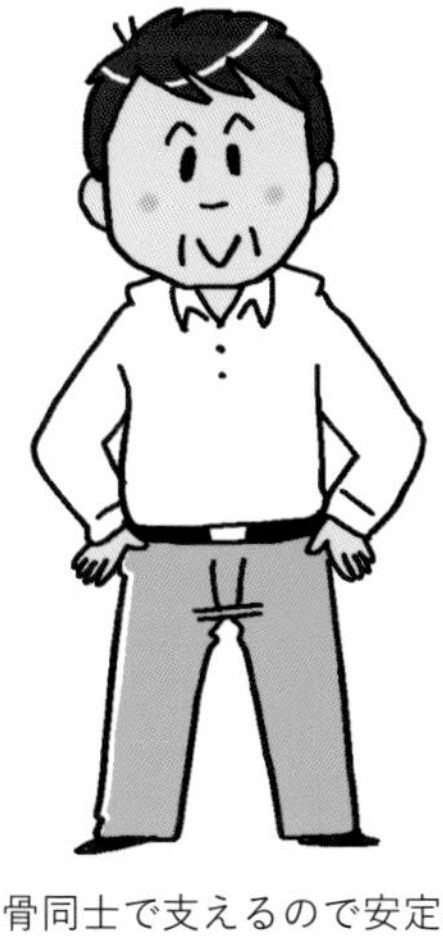

体重を骨同士で支えるので安定する。

ひざが伸びていない場合

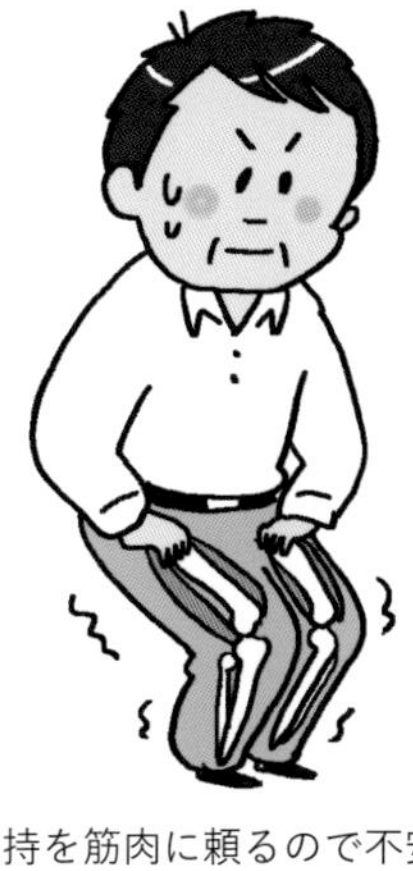

姿勢維持を筋肉に頼るので不安定に。

メカニズム 6

骨同士の衝突をガードして ひざの健康を守る 関節軟骨

クッションの中身は複数のタンパク質

ひざ関節にある骨の表面は「関節軟骨」で覆われています。もしこの関節軟骨がなければ、例えばジャンプして着地した時に、骨と骨が直接ぶつかって破損してしまいます。また、日々曲げ伸ばしを繰り返す関節で、骨が直接触れ合うことになるので、摩擦によってどんどんすり減ってしまうことになるのです。

関節軟骨は、3～5ミリメートルの厚さがあります。半月板よりも少し硬く、表面はなめらかな形状をしています。中には**「アグリカン」という分子を中心とした「プロテオグリカン」と「ヒアルロン酸」が含まれおり、またコラーゲンが軟骨全体の形を保つ役割を果たしています**。関節軟骨は水分を吸収したり放出したりしながら、そのクッション性を保っていますが、この仕事を担っているのもプロテオグリカンです。

関節軟骨の弱点は、一度損傷すると修復できないこと。水分や栄養分を補充できても、骨や皮膚と異なり、血管が通っていないため、修復反応が生じないからです。

関節軟骨の中身はこうなっている

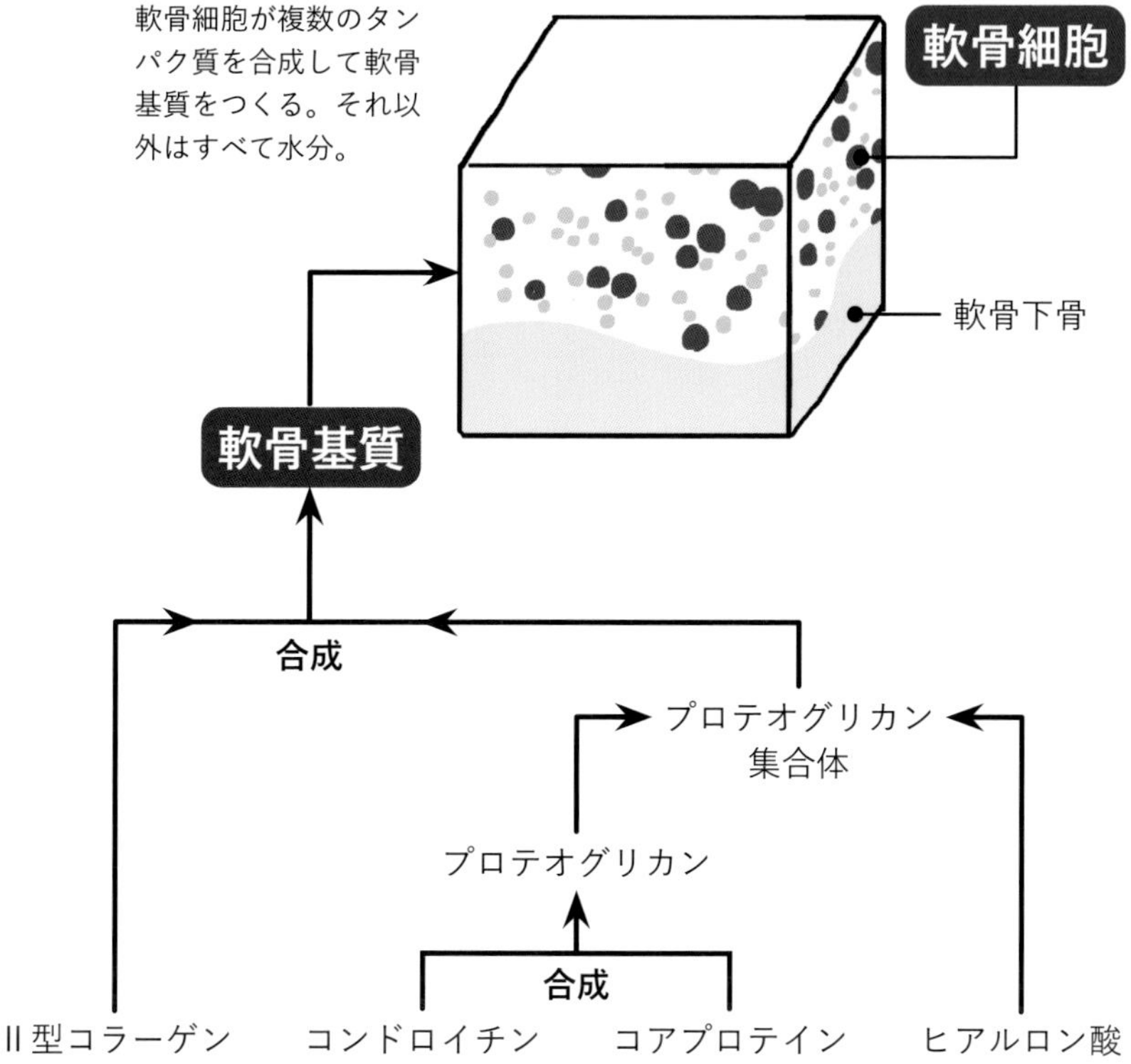

軟骨細胞が複数のタンパク質を合成して軟骨基質をつくる。それ以外はすべて水分。

軟骨基質の主な構成要素（全体の65〜80％は水分）

II型コラーゲン	軟骨内でもっとも多いタンパク質。組織の構造を決める役割を持つ。
コンドロイチン	ガラクトサミン、グルクロン酸などの糖が結合して生じる多糖。
コアプロテイン	プロテオグリカンの軸となるタンパク質。このタンパク質に、コンドロイチンが多数結合してプロテオグリカンとなる。
ヒアルロン酸	グルコサミン、グルクロン酸が結合して生じる多糖。水分を保つ働きがある。

メカニズム 7

関節軟骨に栄養を与えて ひざを滑らかにする 関節液

軟骨が潤いを保っていられる理由

前節では関節軟骨が衝撃や摩擦を和らげる役割を果たしていること、軟骨には血管や神経がないことを述べました。しかし軟骨の中には細胞（軟骨細胞）があります。この細胞は血管もないのに、どのように水分や栄養分を得ているのでしょうか。

実は、ひざ関節を包んでいる関節包を内張りしている滑膜には血管が通っており、滑膜は血液から得た栄養分で、関節液を作り出しています。その後、関節内部に放たれた関節液は、関節軟骨の表面を覆います。すると、関節液に含まれる栄養分が軟骨の中にしみこんでいき、これが軟骨細胞への栄養になります。こうして関節軟骨は潤いを保ち、なめらかさと弾力性を保つことができるのです。

関節液は、タンパク質やヒアルロン酸を多く含む、粘りっ気のある水分です。**滑膜は関節液を生成するだけでなく、吸収する役割も果たしており**、関節の中の関節液の量は、ほぼ一定量を保っています。非常にわずかな量ですが、関節の中にいつも関節液があるおかげで、私たちはふだん、軟骨をすり減らすことなく、滑らかにひざを動かすことができるのです。

関節液は滑膜《かつまく》でつくられる

滑膜《かつまく》の模式図

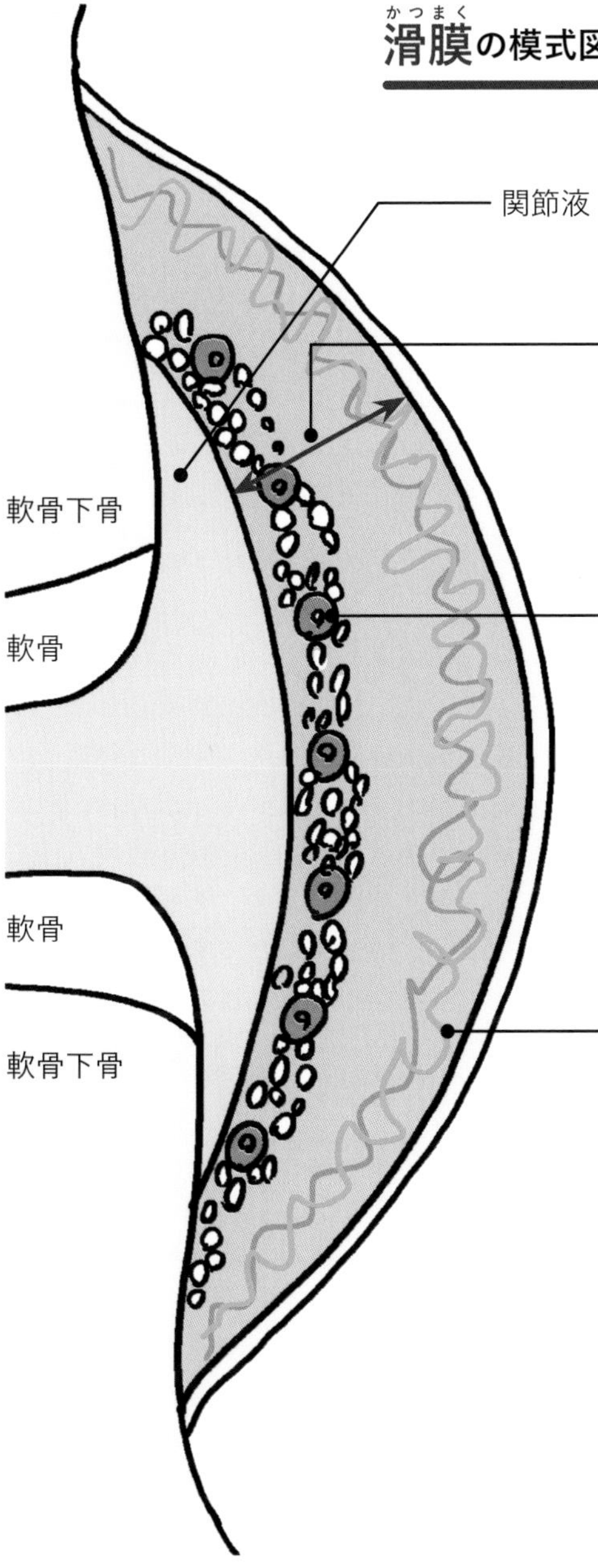

滑膜《かつまく》

関節液の成分を生成する「表層」と、それを支える「下層」に分かれる。

滑膜細胞《かつまくさいぼう》

A型とB型が2：8の比率で存在。A型は免疫機能を、B型は関節液の健康を保つヒアルロン酸を産生している。

血管とリンパ管

滑膜に栄養を運び、関節液の産生・吸収に関与する代謝を促す。

軟骨には血管がない。そのため、軟骨の中にある軟骨細胞は、滑膜内の血管とリンパ管から関節液を介して栄養を受け取っている。

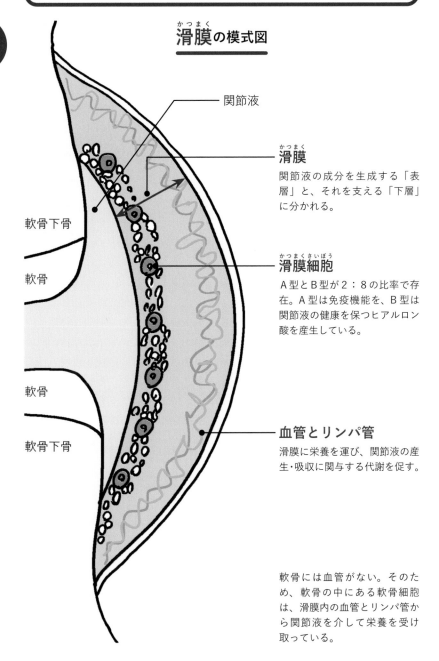

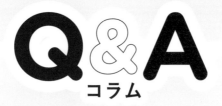

Q&A コラム

Q 壊れた関節軟骨を薬で治すことはできますか？

A

現在の医学では、**薬によって軟骨の形を戻すことはできません。**治療の際に処方されるのは、基本的に炎症や痛みを抑える薬です。

関節軟骨を構成するのは、コラーゲンやプロテオグリカンという物質です。これらを摂取する薬やサプリメントがありますが、体に取り入れられた栄養分は、一度消化によって分解されてから吸収され、軟骨細胞によって再び合成される必要があるため、都合よく「関節軟骨の壊れた部分に使って」という指令に従ってくれるものではありません。また、注射によって必要な栄養分を投入しても、同じ理由で壊れた部分が治るわけではないのです。**そもそも軟骨が壊れた場所は、いつも体重がかかっている部分なので、そこに新しく軟骨を作り直すことは、とても難しいこと**なのです。

ただし、薬による治療は非常に重要です。関節内の炎症は、関節軟骨の破壊を助長するため、タイミングよく炎症を抑える薬を投与することは、破壊の予防にもつながります。また、運動療法が重要となる変形性ひざ関節症では、運動そのものが困難になるとさらに治りにくくなります。適度な運動を行えるように、鎮痛剤によって痛みを和らげることも必要です。

第3章

中高年に起こりやすい

変形性ひざ関節症とは何か？

潜在的な患者数は2400万人
なぜ発症するのか、どう治すのか？
病態学で解明する国民病の正体

変形性ひざ関節症は こうして進行する！

ひざ痛の代表格が、50代以降に発症しやすい変形性ひざ関節症です。本章では、変形性ひざ関節症とは何か、その特徴を解説します。

しゃがんだ時、ねじった時などに軽い痛みを感じる。すぐに元に戻るので「気のせい」で済ませてしまいがち。

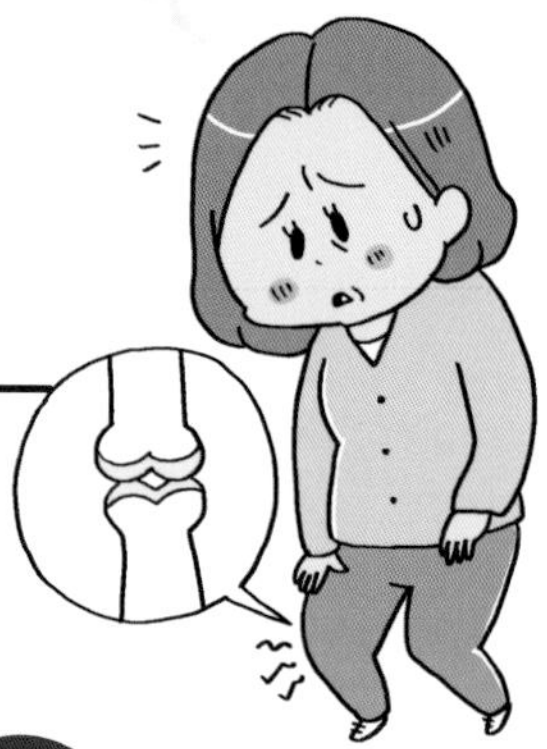

前段階

軟骨や半月板が滑らかさを失い、変化を始めている段階。

立ち上がり、階段の上り下り、体重をかけた時に痛みを感じる。腫れやこわばりを感じることも多くなる。

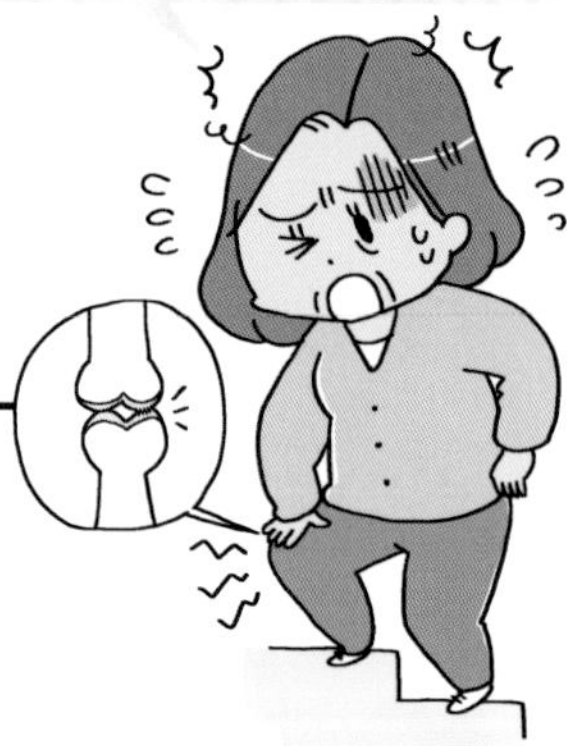

初期

関節軟骨がすり減り、滑膜を刺激、骨の縁に小さなトゲが形成される。

違和感を放っておくと、後々大変なことに

「変形性《へんけいせい》ひざ関節症《かんせつしょう》」は、初期は時間とともに軽快することが多い一方、末期になるほど治りにくく、つらさが続くようになるのが特徴です。

まず前段階の症状として、軽い痛みや違和感があります。しゃがんだ時やねじった時に軽い痛みを感じますが、この段階ではしばらくすると症状が軽快することが少なくありません。

病気が進むとひざが腫れたり、立ち上がり、階段の上り

memo　変形性ひざ関節症を悪化させる3大リスク

変形性ひざ関節症を悪化させる要因として有力なのが、**「加齢」「肥満」「過去に手術やケガを経験している」**の３つ。特に加齢と肥満が与えるリスクについては、東京大学医学部が2008年に行った報告で、年齢が１歳上がるごとに男性で８％、女性で11％の上昇。BMI（※）では数値が１上がるごとに、女性で11％上昇することが指摘されている。

※ BMI…Body Mass Indexの略で、体重と身長から算出される肥満度を表す体格指数のこと。

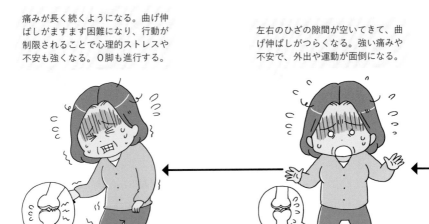

左右のひざの隙間が空いてきて、曲げ伸ばしがつらくなる。強い痛みや不安で、外出や運動が面倒になる。

痛みが長く続くようになる。曲げ伸ばしがますます困難になり、行動が制限されることで心理的ストレスや不安も強くなる。O脚も進行する。

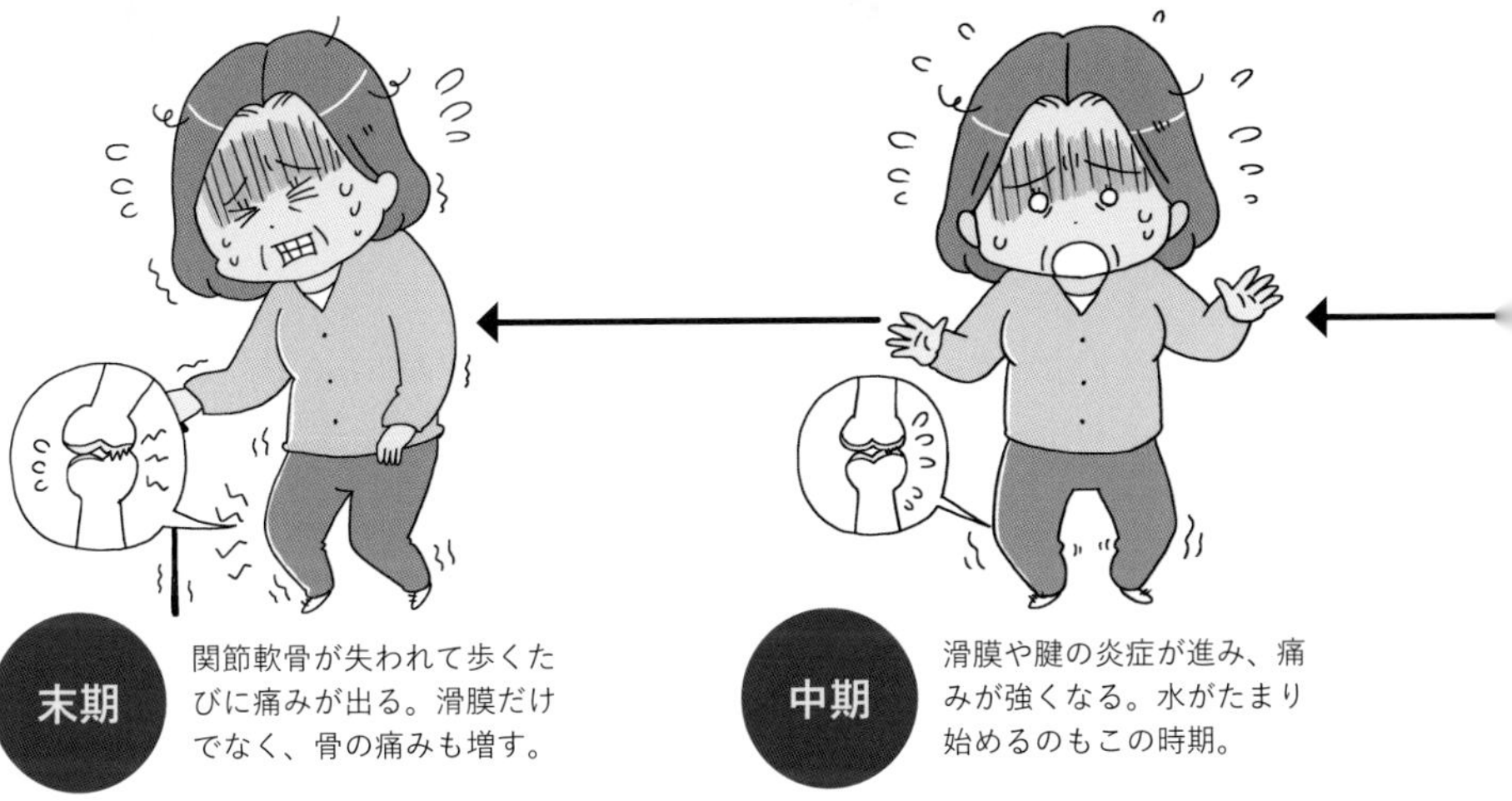

中期　滑膜や腱の炎症が進み、痛みが強くなる。水がたまり始めるのもこの時期。

末期　関節軟骨が失われて歩くたびに痛みが出る。滑膜だけでなく、骨の痛みも増す。

下り、歩行などで痛みを感じたりするようになります。時間とともに症状が良くなることもありますが、ある程度のつらさが残ることもあります。これが病気の中期に相当します。そして末期になると歩く時に体重をかけるたびに痛み、時間が経っても痛みがなかなか取れなくなります。

変形性ひざ関節症の初期症状は、レントゲンでも発見するのが困難です。違和感や軽い痛みなど、自覚症状を感じた時点で、早急に医師に相談しましょう。

特徴 1

関節軟骨がなくなることで、骨への衝撃が大きくなる

軟骨がすり減り「骨」が痛む

変形性ひざ関節症は、関節軟骨のすり減りから始まります。軟骨が減り、ひざの機能が少しずつ失われ、やがて、生活に支障をきたすようになります。

軟骨は、骨への衝撃を和らげる重要な役割を果たしています。加齢によって軟骨は徐々にすり減り、一度減った軟骨は元に戻りません。クッションになる軟骨が減るごとに、大腿骨と脛骨がぶつかり合う衝撃がだんだんと強くなります。するとやがて、骨にひびが入って、痛みが生じます。**これが変形性ひざ関節症の一つ「BML（=骨髄病変）」というケース**。一度痛みが生じると、「タンパク分解酵素」という軟骨を溶かす物質がひざ関節内で生成され、軟骨がますます減って、さらに関節への負担が高まってしまう悪循環に陥る可能性もあります。

変形性ひざ関節症では軟骨は減りますが、一方で骨が増えるという変化も起きます。関節を構成する骨のへりの部分には病気によって**「骨棘《こつきょく》」**と呼ばれる骨の突起が生じてきます。この骨棘は、痛んだ軟骨を治そうとする変化によってできると考えられていますが、本当のことはわかっていません。

「骨の痛み」はこうして進行する

1 関節軟骨がすり減る

↓

2 体重をかけるたび、骨同士がぶつかる

↓

3 軟骨下骨に亀裂が生じて痛みが発生

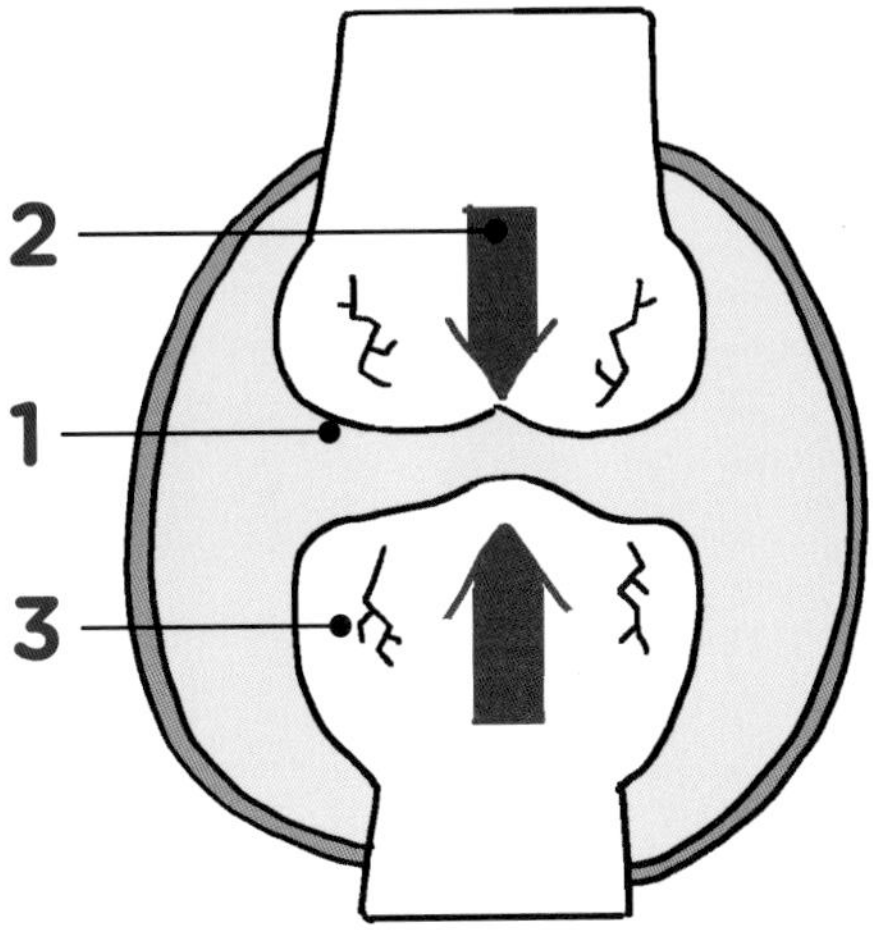

関節軟骨がすり減ると、それまで軟骨が吸収していた衝撃を、軟骨下骨が直接受け止めることに。その結果生じる骨折やひび割れが、痛みを引き起こす。

変形性ひざ関節症になると「骨が増える」

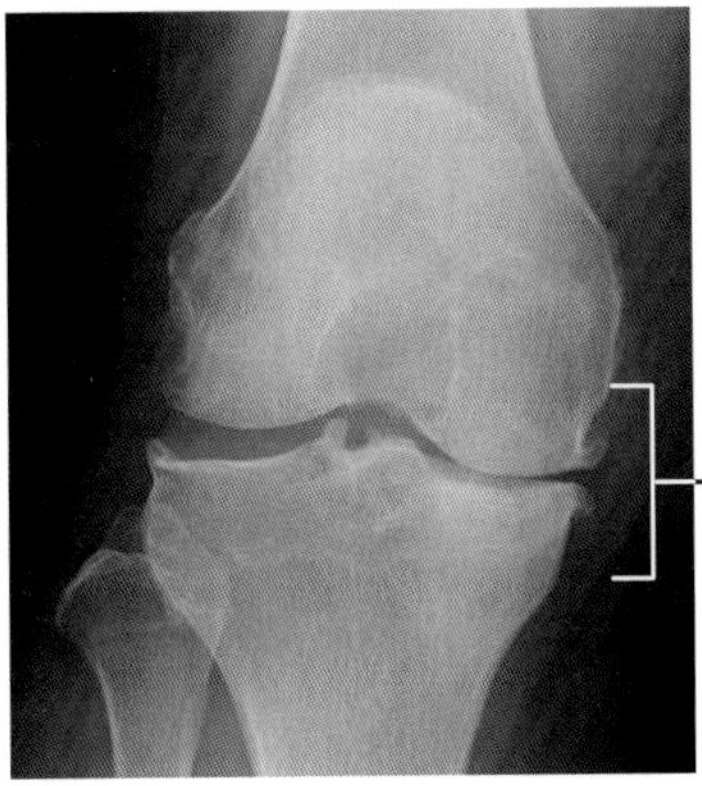

骨棘《こつきょく》

骨のヘリ部分に病気によってできたトゲ状の骨。骨棘ができる原因はよくわかっていない。

変形性ひざ関節症により、骨棘が生じた患者のレントゲン写真。軟骨のすり減りにより、大腿骨と脛骨の隙間も狭くなっているのがわかる。

特徴

2

すり減った軟骨の破片で滑膜に炎症が起きる

炎症性サイトカインが症状を悪化させる

軟骨がくだけると、その破片が滑膜の細胞を刺激し、炎症が起こります。すると、**滑膜から「サイトカイン」という物質が生成され、炎症をさらに悪化させます**。このサイトカインは、ひざ以外の部位でも、物にぶつけたり、バイキンが入ったりすると出る危険信号のような物質。生成されること自体は悪いことではないのですが、通常以上の量が分泌されてしまうと、タンパク分解酵素を誘発したり、炎症を助長したりする原因になると考えられています。風邪を引いた時の発熱をイメージすると、わかりやすいでしょう。

ただし変形性ひざ関節症の炎症は、打撲やバイキンが入ったときに起こる炎症とは少し異なり、腫れることはあっても熱を持ったり赤みを帯びたりすることは通常ありません。関節が腫れるとひざの曲げ伸ばしがしにくくなり、無理に曲げたりしゃがんだりすると痛みが出ます。初期であれば炎症はすぐに治るのですが、**サイトカインが誘発するタンパク分解酵素によって軟骨がさらに減る**という悪循環が繰り返されると、炎症は慢性化してしまいます。

「滑膜の炎症」はこうして進行する

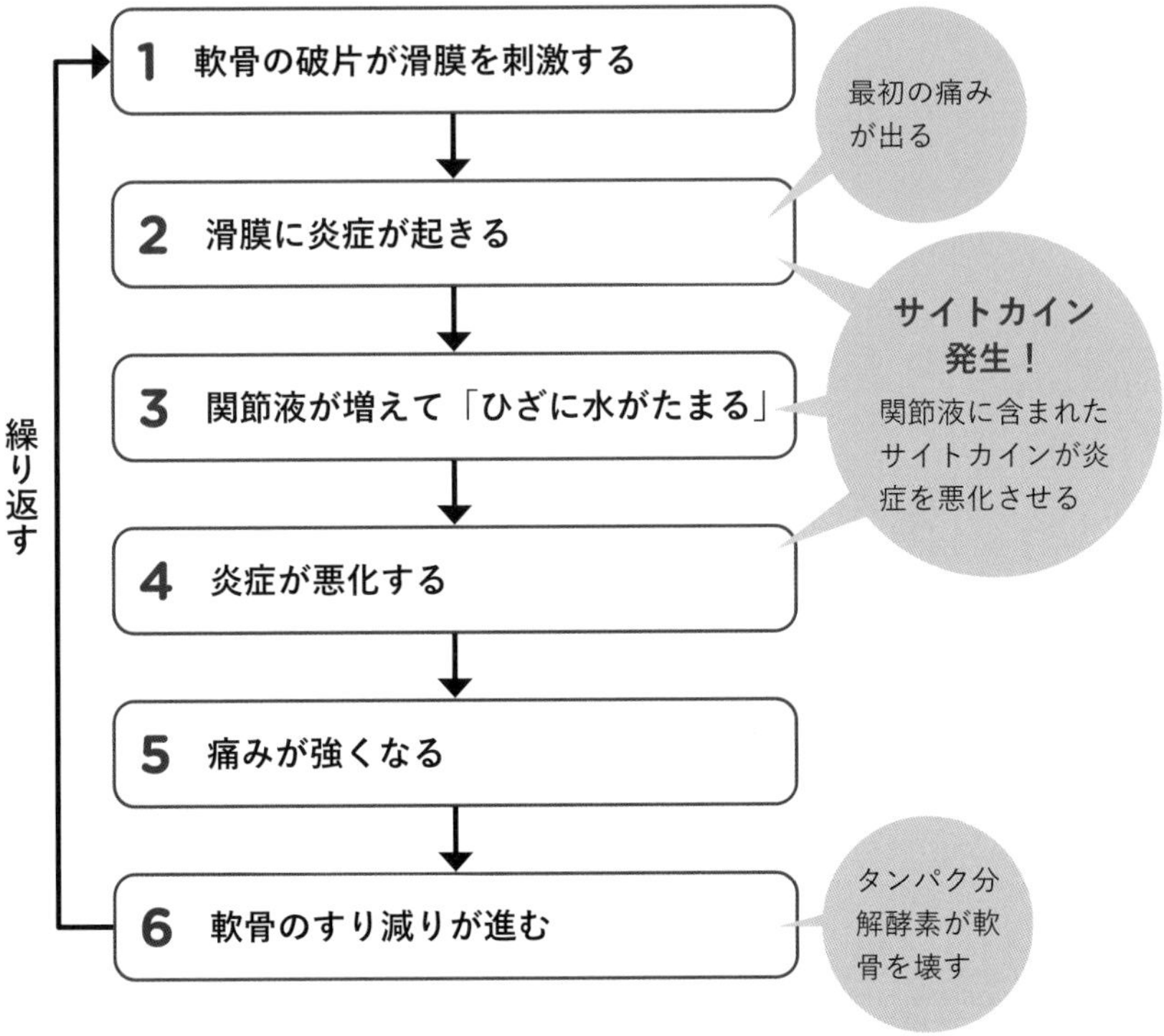
1 軟骨の破片が滑膜を刺激する
最初の痛みが出る
2 滑膜に炎症が起きる
サイトカイン発生！
関節液に含まれたサイトカインが炎症を悪化させる
3 関節液が増えて「ひざに水がたまる」
4 炎症が悪化する
5 痛みが強くなる
6 軟骨のすり減りが進む
タンパク分解酵素が軟骨を壊す
繰り返す

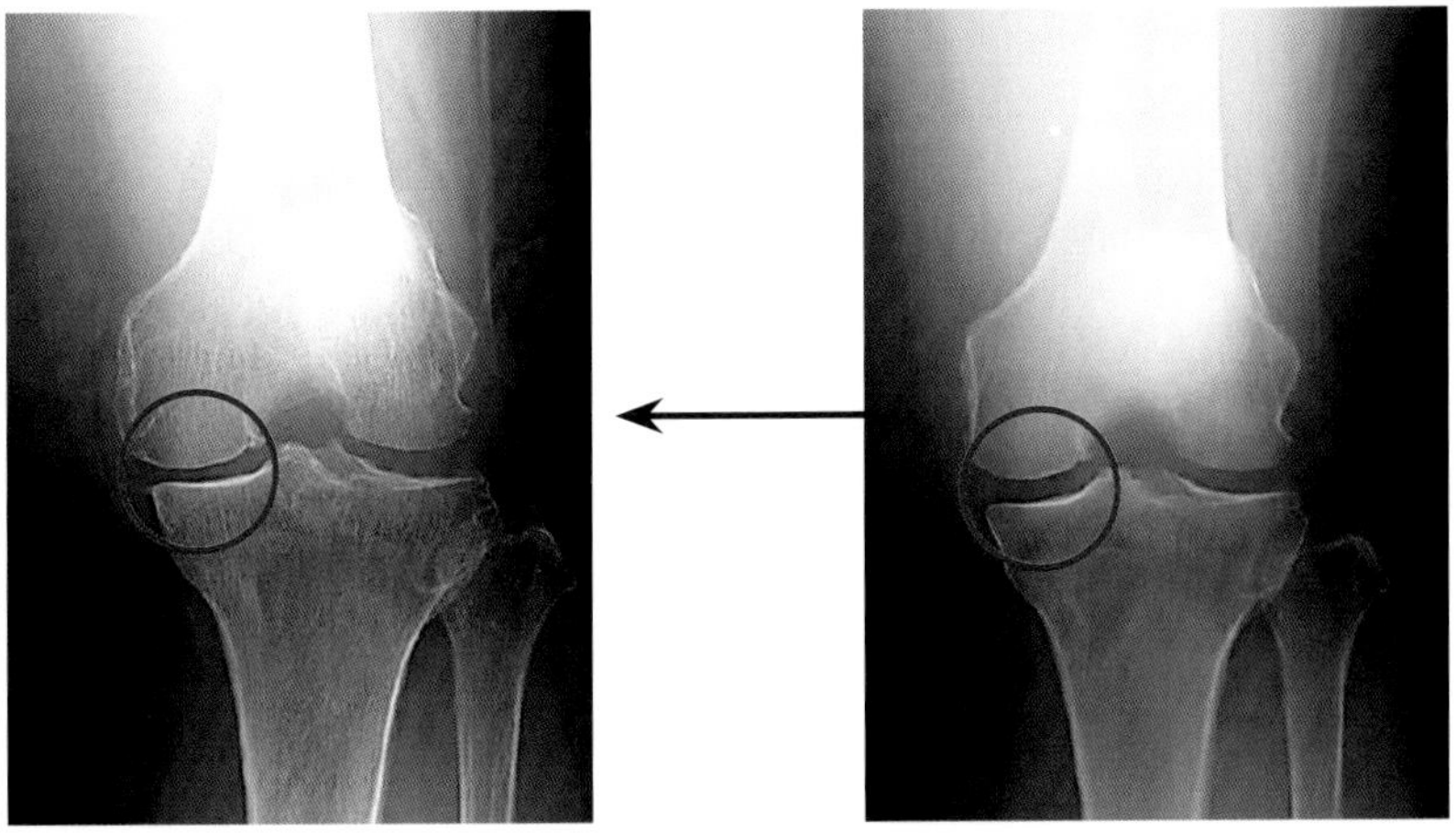

滑膜の炎症により軟骨が減ったひざ関節のレントゲン写真。炎症発生直後（右）と症状が安定した後（左）で、軟骨が減ったために大腿骨と脛骨の隙間が狭くなっている。

特徴

3

ひざを動かす腱への過度な緊張が強い痛みの原因になる

ひざ関節の外部で起こる「腱」の炎症

変形性ひざ関節症における炎症は、滑膜に生じるもののほかに、もう一つあります。**ひざの内側や裏側にある、腱の炎症**です。このうちひざの内側のものは、「鵞足《がそく》」と呼ばれる腱に起こります。鵞足の炎症はアスリートにも起こりますが、変形性ひざ関節症の患者さんでもしばしば見られる症状です。主な原因は、ひざの痛みをかばって歩くことで、鵞足に大きな負担がかかることにあると考えられています。

ひざの裏側の腱の炎症も、痛むひざをかばって歩くことが原因と考えられています。ひざを伸ばすと痛むことから、ひざを曲げたままで歩くことで、裏側の腱に負担がかかり、そこに炎症が起こってしまいます。

腱の炎症は滑膜の炎症と異なり、関節の外部で起こるものです。そのため炎症によってサイトカインが分泌され、さらに軟骨が減るという悪循環は原則起こりません。しかし、腱の炎症による痛みは時に非常に強いこともあり、ひざの痛みの治療では忘れてはならない病態です。

ひざの腱で炎症が起こるしくみ

1 ひざに痛みや違和感が生じる

↓

2 痛みや違和感を避けるために、ひざをかばって歩く

↓

3 ひざの内側にある腱（鵞足）が極度に緊張する

↓

4 炎症が起こり、痛みが出る

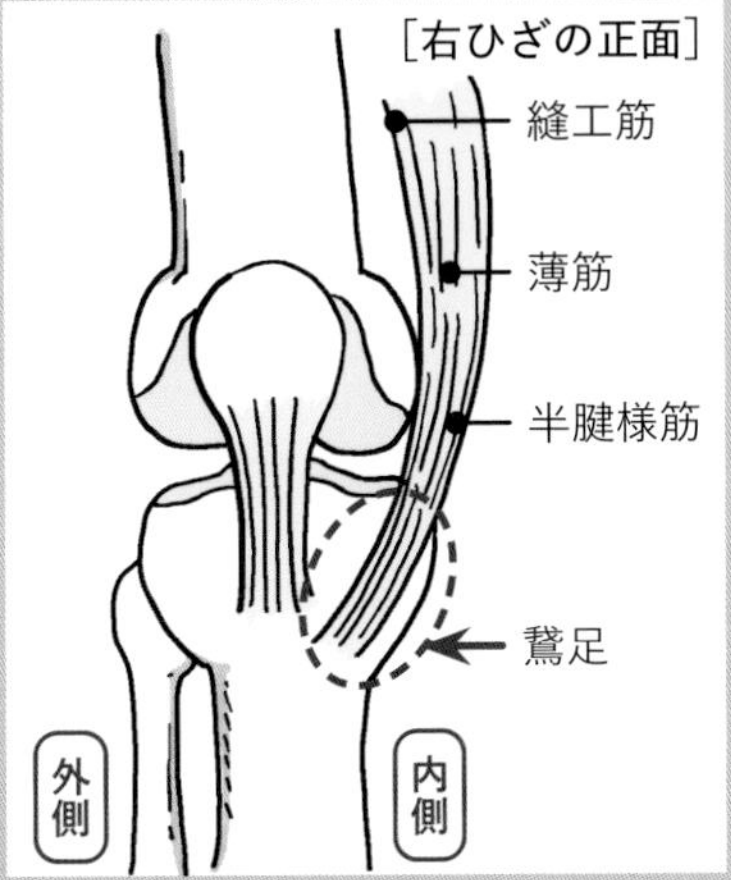

鵞足は脛骨に付着する3つの筋肉の腱の総称で炎症が起きやすい。

裏側が痛む場合もある

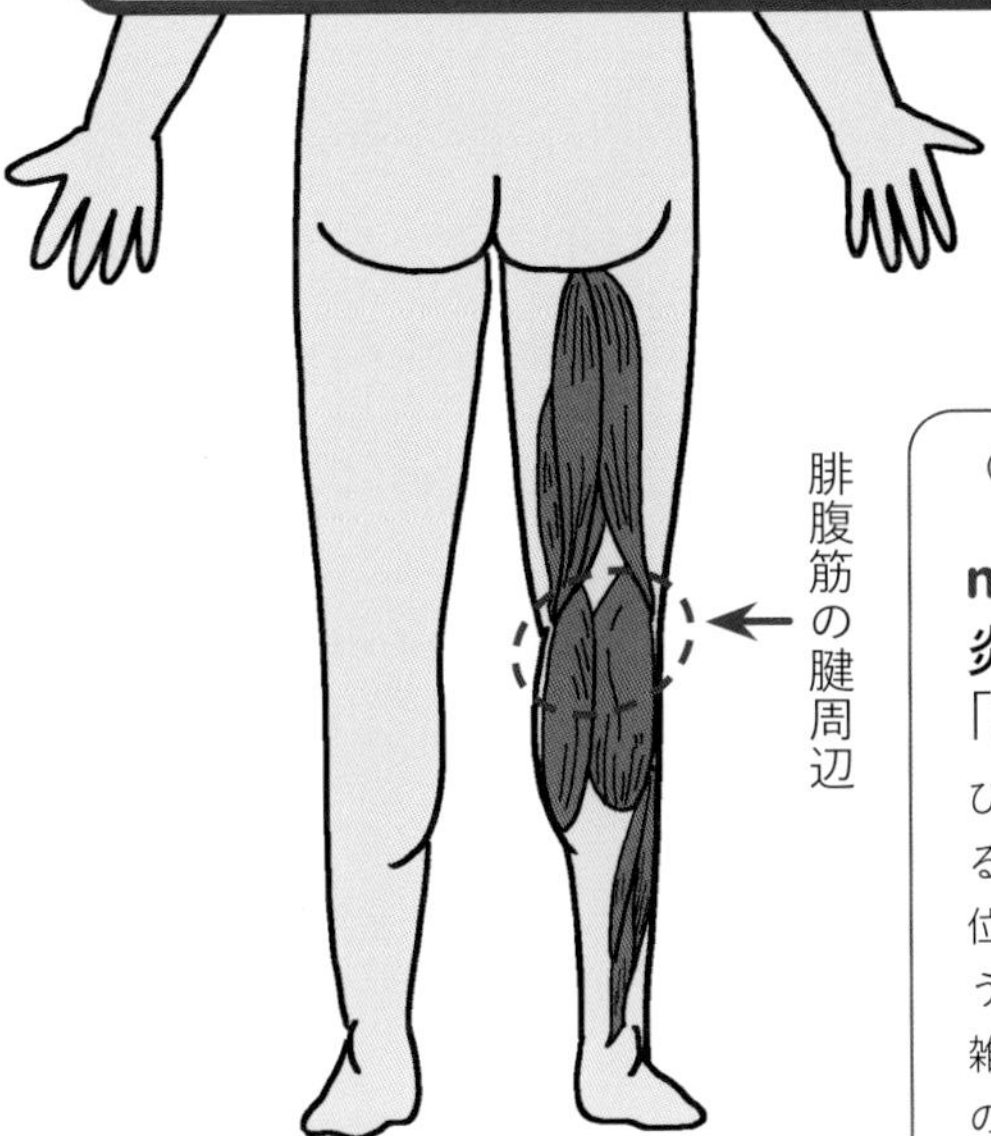

変形性ひざ関節症によるひざ裏の痛みは、ふくらはぎの腓腹筋《ひふくきん》という筋肉の腱周辺で起こりやすい。

memo

炎症の痛みは「押す」とわかる

ひざ裏を指で押して痛い場所がある（圧痛点がある）場合、その部位の腱や腱周辺にある滑液包《かつえきほう》という組織の炎症を疑う。圧痛点は複雑な痛みの原因を自分で特定するのに役立つ。

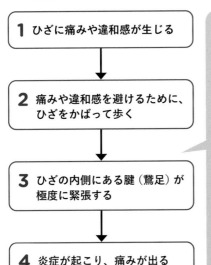

特徴

4

痛みのある時期とない時期が交互にやってくる

軟骨がすり減るほど、痛みが長期化する

変形性ひざ関節症の痛みは、骨、滑膜、腱から生じることを説明しました。いずれの症状も軟骨のすり減りが原因ですが、**軟骨には神経がないため、すり減ること自体は痛みに直結しません**。極端にいうと、軟骨がいくら減っても、骨、滑膜、腱が健全であれば、本人は気づくことなく生活できるのです。

しかし一度発病してしまうと、軟骨のすり減りが進むにしたがって痛みが長期化します。**初期や中期の患者さんの場合、痛みには波があり、痛みが現れても時間が経つと軽くなる場合がほとんど**です。初期は痛みが続く期間も短く、痛みが引いた後しばらくは痛みを感じずに生活できることが多いのですが、病気が進んだ患者さんは痛みが長続きするようになり、また軽くはなってもある程度の痛みが残ったり、すぐまた痛みが強くなったりします。**病気がさらに進むと痛みが引きにくくなり、ひざの痛みに慢性的に悩まされるようになります**。

このように病気の進行とともに痛みが引きにくくなるのは、病気の進行の過程で骨の変形や滑膜の変化が蓄積していくことによると考えられます。

痛みは時間の経過とともに変化する

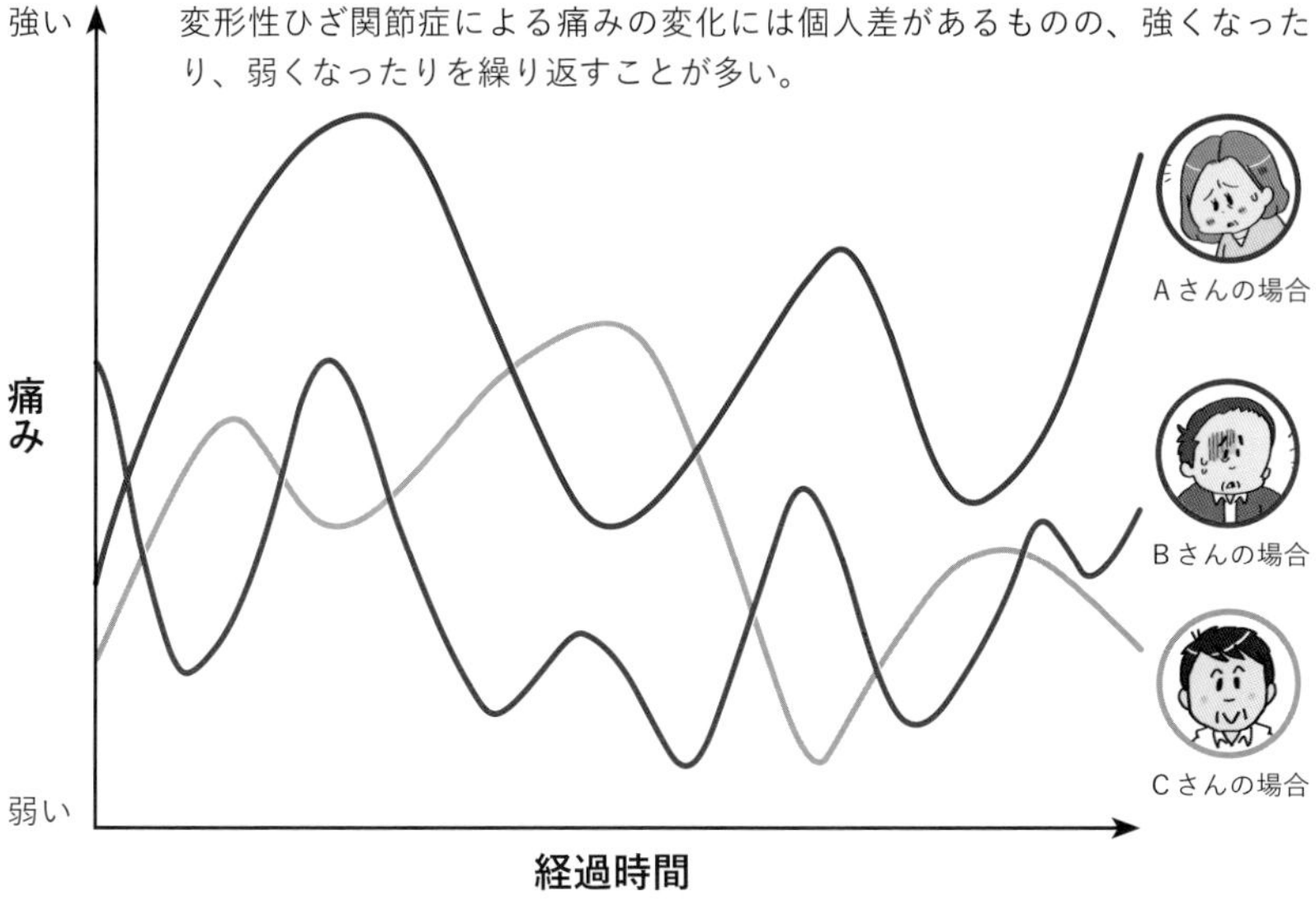

変形性ひざ関節症による痛みの変化には個人差があるものの、強くなったり、弱くなったりを繰り返すことが多い。

症状が進むと、長く痛むようになる

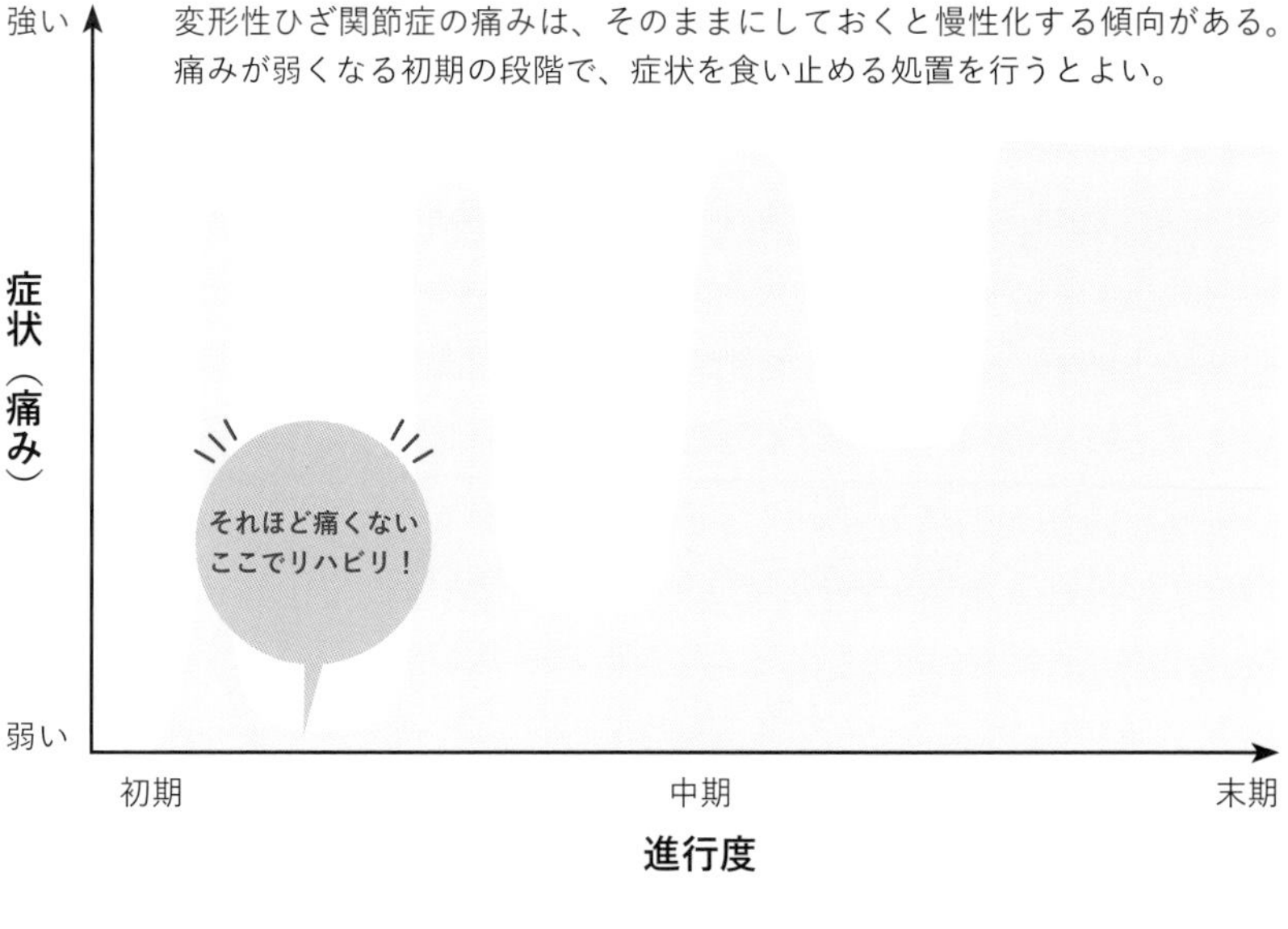

変形性ひざ関節症の痛みは、そのままにしておくと慢性化する傾向がある。痛みが弱くなる初期の段階で、症状を食い止める処置を行うとよい。

特徴

5

変形性ひざ関節症は「動かして治す」が主流になっている

運動によるひざ痛の予防と改善

近年、**変形性ひざ関節症の痛みには、「NGF（＝神経成長因子）」というタンパク質が大きく関わっていることがわかってきました**。NGFの働きを抑える抗体を投与したところ、変形性ひざ関節症の痛みが改善したという報告があります。安全性の問題はありますが、NGFの働きを抑える薬が医療の現場で使えるようになる可能性もあります。

現段階の医療では、変形性ひざ関節症の痛みを解消するために一般の人ができる最も有効な手段は、**運動で柔軟性を高めながら、筋肉を強くすること**です。運動のための神経が頻繁に使用されることで、痛みを必要以上に強く感じる感作という現象を抑え、炎症の痛みを和らげることできると考えられています。また、筋力向上によって不安定なひざ関節を安定させ、転倒の危険を減らす効果もあります。

運動療法は、**変形性ひざ関節症の痛みの予防にも有効**です。予防のためには、痛みの少ないうちから筋力や柔軟性をアップする運動を行うことが大切です。運動療法をしっかり行って、痛みの出にくいひざにしておきましょう。

変形性ひざ関節症の炎症はココが違う

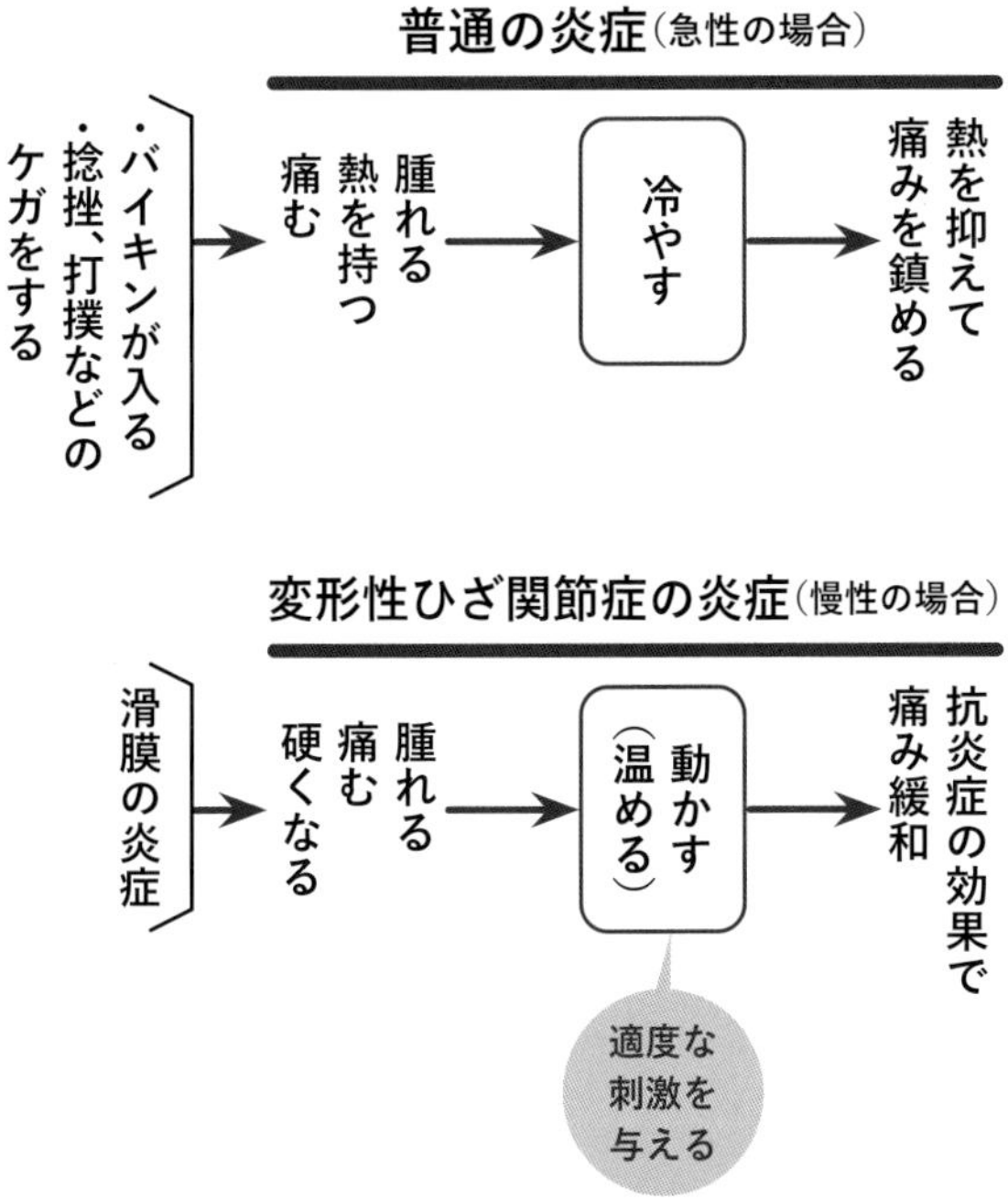

感染や外傷で生じる炎症は、サイトカインの働きが強すぎることが原因で、血流が増加し、腫れて熱を持つことで痛みが生じる。このため、冷やして安静にすることで、痛みが軽くなる。

普通の炎症と異なり、血流が増加したり熱を持ったりすることはない。そのため、適度な運動や保温で代謝を活性化させた方が、痛みが軽くなる。

運動療法で痛みの原因を遠ざける

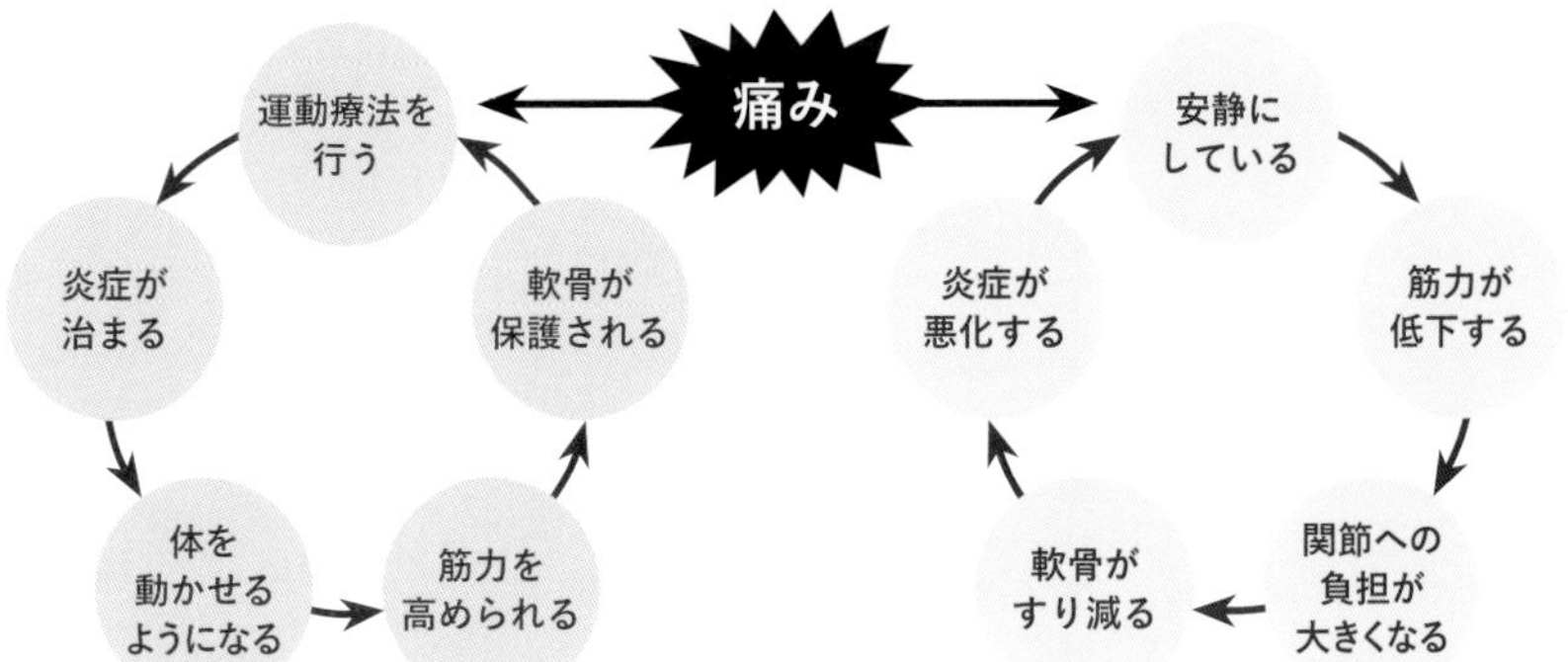

運動療法で症状がよくなることで、体を動かしやすくなり、筋力アップや生活の質を高めることにもつながる。

ひざが痛いからと、ずっと体を動かさずにいると、筋力が低下して、ますます体を動かしにくくなる悪循環に。

特徴

6

変形性ひざ関節症のための手術や再生医療がある

「最終手段」としての手術

変形性ひざ関節症の治療には、運動や薬剤投与による**「保存療法」**と、切開を加える**「手術療法」**があります。実際の治療ではまず保存療法を行い、それでも改善しない場合に手術が検討されます。

現在、変形性ひざ関節症の手術は**「関節《かんせつ》鏡《きょう》手術《しゅじゅつ》」「骨《こつ》切《き》り術《じゅつ》」「人工《じんこう》膝《ひざ》関節《かんせつ》置《ち》換《かん》術《じゅつ》」の三つが主流**です。痛みの程度や痛みの続いている期間、年齢や軟骨のすり減りの具合などによって、適切な方法を選んでいきますが、患者さんがどのような生活を望むかという希望も、重要な判断材料になります。

ひざの手術はどの方法にしても痛みを100%取り去ることができるものではありません。また細菌の感染をはじめあらゆる合併症のリスクがあり、麻酔のリスクもあります。そもそも**変形性ひざ関節症では、痛みの程度が時間とともに変化することも多く、一時的に強い痛みがあったとしても結局手術を受けずに済む場合も少なくありません**。このため、まず保存療法を徹底して行い、それでも症状が改善せずに相当な不自由を感じている場合に手術を選択するという心構えが大切になります。

高《こう》位《い》脛《けい》骨《こつ》骨《こつ》切《き》り術《じゅつ》の種類

オープンウェッジ法

脛骨の内側から外に向かって骨を切り、くさび状に広げて人工骨で埋め、プレートで固定する。

クローズドウェッジ法

脛骨の外側から骨をくさび状に切り、骨に合わせてプレートで固定する。長さを合わせるために腓骨も少し切る。

どんな健康状態の人が受けていい？

- **変形性ひざ関節症の症状が初期～中期の人。**
- **関節の動きや日常生活の活動性がある程度保たれている。**
- **極度の肥満ではない。**
- **骨の強度が保たれている**（関節リウマチや骨粗しょう症の人は行えない）。
- **O脚の程度が大腿骨脛骨角《だいたいこつけいこつかく》で200度程度ある。**

など

シンプルだが効果が少ない関節鏡手術

関節鏡手術は、三つの手術療法の中ではもっともシンプルな方法です。膝蓋骨《しつがいこつ》周辺を切開し、内視鏡で内部を観察しながら、損傷した半月板や滑膜、軟骨の一部または全部を切除していきます。また、サイトカインや軟骨の破片を清掃して除去する方法もあります。術後の回復が早いことから、従来よく用いられた方法でしたが、近年は効果が限定的であることがわかってきており、あまり行われません。

O脚をX脚に変える骨切り術

骨切り術（高《こう》位《い》脛《けい》骨《こつ》骨《こつ》切《き》り術《じゅつ》）は、ひざ内側の軟骨がすり減ったことで進行したO脚を、X脚にするための手術です。ひざ関節内の荷重のバランスが改善し、痛んだ軟骨への負担が軽減します。方法は、脛骨上部の内側に切り込みを入れ、くさび状に広げて人工骨で埋める「オープンウェッジ法」と、脛骨上部の外側をくさび状に切除して、切除したすき間を閉じるようにして接合する「クローズドウェッジ法」があります。クローズドウェッジ法は腓骨《ひこつ》の切除も必要になるため、オープンウェッジ法の方が主流です。

骨切り術は、体を使った仕事をする方や、スポーツや旅行を趣味とするなど、活動度の高い方にすすめられる方法です。ただし、復帰までに2～3か月を要する、ひざ外側に負担がかかって痛みが再発する可能性があるなどのデメリットがあります。

傷んだ軟骨を人工関節に置き換える

人工膝関節置換術は、軟骨表面の悪化した部分を削り、金属やセラミックなどでできた人工関節を挿入する方法です。関節全体を置換する「全置換術」と、内側・外側の悪化している方だけを置換する「部

人工膝関節置換術の流れ

全身麻酔（または腰椎《ようつい》麻酔）をかける

↓

切開でひざ関節を露出し、
大腿骨と脛骨の変形した部位を取り除く

↓

骨に代わりの人工関節を設置する

↓

傷口を縫い合わせて終了

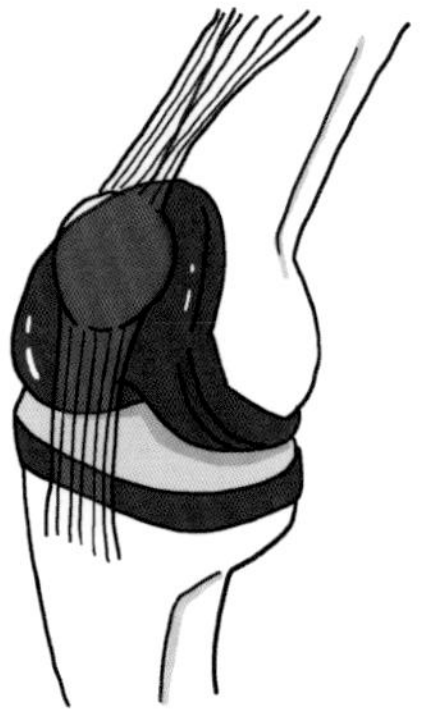

メリットとデメリット

◎末期の変形性ひざ関節症によるひざ痛でも改善が期待できる。
×ひざの可動域が制限され、柔軟な曲げ伸ばしが困難になる。
×人工関節に耐用年数があるため若い人にはすすめにくい。

分置換術」があります。手術後の回復が比較的早く、1か月ほどで復帰できることがメリットですが、将来、再手術しなければならないリスクもあります。人工関節を、虫歯治療の被せ物だとイメージしてください。被せ物をしても、何年か経つとゆるんで外れてしまうことがあるように、ひざの人工関節も20年ほど使用すると、破損することがあります。再び手術する方法もありますが、再手術は技術的に難しく、術後の調子も最初の手術には及ばないのが現状です。そのため、将来再手術を行うことが見込まれる若い人には不向きです。

再生医療は今後期待される分野

手術の他に、「**幹細胞移植《かんさいぼういしょく》**」や「**ＰＲＰ療法**」という治療法もあります。幹細胞移植は、ひざ以外の組織から細胞を取り出し、ひざに移植する方法です。主に、減少した軟骨を再生するために行います。

ＰＲＰ療法のＰＲＰは、多血小板血漿（Platelet Rich Plasma）の略で、患者さん自身の血液を採取し、それから傷を治す働きを持つ血小板を濃縮して、ひざ関節内部に注入する方法です。

これらの方法は、現時点では正確な効果が立証されておらず、今のところ、積極的におすすめできる方法ではありません。

ちなみに、ケガによって軟骨が損傷した場合は、自分の軟骨を一部採取し、軟骨細胞を取り出して増やしてから移植する「**自家培養軟骨移植術《じかばいようなんこついしょくじゅつ》**」という方法もあります。

こちらは若い人には推奨される方法ですが、変形性ひざ関節症に対しては、痛んでいる軟骨の範囲が広いこと、それを埋めるだけの細胞の用意が難しいこと、O脚など軟骨の移植だけでは解決しない問題もあり、原則として用いられることはありません。

Q&A コラム

Q 人間以外の動物もひざ痛になるのですか？

A

実は、変形性ひざ関節症になる犬や猫、マウスが多くいると報告されています。ひざ痛の発症は寿命も影響していますが、人間が80年以上生きるのに対し、猫は十数年、マウスは２～３年であるのにもかかわらず発症することを考えると、**動物の寿命と軟骨の耐久性の両方が関係している**のでしょう。また、恐竜の化石を調べたところ、軟骨がすり減っていたという報告もあります。人間にかぎらず、多くの動物が老化によって関節は変化してしまうようです。

Q ひざのために良いとされる食生活はありますか？

A

ポイントは２つ、筋肉や骨の生成につながるタンパク質とカルシウムの摂取です。これらを３食しっかり取ることを心がけましょう。タンパク質やカルシウムが直接軟骨の損傷を防ぐわけではありませんが、骨や筋肉を強くすることで、ひざ痛を防ぐ効果が期待できます。54ページでも述べたように、私たちは摂取した栄養素を送り込む組織を自由自在に選ぶことはできません。ただし、**材料となる栄養分を十分に確保しておくことは不可欠**です。

第4章

痛みの理由を調べて治す！

自宅でカンタン ゆるひざ体操

7つの症状と8つの圧痛点から
痛みの理由を見つけて自力で解消
短時間でできるラクラク体操！

はっきりさせる

自分でチェック①

どんな時に痛いか？

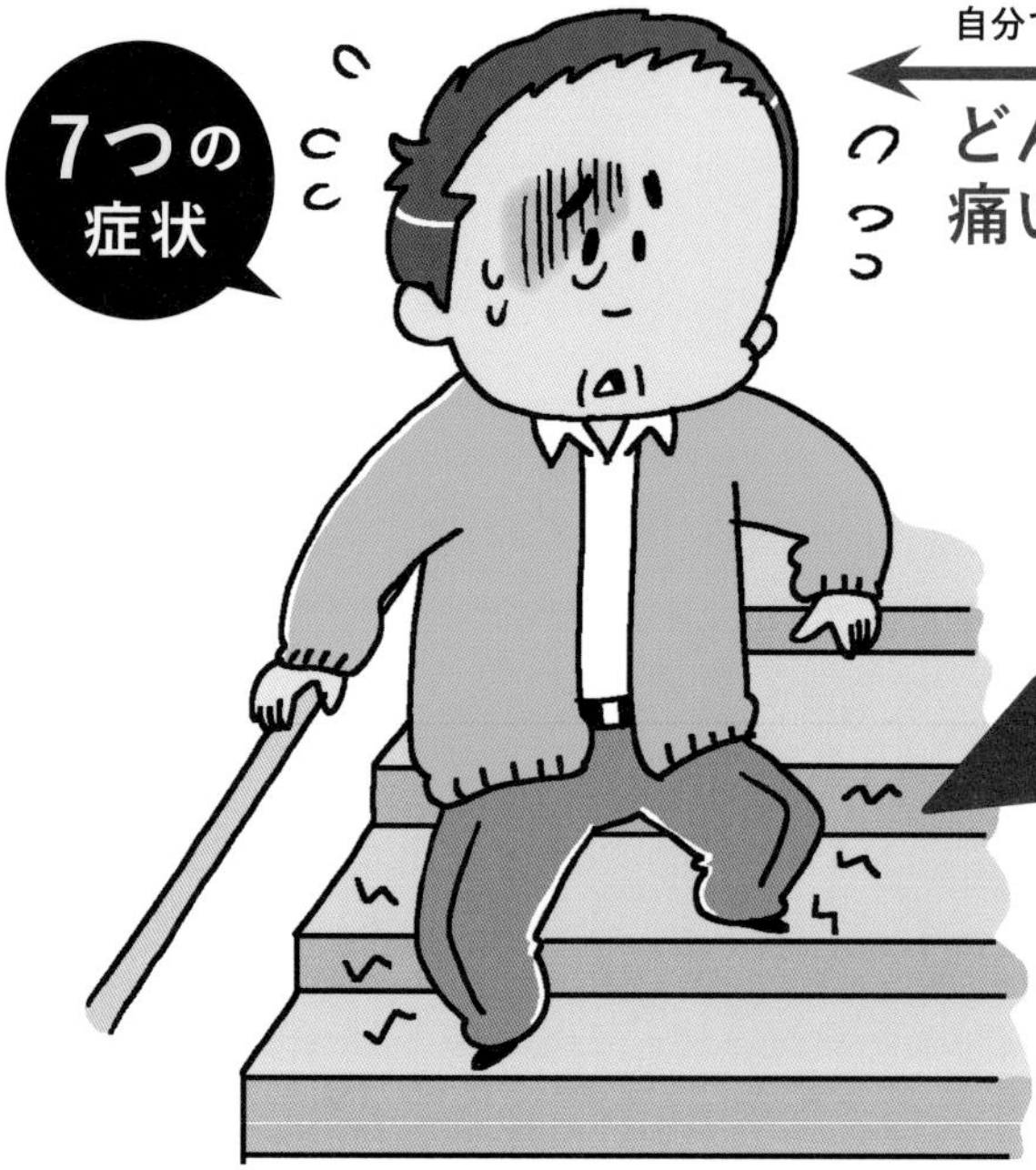

GUIDE
ひざの健康状態を知って元気にする

ひざ痛はいろいろな原因で生じ、対処法もそれぞれ異なります。骨に原因がある場合は、体重をかけると痛みが生じ、滑膜や腱に原因がある場合は、曲げ伸ばしで痛みが生じる場合が多いです。まずは、自分の手で押して、どの部分に痛みがあるのかを特定してみましょう。ここでは、**日常動作における7つの症状と、セルフチェックで使える8つの圧痛点**を見ていきます。自分のひざのどこが痛いのかを自分で知っておくことは、治療の効果を確認するだけでなく、病院で診察を受ける時にも役立ちます。後半では、それぞれの対処法を紹介するので、ぜひセルフケアに役立ててください。

自力で治す！　その前に

痛みの理由を

8つの圧痛点

自分でチェック②

どこを押すと痛いか？

GUIDE
痛む部位を見つけて改善につなげる

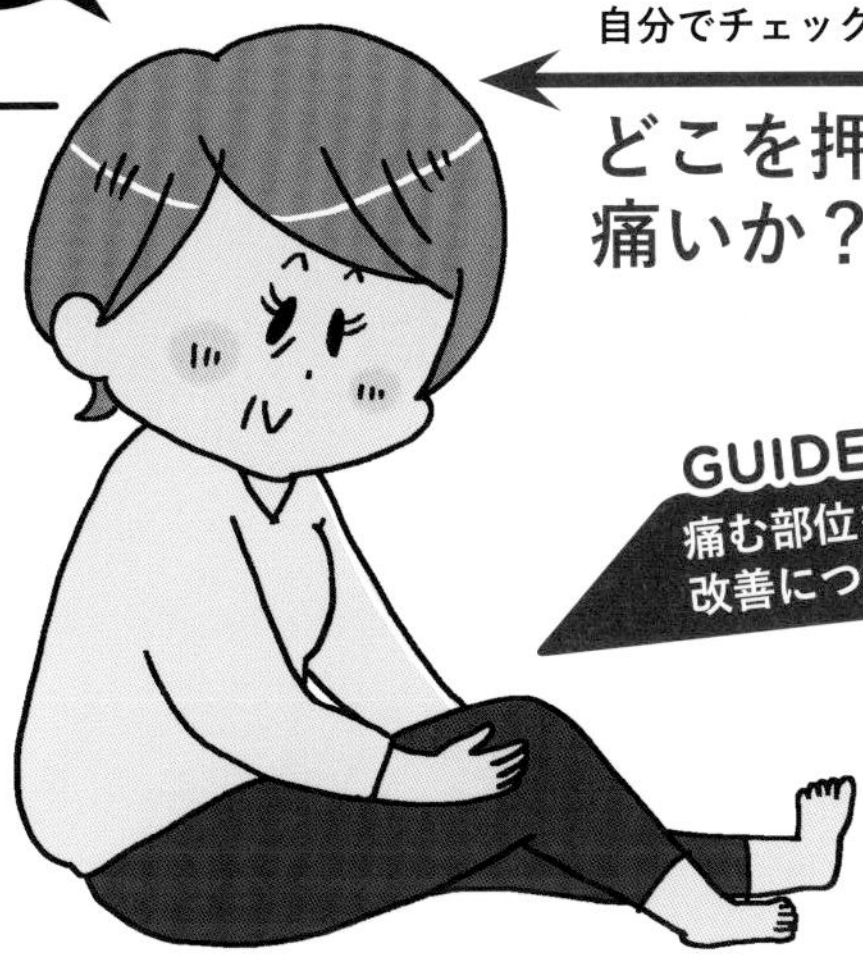

「動かなくても痛い」人は病院で検査を受けましょう

「じっとしていても痛みを感じる」「夜寝ていても痛みで目が覚める」など、安静時に強い痛みのある場合は、変形性ひざ関節症以外の病気が考えられます。早めの治療が必要なケースもあるので医療機関での受診を優先させてください。

memo

スポーツによるひざの痛みについて

スポーツでは、使い過ぎのためにひざ痛が生じることがある。これは若い人でも起きるが、中高年では年齢によってひざの状態が変わってくるので、痛みが出やすくなることも。また、過去にひざのケガをしたことがある人は、それが原因でひざ痛が生じていることもある。思い当たる場合は医師に相談を。

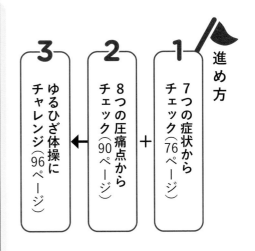

進め方

1. 7つの症状からチェック（76ページ）
＋
2. 8つの圧痛点からチェック（90ページ）
→
3. ゆるひざ体操にチャレンジ（96ページ）

自分でチェック

こんな症状も Check

□歩く際の踏み込みで痛む
□椅子から立ち上がると痛む

症状❶ 体重をかけると痛い

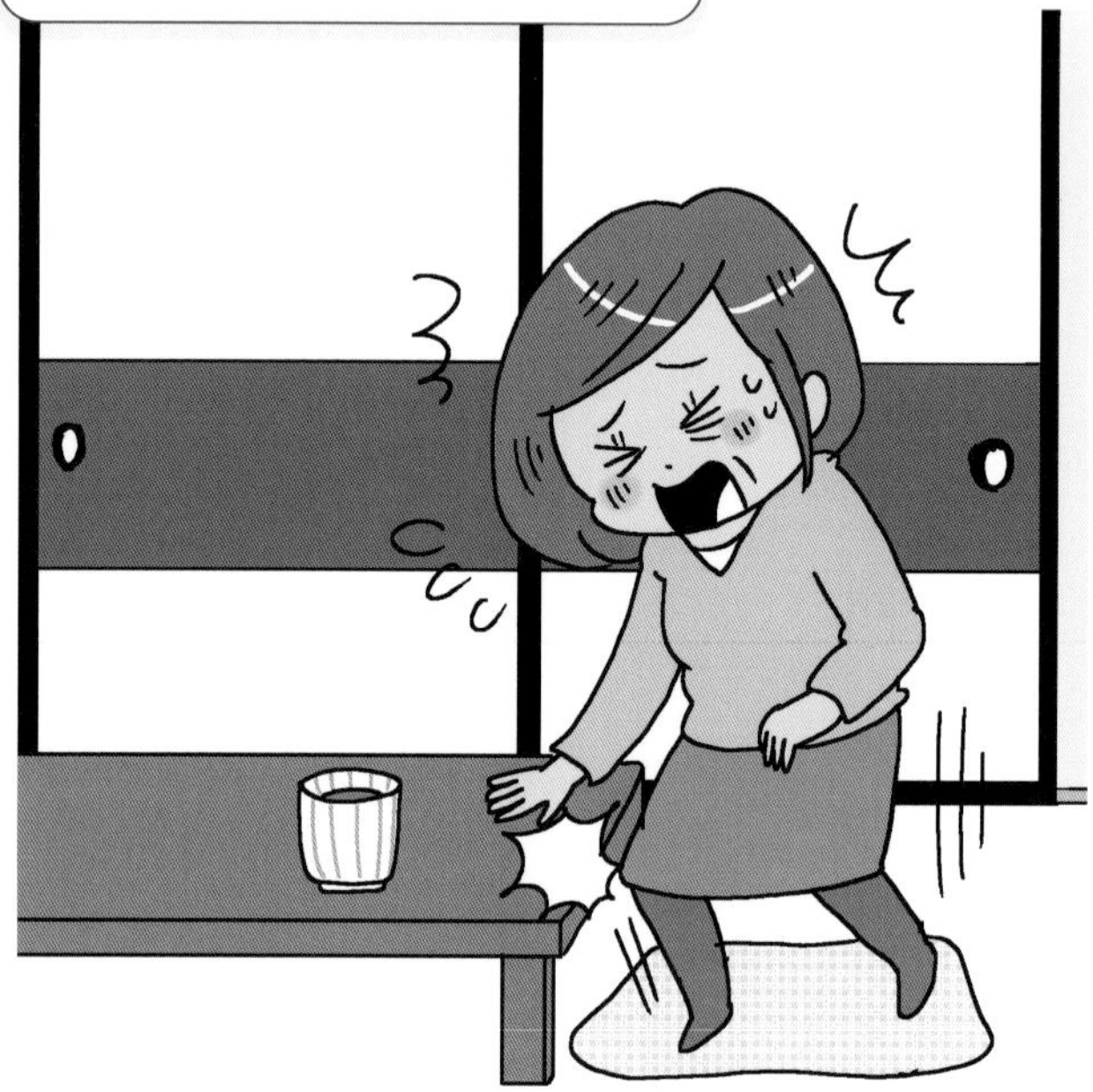

多くの患者さんが訴えるのが、**じっとしていれば何でもないが、ひざに体重がかかると痛む**ケース。立ち上がったり、足を踏みこんだりする瞬間に痛む症状です。

このような場合、変形性ひざ関節症になりかけている可能性があります。特に多いのがひざの前方から内側にかけての痛み。原因として**滑膜の炎症や骨の中に傷が生じているBML**が考えられます。お皿の骨の下に強い痛みを感じる場合は、膝蓋下脂肪体周辺の滑膜に炎症が起きている可能性があります。痛みの場所を把握したうえで、痛みの強さに応じてケアをしていきましょう。

痛みガイド

［右ひざの正面］

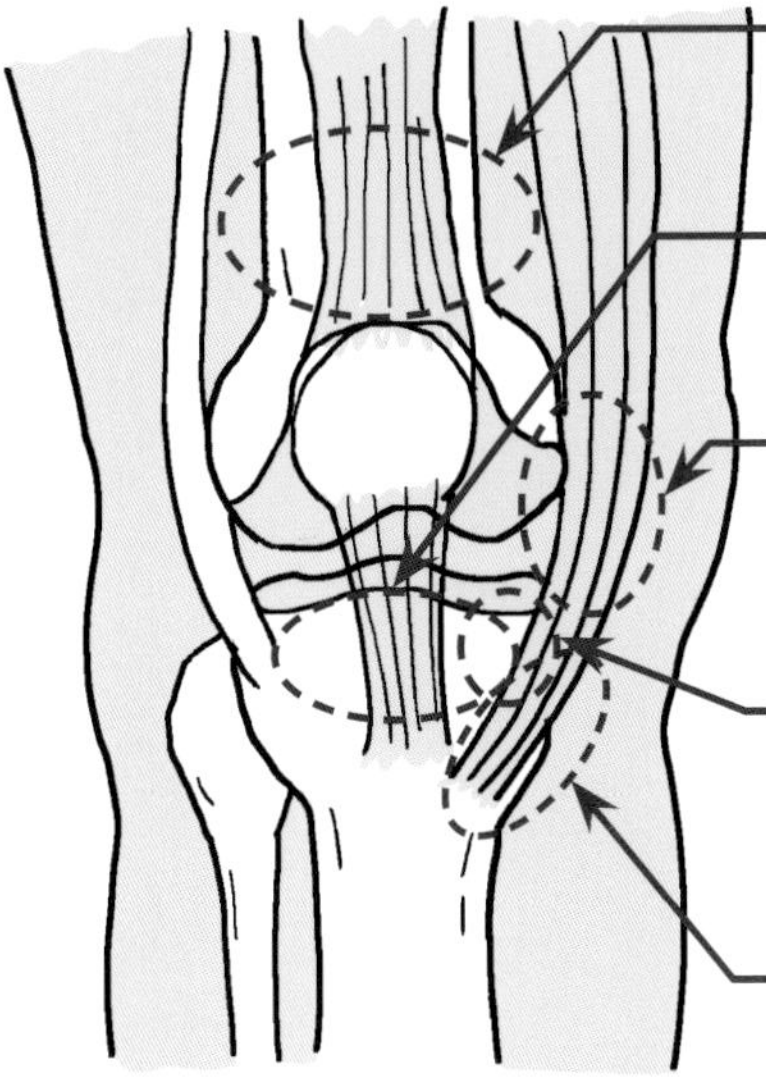

お皿の上の痛み

膝蓋骨周辺の滑膜の炎症が考えられる。

お皿の下の痛み

膝蓋下脂肪体の炎症が考えられる。

内側の痛み

滑膜の炎症、半月板からの痛みが考えられる。

すねの内側前方の痛み

脛骨に傷が生じているBMLの可能性がある。

すねの内側後方の痛み

鵞足と呼ばれる腱の炎症が疑われる。

痛みの強さを調べる

その痛みは1～6のどれに当てはまりますか？

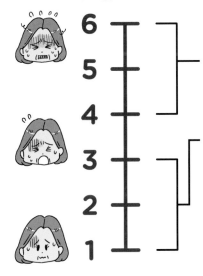

4～6の痛み（強い痛み）

痛みの部位をチェックした上で、医師の診察を受ける。

1～3の痛み（軽い痛み）

痛みの部位をチェックした上で「ゆるひざ体操」を試す。痛みが改善しなければ、医師の診察を受ける。

やってみよう

45度曲げスクワット→P.108
太もも力でひざ裏伸ばし→P.110
つま先外向け脚上げ→P.111
（※やってみて痛みを感じる場合はやめる）

自分でチェック

こんな症状も Check

- □坂道で痛む
- □道の段差で痛む
- □車やバスの乗り降りで痛む
- □浴槽に入ろうとすると痛む

症状❷ 階段の上り下りで痛い

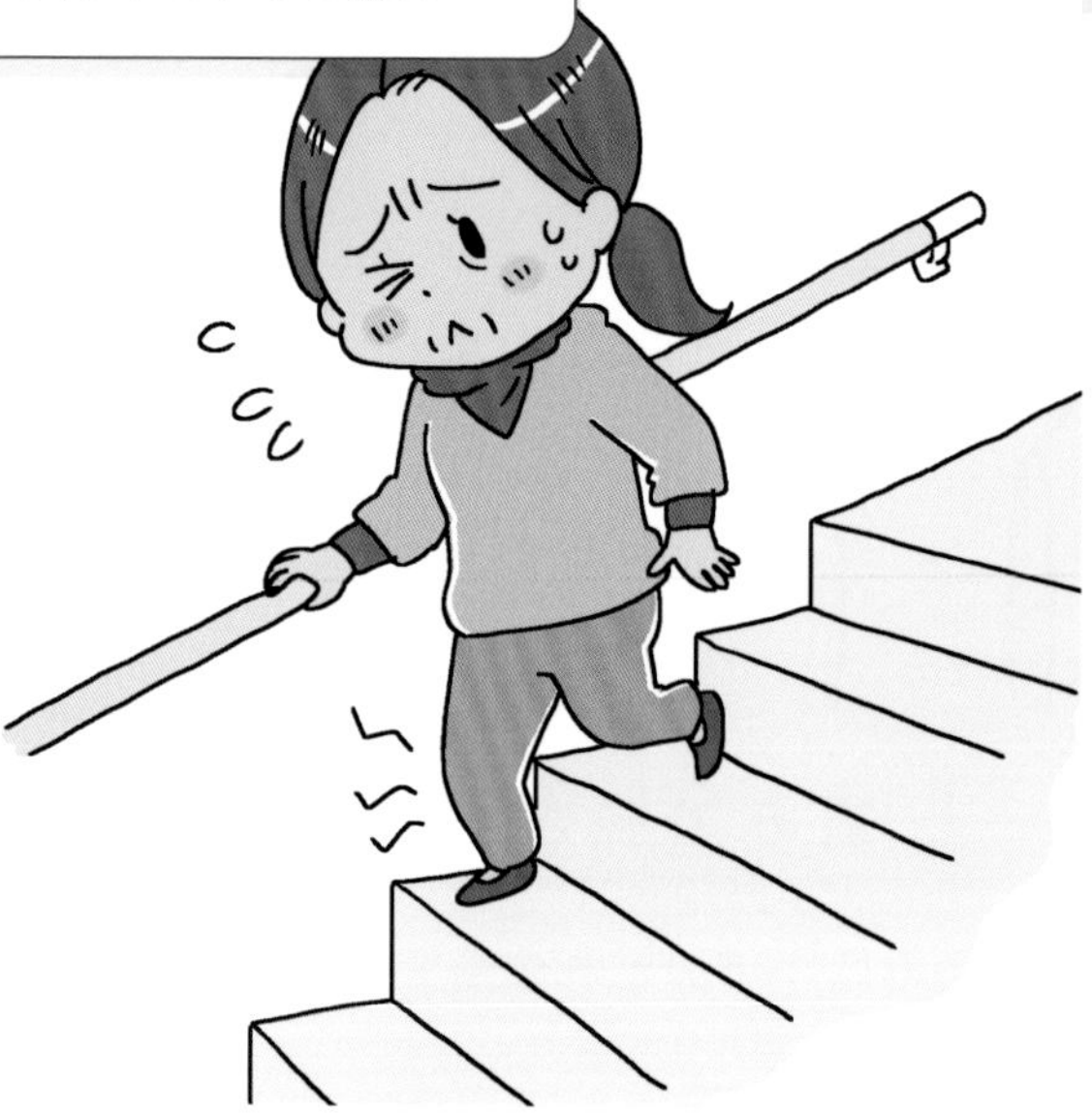

平坦な場所を歩いている分には問題なくても、階段の上り下りで痛む場合があります。階段の場合、曲げ伸ばしをするひざの角度が通常の歩行よりも大きく、特に下りは、片脚で体重を支えながらゆっくりと曲げる分、ひざへの負担が大きくなり、痛みが強くなりがちです。

階段の下りで痛みを感じるのは、ひざの前側が多く、骨の異常か滑膜の炎症が疑われます。一方、上りで痛みを感じる場合は、たいていお皿の上側の痛み、大腿四頭筋の腱の付着部か、滑膜の炎症が考えられます。ひざの裏側が痛む場合は、ふくらはぎや太もも裏にある筋肉の付け根の炎症が原因であることが多いです。

痛みガイド

［右ひざの正面］

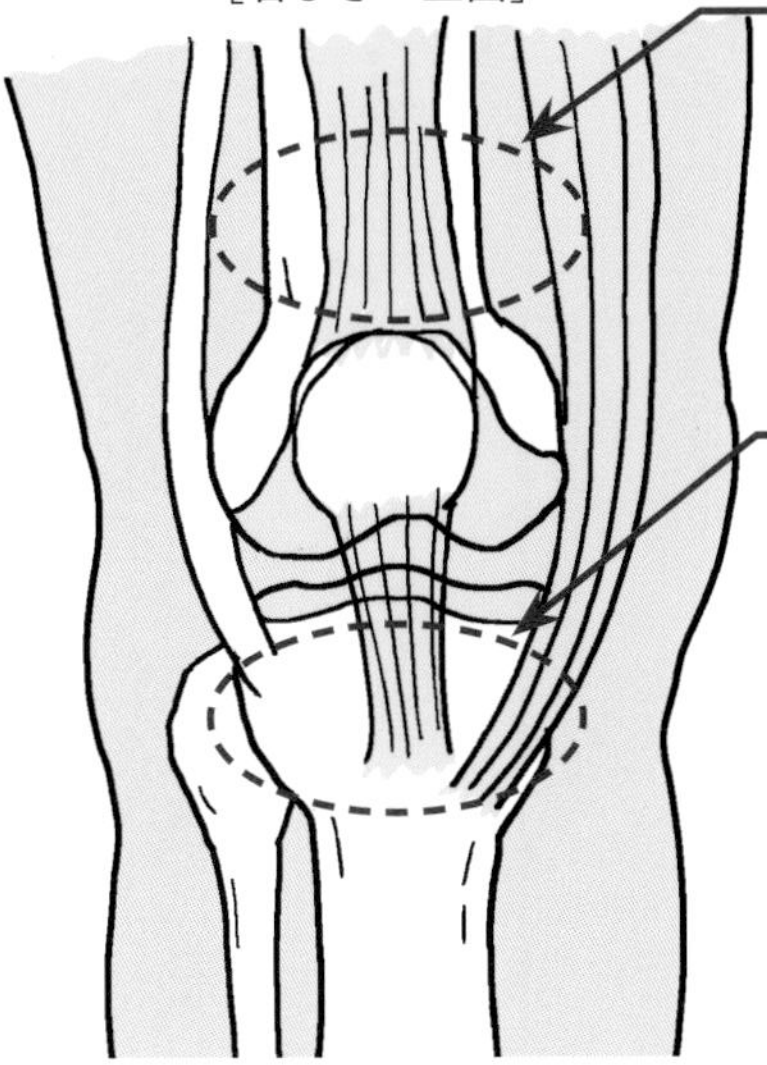

上りで痛い

お皿の上の縁に痛みがあれば、大腿四頭筋の付着部で起きている炎症を、そこからさらに上部に痛みがある場合は滑膜の炎症を疑う。

下りで痛い

骨から痛みが出ている場合と、滑膜に炎症が起きている場合の2つが考えられる。指で押してみて痛みがなければ、BMLなど骨から出ている痛みを疑う。

やってみよう

太もも支えながらひざ曲げ→P.106
45度曲げスクワット→P.108
太もも力でひざ裏伸ばし→P.110

［右脚の裏側］

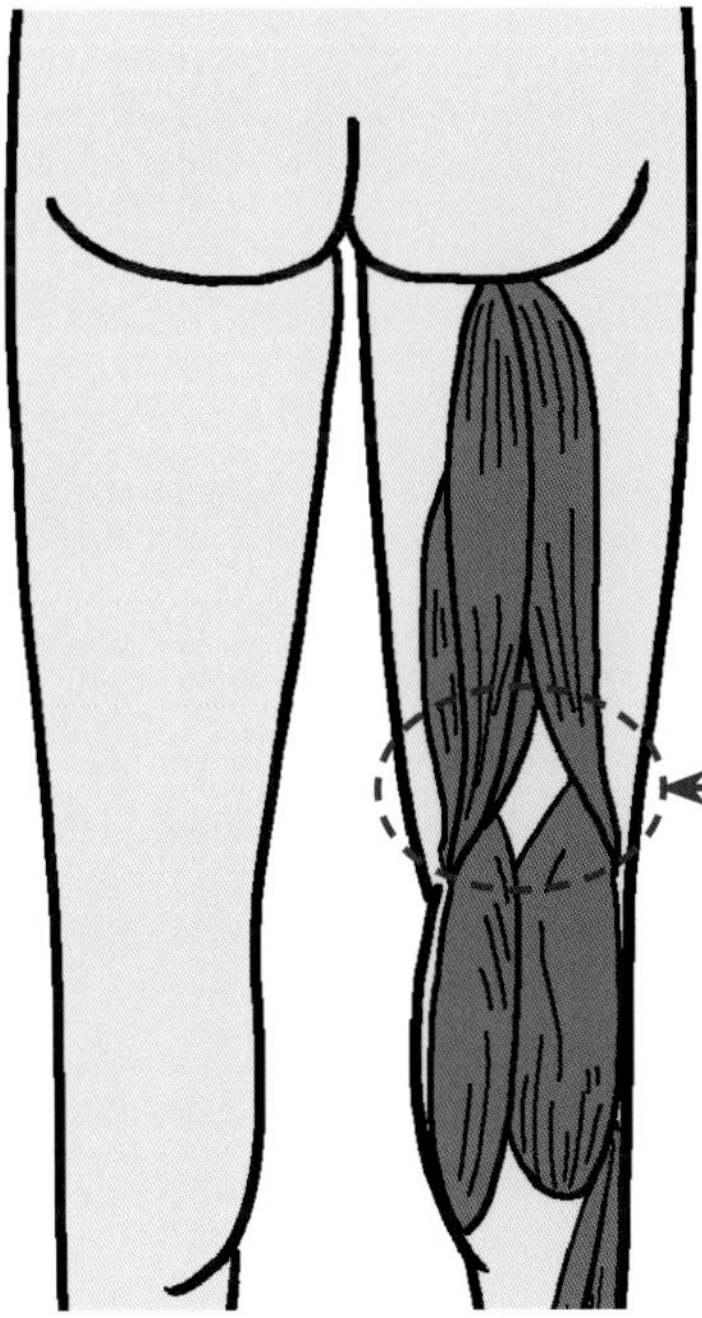

裏側が痛い

ふくらはぎや太もも裏にある筋肉の付け根で起きている炎症であることが多い。

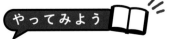

やってみよう

太もも支えながらひざ曲げ→P.106
45度曲げスクワット→P.108
太もも力でひざ裏伸ばし→P.110

自分でチェック

症状❸ 片方のひざが太くなった、もしくは腫れている

こんな症状も Check

□曲げると張ったような感覚がある
□しゃがみ込めない
□正座ができない

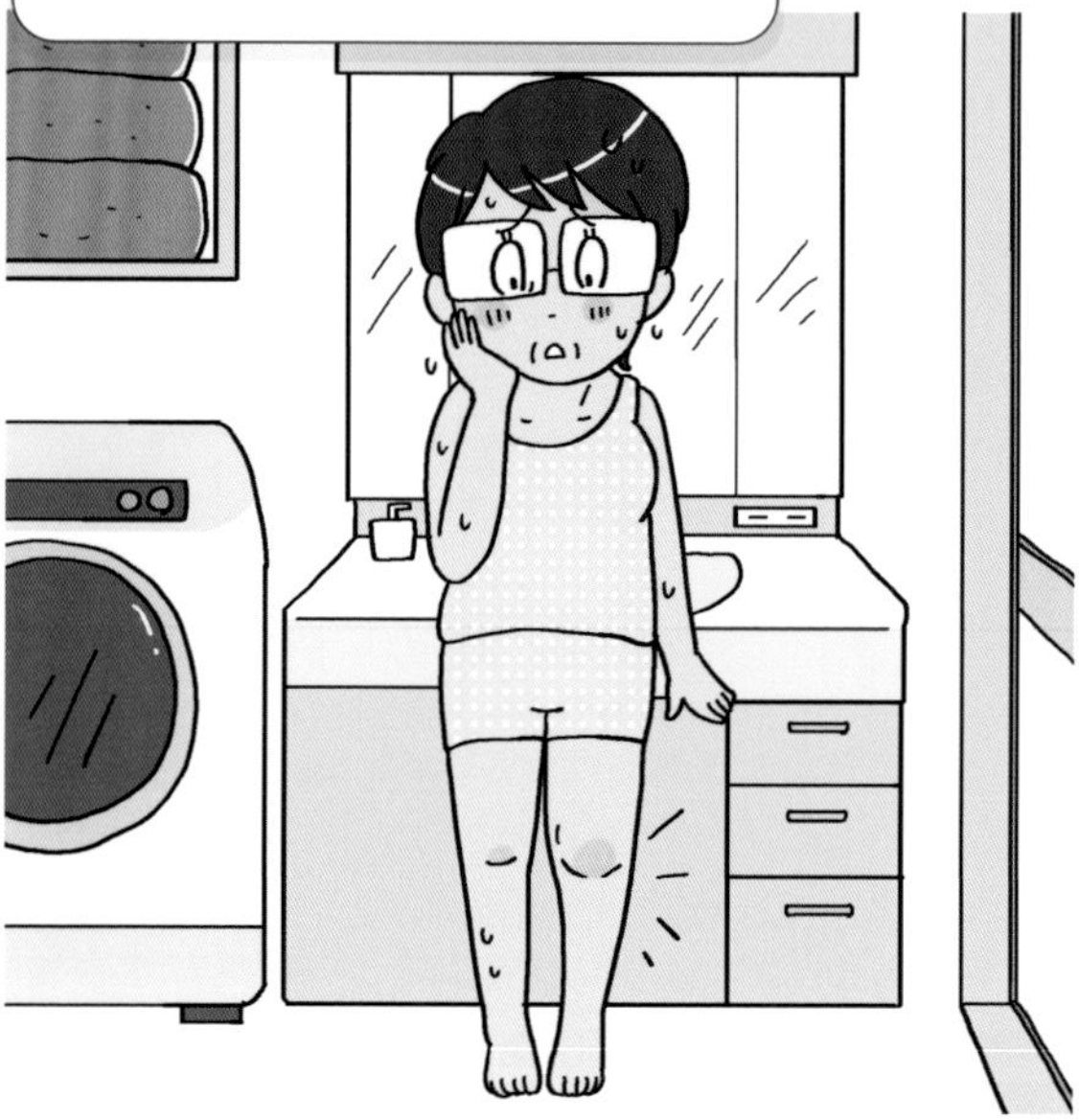

痛みをあまり感じないが、ひざが腫れたり太くなったりして、大きく見えることがあります。このような場合、**ひざに水がたまっている**可能性があります。

原因としては、**関節の中で炎症が起こり、関節包の内部に水がたまってしまうこと**だと考えられます。

ひざの前側、お皿の上の部分が太くなることが多いのですが、まれにひざの裏側に水がたまるケースもあります。

ひざに水がたくさんたまると関節の屈曲を邪魔するため、しゃがむ、正座をするなど、ひざを深く曲げることがしづらくなったり、できなくなったりします。

痛みガイド

［左脚の外側］

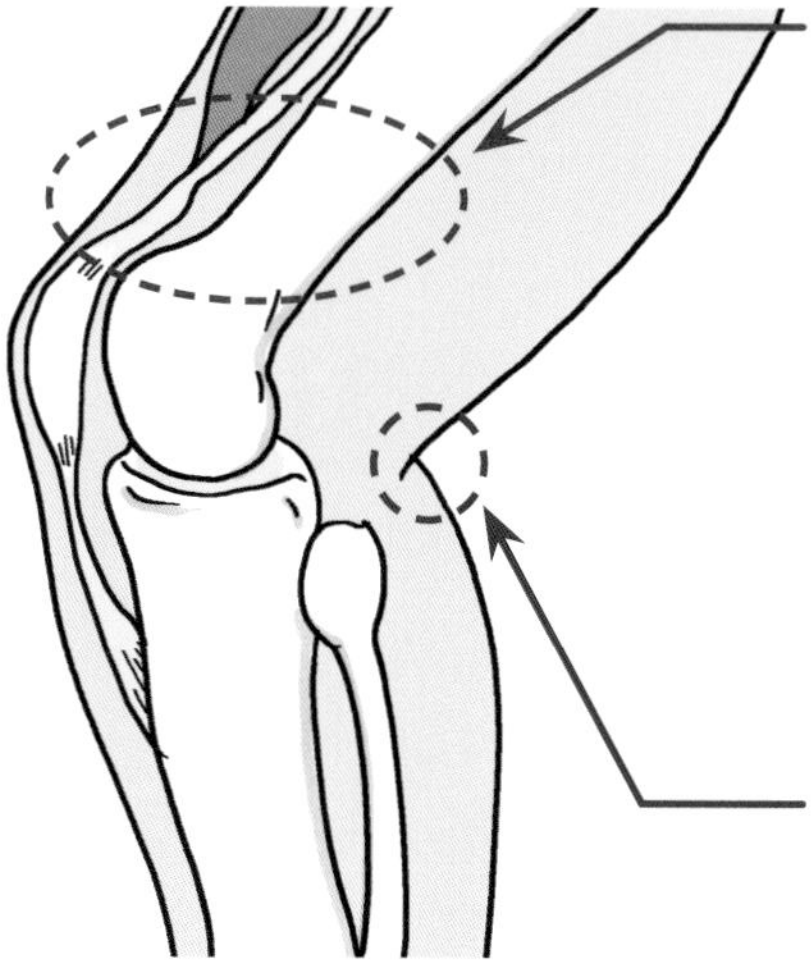

お皿の上が腫れている

お皿の上の部位は水がたまりやすく、ひざを曲げた時に関節内部の水が移動してくる。包帯で圧迫したり、太ももの運動でたまった水を追い出したりする。

やってみよう

太もも支えながらひざ曲げ→P.106
太もも力でひざ裏伸ばし→P.110
つま先外向け脚上げ→P.111
弾性包帯の巻き方→P.125

ひざの裏が腫れている

最初は気付かない。ある程度大きくなると、ひざを曲げたり伸ばしたりする時に違和感が生じる。対処法はお皿の上と同じ。

［関節包内のイメージ］

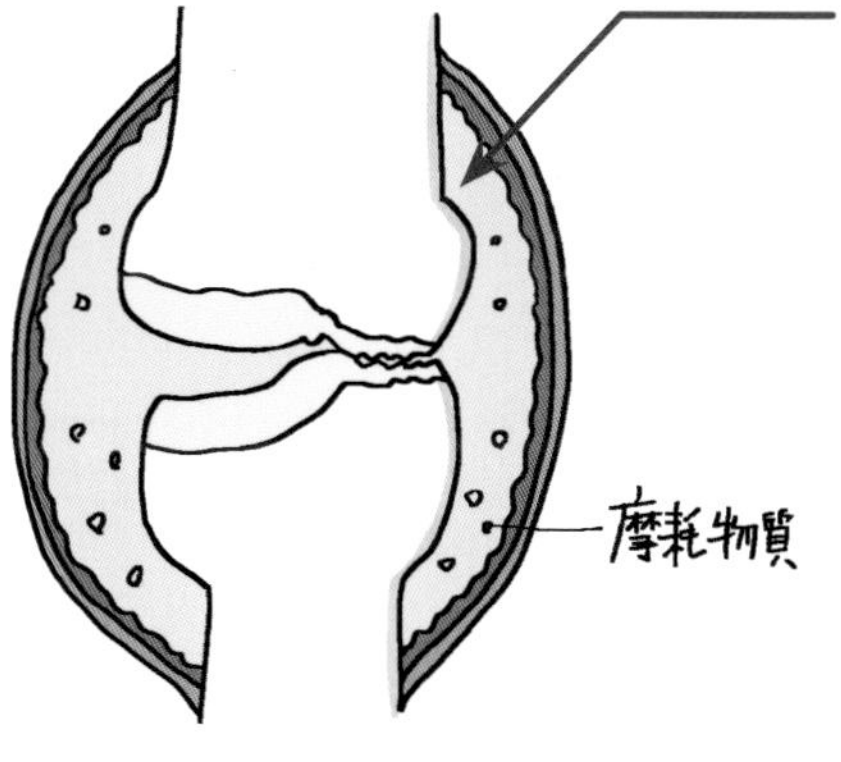

関節包に水がたまる理由

滑膜の炎症で、関節包内にある関節液の産生・吸収のバランスが乱れる

↓

滑膜から出る関節液（水）が必要以上に増える

↓

ひざが腫れたようになる

memo　水は抜いてもらうべき？

ひざの水は、ひざの状態が改善しない限り、何度抜いてもすぐにたまってしまう。したがって、水を抜くことは、ひざの本質的な改善にはならない。ただし、水がたまりすぎて、ひざの曲げ伸ばしに支障が出ているようなら、抜いてもらった方が楽になる。なお「水を抜くと癖になる」といわれることもあるが、これは医学的に見てあり得ないので気にしないこと。

症状❹ ひざの曲げ伸ばしやねじりで痛い

こんな症状も Check

- □ひねると痛む
- □振り返った際に痛む
- □しゃがみ込むと痛む

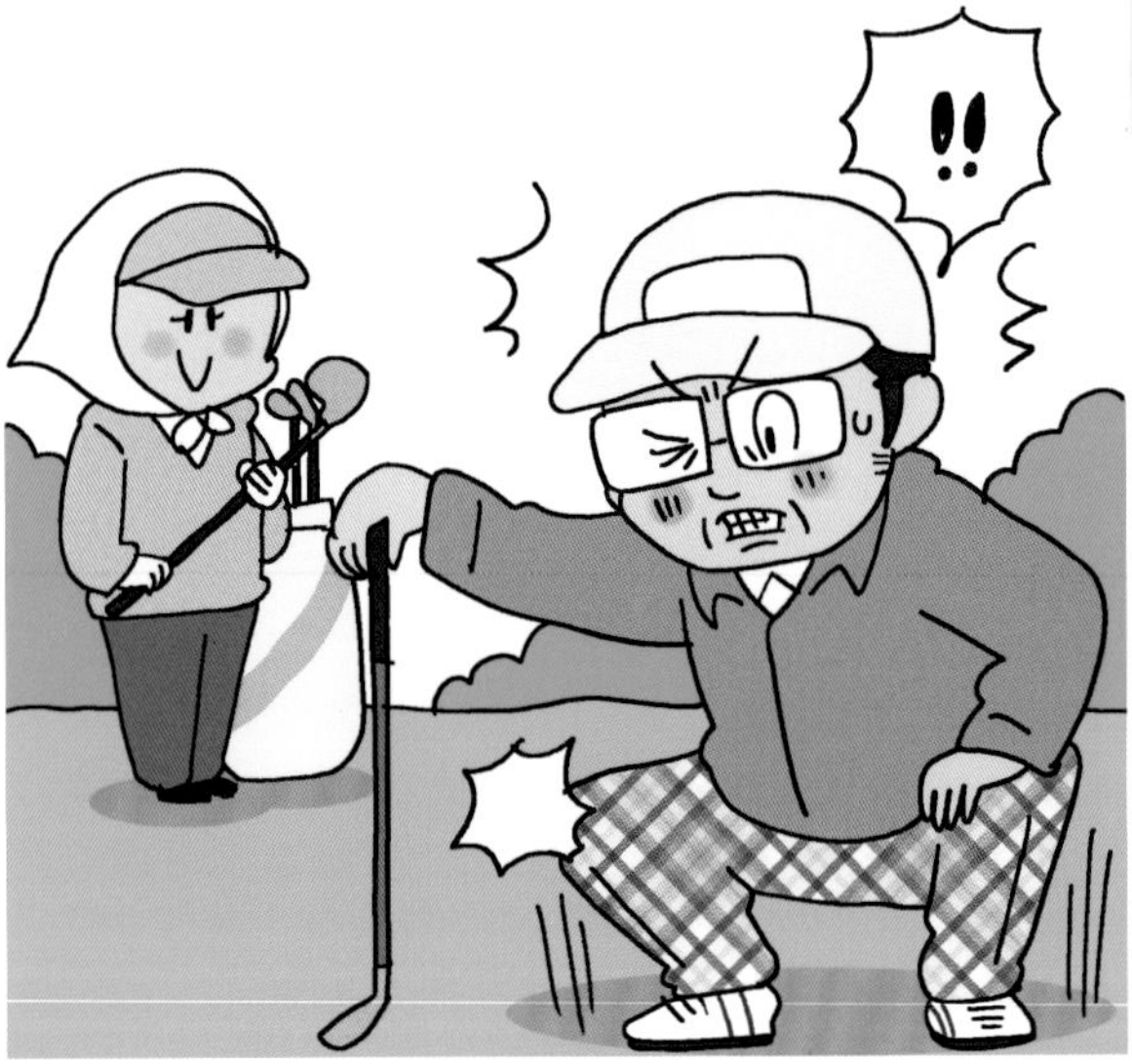

日常生活で立ったり歩いたりしている分にはほとんど痛まないのにもかかわらず、しゃがみ込む動作など、ひざを深く曲げたときに痛みを感じることがあります。また、後ろを振り返ったり、急に進む方向を切り替えたりするなど、ひざにねじりを加えた場合に痛みを感じることもあります。

この痛みは、**滑膜の炎症や半月板の異常が原因**だと考えられます。ひざの曲げやねじりによって、滑膜の炎症が起きている部位に力がかかると、強い痛みが生じます。

また、変形した半月板に力がかかり、内側に押し出されることで痛みが出ることもあります。

痛みガイド

［右ひざの正面］

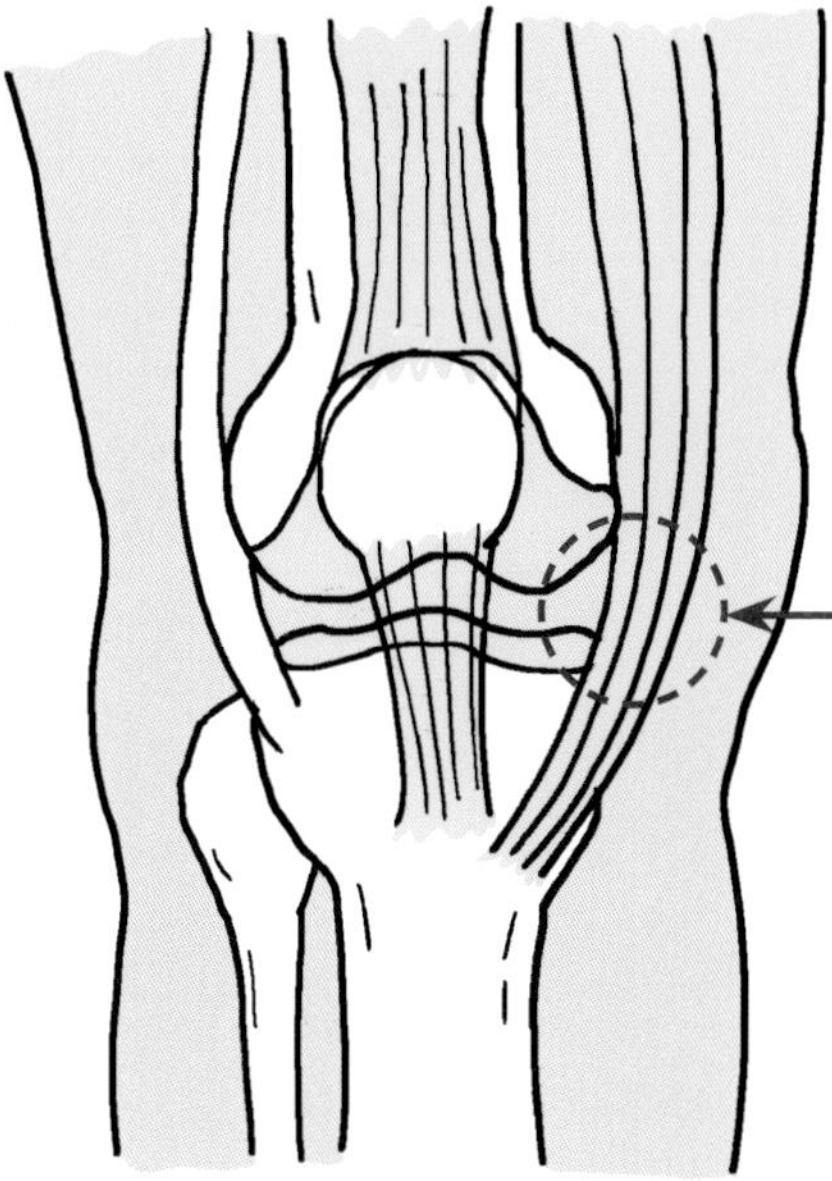

内側が痛い

軟骨がすり減ってくると、半月板もすり減ったり、外に押し出されたりしてズレてくる。この状態で半月板に力が加わると痛みが生じる。また、ひざの内側で滑膜の炎症が生じることもあり、これも内側の痛みの原因になる。

その痛みは1～6のどれに当てはまりますか？

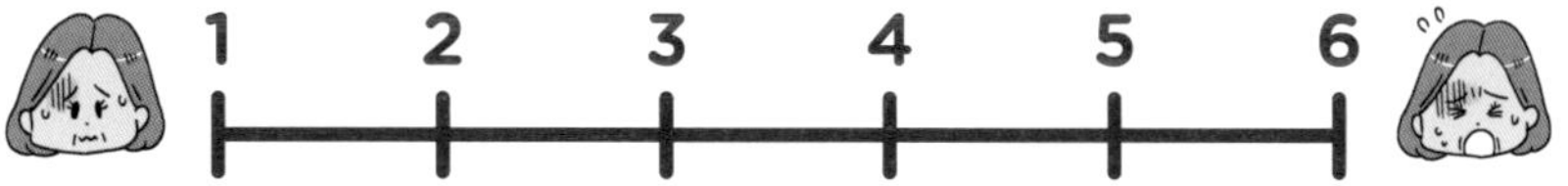

1～2の痛み
（初期の痛み）

やってみよう

かかと滑らせ伸ばし→P.104
太もも支えながらひざ曲げ→P.106
太もも力でひざ裏伸ばし→P.110
つま先外向け脚上げ→P.111
内もも力でかかと引き寄せ→P.112
つま先内向けひざ曲げ→P.114

3～4の痛み
（中等度の痛み）

やってみよう

かかと滑らせ伸ばし→P.104
太もも支えながらひざ曲げ→P.106
太もも力でひざ裏伸ばし→P.110
つま先外向け脚上げ→P.111
内もも力でかかと引き寄せ→P.112

5～6の痛み
（重度の痛み）

やってみよう

太もも支えながらひざ曲げ→P.106
太もも力でひざ裏伸ばし→P.110
つま先外向け脚上げ→P.111

自分でチェック

症状❺ ひざの動き始めに、油の切れたような硬さ、こわばりを感じる

こんな症状も　Check

- □夜中、トイレに行く時に違和感がある
- □長時間のデスクワーク後に固まっている
- □車から降りる際に脚を動かしづらい

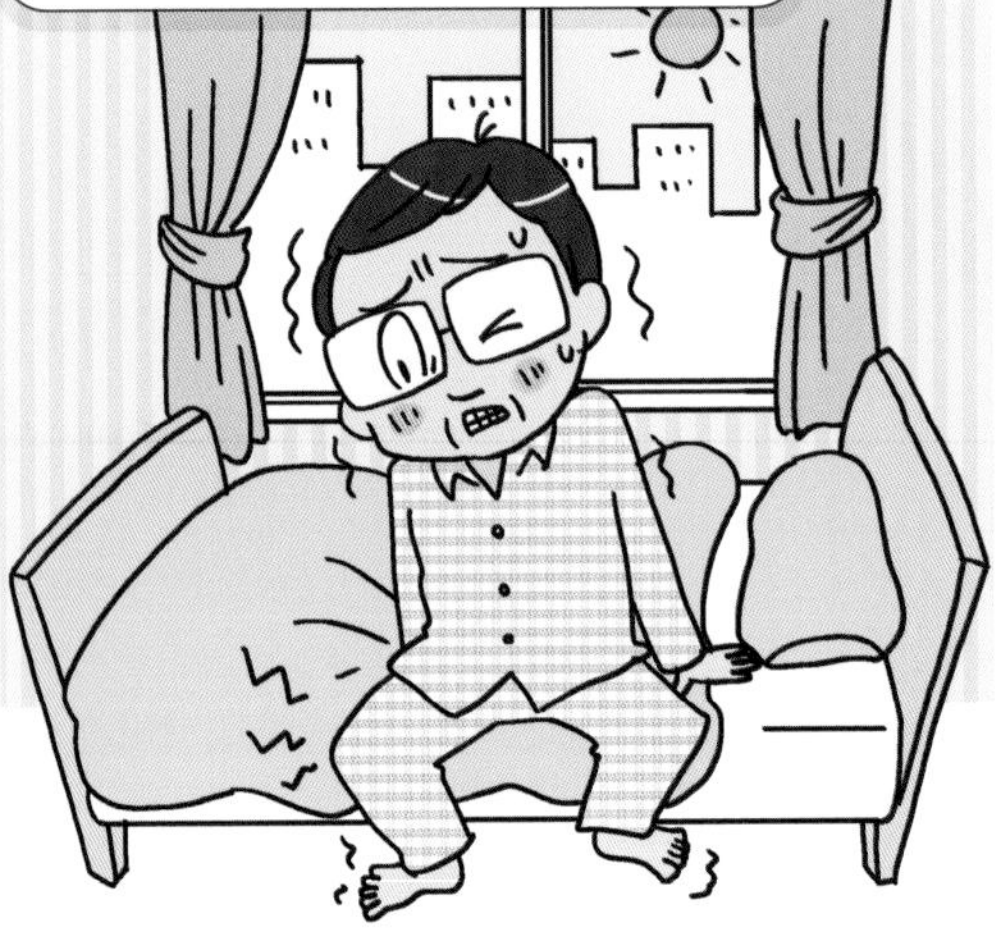

朝起きた際や、夜中にトイレに行く際など、長時間静止させていたひざを動かすと、うまく動作ができないことがあります。はっきりとした痛みはなく、こわばったり、固まったりするような感覚に近いでしょう。ほとんどの場合、少し歩くと症状は消えます。

　これは、変形性ひざ関節症で見られる症状。直接的な原因はわかっていませんが、**滑膜が炎症を起こした後に変化し、短時間で収縮してしまう性質を持つ**ようになるためだといわれています。大腿四頭筋のトレーニングやストレッチなどの運動療法が改善につながるとされています。

痛みガイド

［関節包のイメージ］

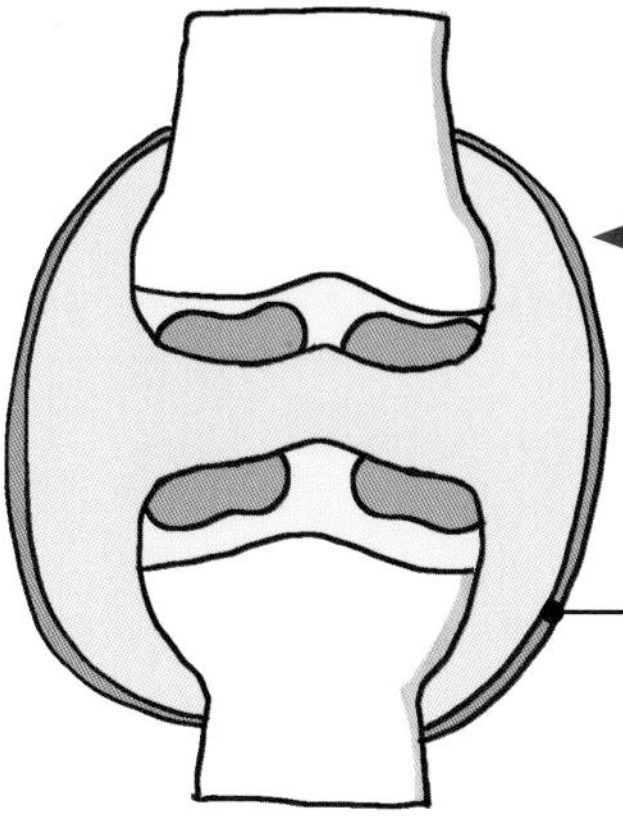

こわばり、硬さ

関節包内にある滑膜が収縮することで、硬くなっている可能性がある。

やってみよう

P.83の1〜6の痛みチェックを行い該当するレベルの体操を行う。

滑膜とこわばりの関係

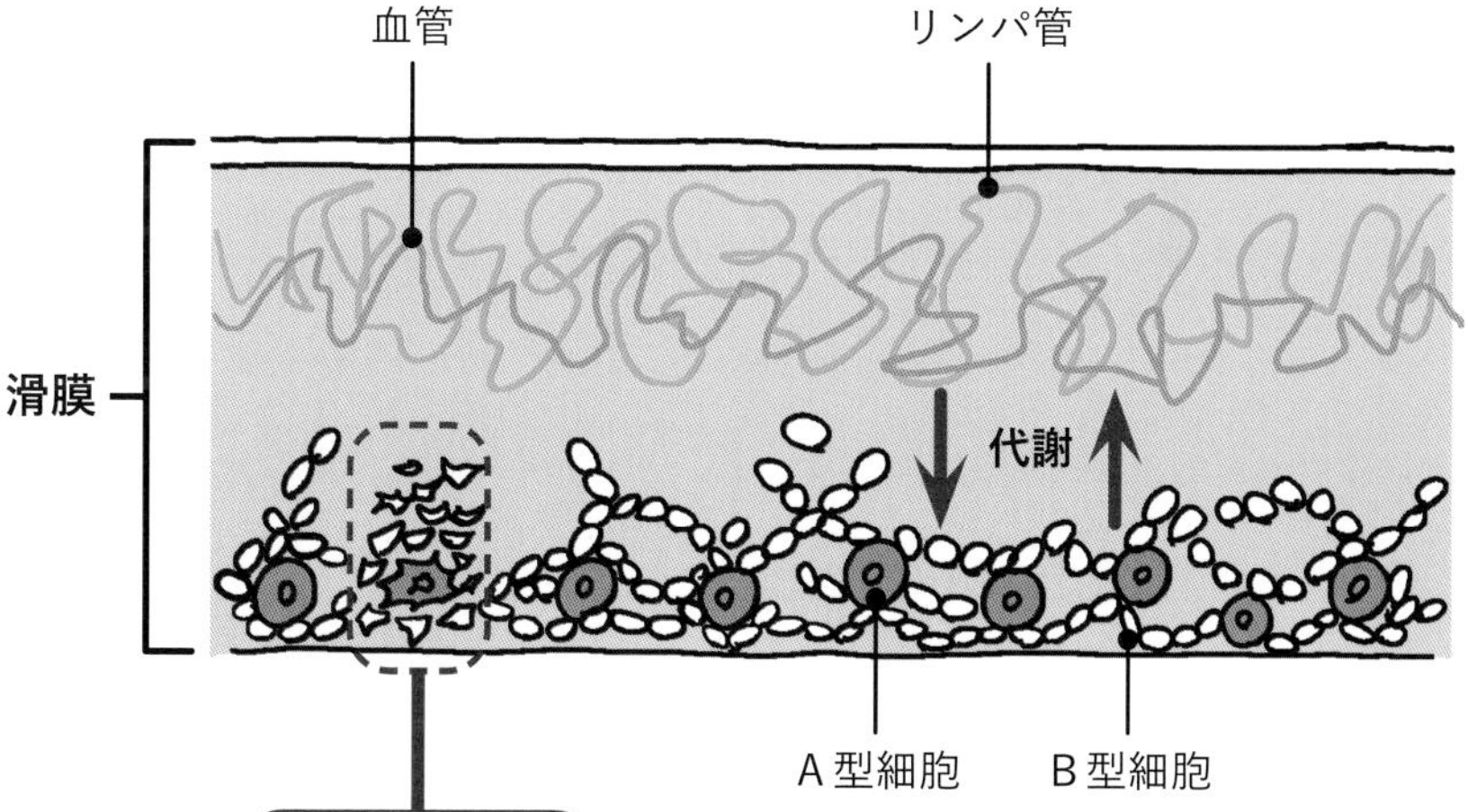

滑膜の変化により滑膜細胞の機能が低下して、こわばりを誘発させる。

滑膜の表層にはA型とB型の滑膜細胞が存在し、ヒアルロン酸などを供給して関節のスムーズな動きをサポートしている。しかし、滑膜が炎症等で変化すると、この滑膜細胞の働きも低下する。その結果、関節にこわばりが起きると考えられる。

自分でチェック

こんな症状も　Check

- □曲げ伸ばしがしづらい
- □しゃがむと痛む
- □脚をまっすぐ伸ばすと痛む

症状❻ 骨の縁の部分に硬いでっぱりが触れる

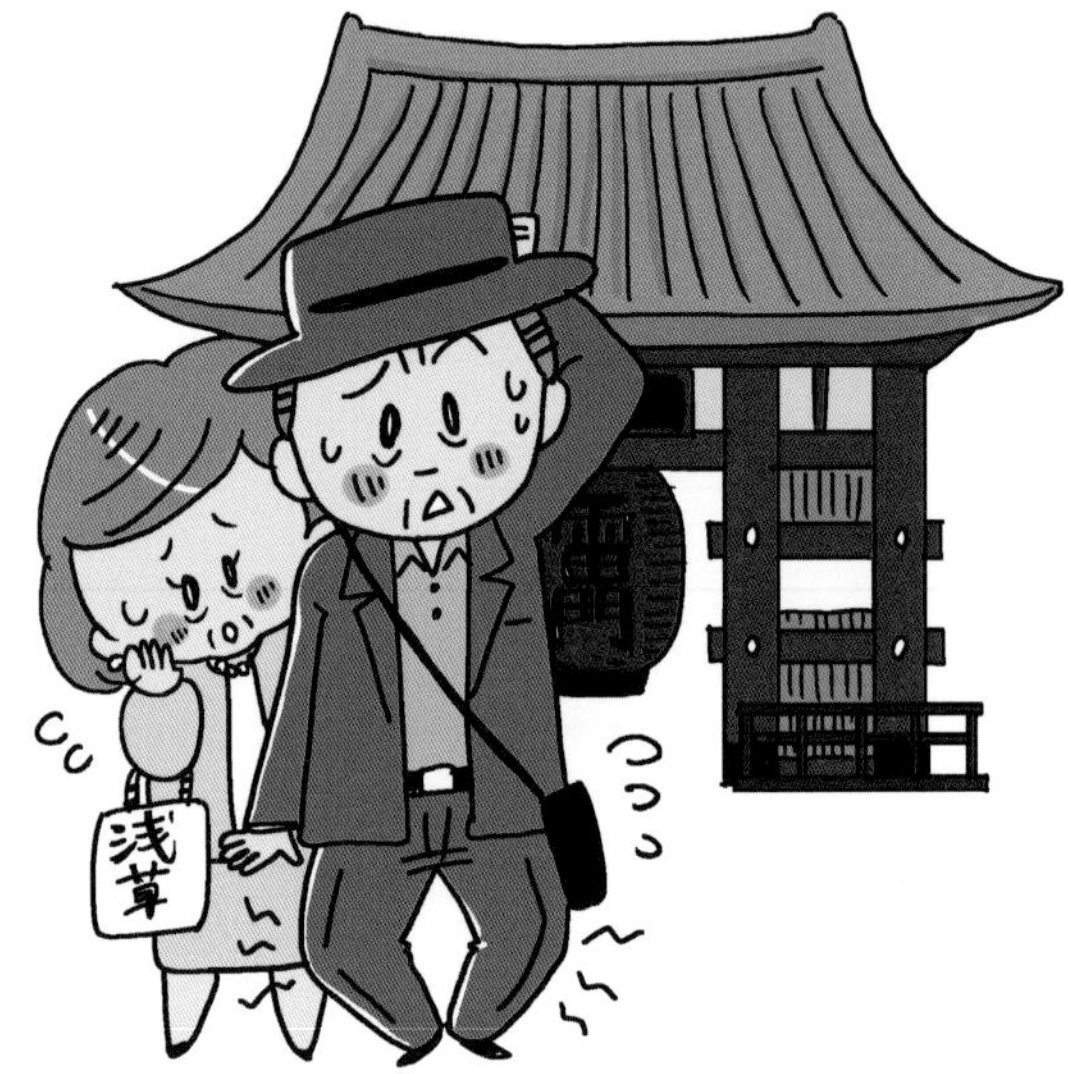

加齢による軟骨のすり減りに伴って、ひざの内側などに、硬いでっぱりが触れるように感じることがありますが、これは「骨棘《こつきょく》」である可能性が高いです。

骨棘は関節を構成する骨のへりの部分にできる、余計な骨の突起です。初期で小さければレントゲンやＭＲＩを撮らないと判別できませんが、ある程度大きくなってくると、自分で触ってもわかるようになります。

骨棘は病気の進行とともに少しずつ大きくなります。そのため、多少の痛みであれば、積極的にストレッチなどのセルフケアを行って、ひざの曲げ伸ばし動作が悪化しないようにしましょう。

痛みガイド

［右脚の大腿骨と脛骨のイメージ］

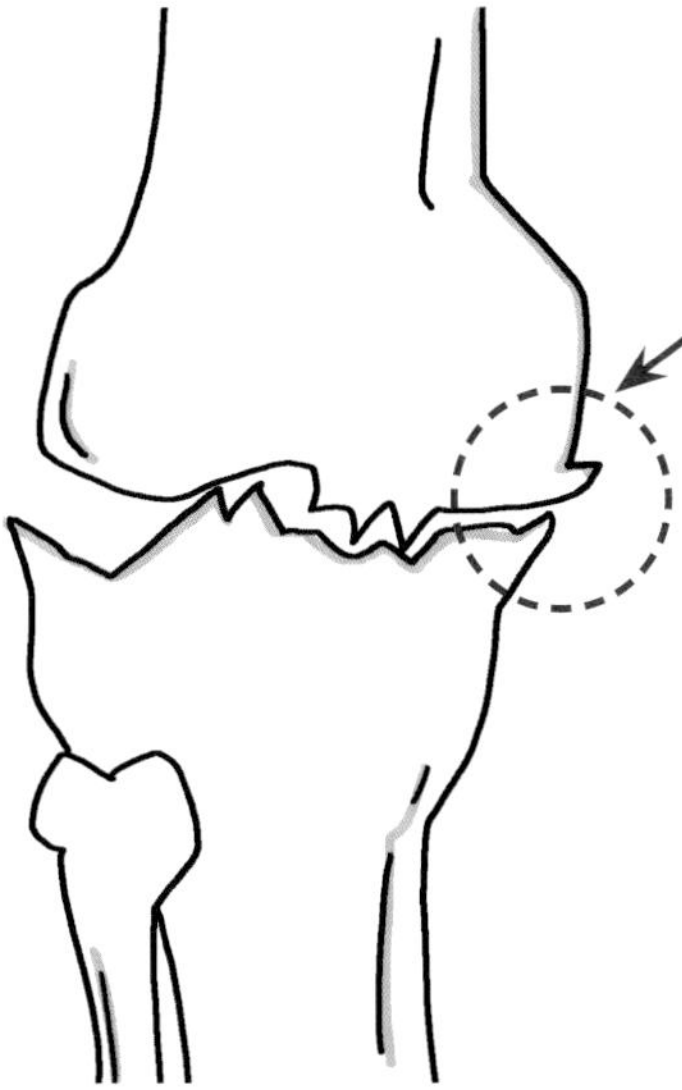

内側がでっぱる

痛みはないが、触ってみるとでっぱりがある場合、変形性ひざ関節症による「骨棘」が形成されている可能性がある。運動療法で骨棘そのものを取り除くことはできないが、それ以上症状を進行させないためにも「ゆるひざ体操」を行う。

やってみよう

太もも支えながらひざ曲げ→P.106
太もも力でひざ裏伸ばし　→P.110
つま先外向け脚上げ　　　→P.111

骨棘はこのように進行する

グレード1（初期）
大腿骨と脛骨の隙間は正常時とほぼ変わらないが、わずかにトゲが形成される。

グレード2（軽度）
内側の大腿骨と脛骨の隙間がやや狭くなる一方、トゲが少しずつ大きくなる。

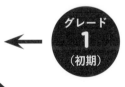

グレード3（中等度）
大腿骨と脛骨の隙間がさらに狭くなり、トゲがどんどん大きくなる。

グレード4（重度）
大腿骨と脛骨が直接ぶつかり合うようになり、関節自体の変形も起きてくる。

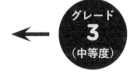

症状を進行させないため、動かすことが大事！

自分でチェック

こんな症状も Check

□歩くスピードが遅くなった
□段差で不安定になる
□歩いていて、よくつまずく
□ときどき、転んでしまう

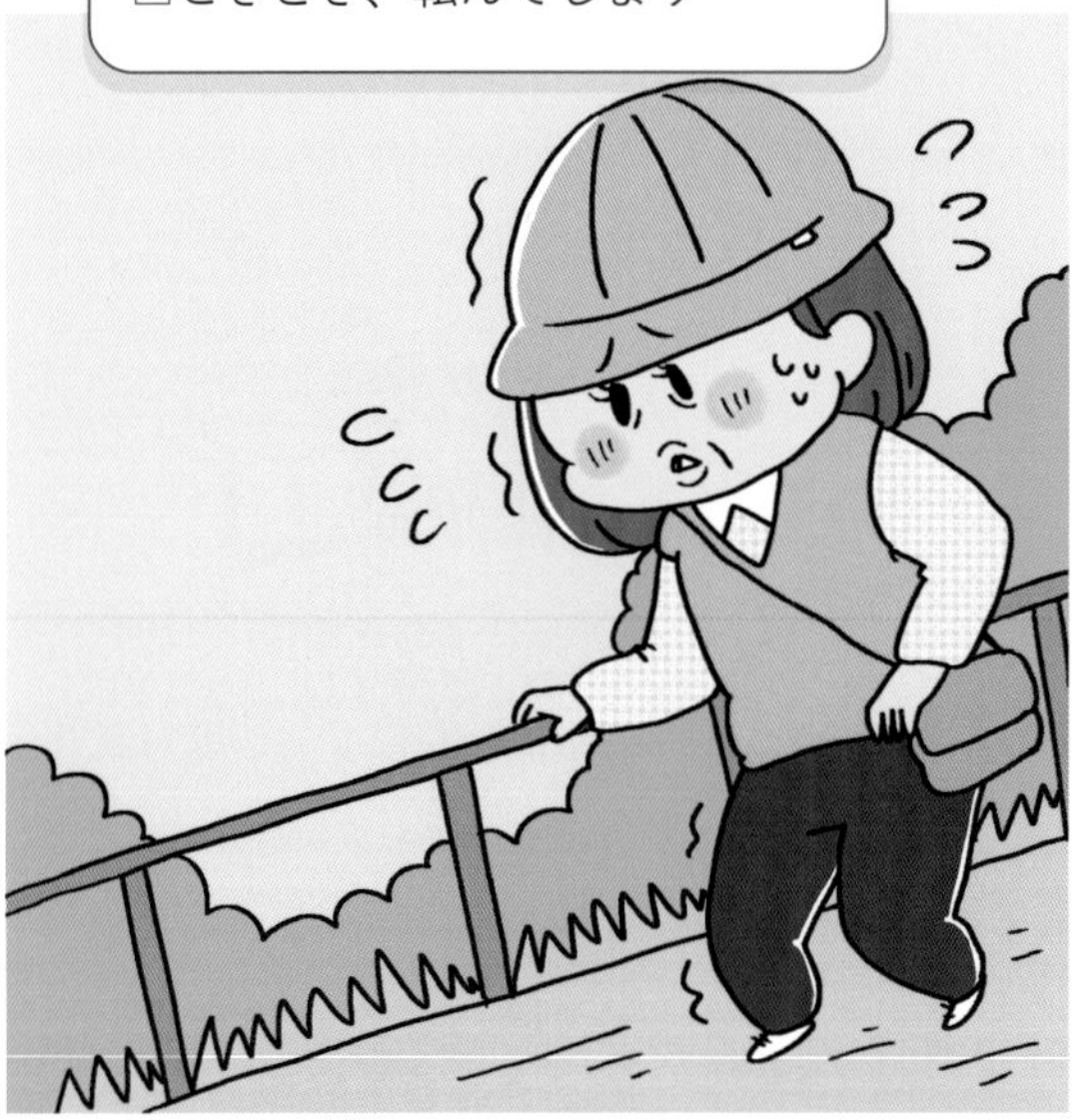

症状7 痛みはないが、坂道や階段を下りるのが怖い、不安

階段や坂道を下る際に、「痛くはないが怖い」という訴えを、特に年配の女性からよく聞きます。前に転倒しそうになる感覚があるため、急な階段では一段ずつ下りる方も多いようです。

このような場合、ひざを伸ばす機能を持つ、**大腿四頭筋の力が弱っていること**が考えられます。

現段階で痛みがないのであれば、薬や注射による治療は不要ですが、放っておかずに、ぜひ筋力をつける体操を行ってください。

大腿四頭筋が強くなればしっかり確実に歩けるようになり、階段の下りや坂道での不安感もなくなってきます。

痛みガイド

［右脚の太もも］

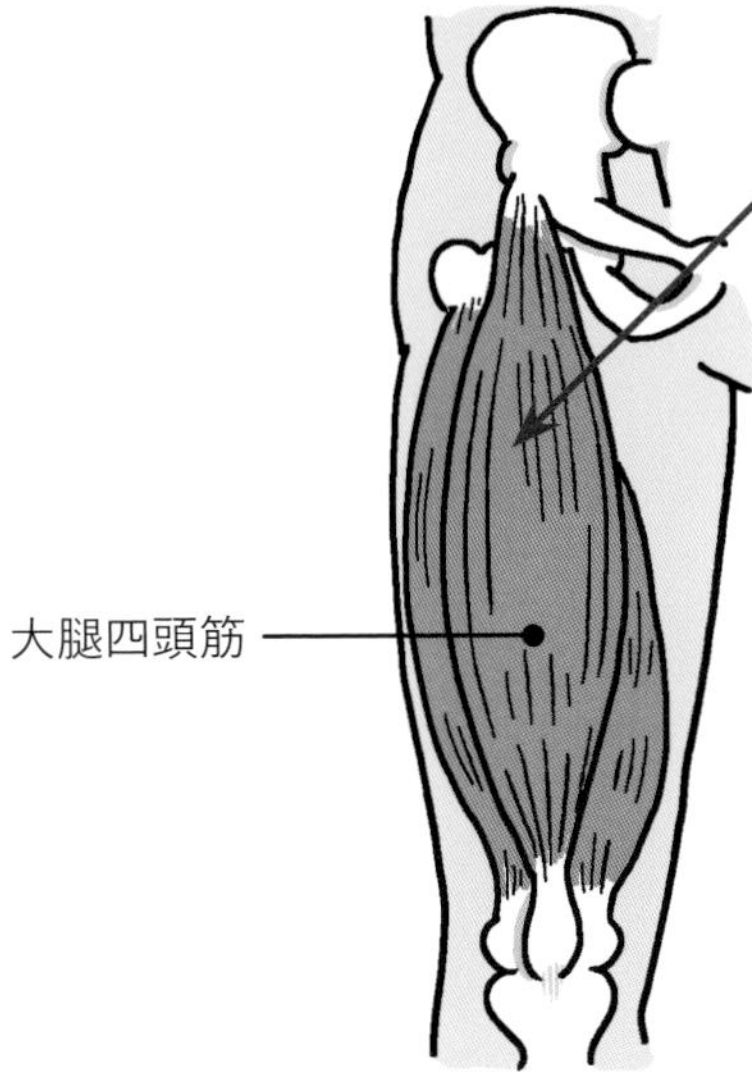

坂道や階段で不安

ひざの筋力が低下していることが原因。まず、怖いなら無理をしないこと。上り下りではしっかり手すりを使う。その上で、太ももの筋肉（大腿四頭筋）を鍛える体操を繰り返し行う。肥満傾向の人は体重を減らすことも大事。

やってみよう

45度曲げスクワット→P.108

＼筋力のチェック方法／

ひざを伸ばして力を入れた状態で片脚を持ち上げる

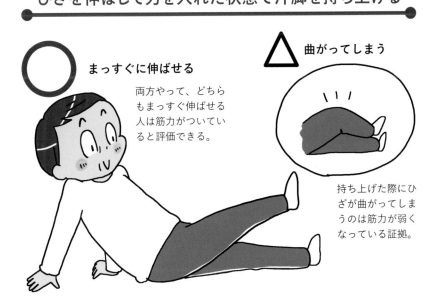

○ **まっすぐに伸ばせる**

両方やって、どちらもまっすぐ伸ばせる人は筋力がついていると評価できる。

△ **曲がってしまう**

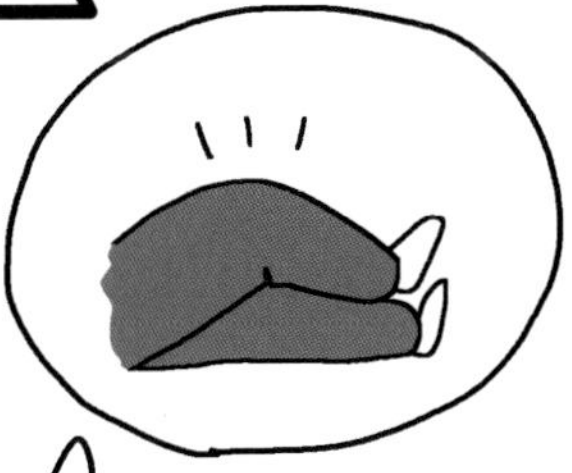

持ち上げた際にひざが曲がってしまうのは筋力が弱くなっている証拠。

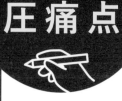

押して痛いところを探す

ひざの周囲を指で押してみて、
痛みを感じる部分から原因を探していきます。

圧痛点の探し方

ひざの外側と内側

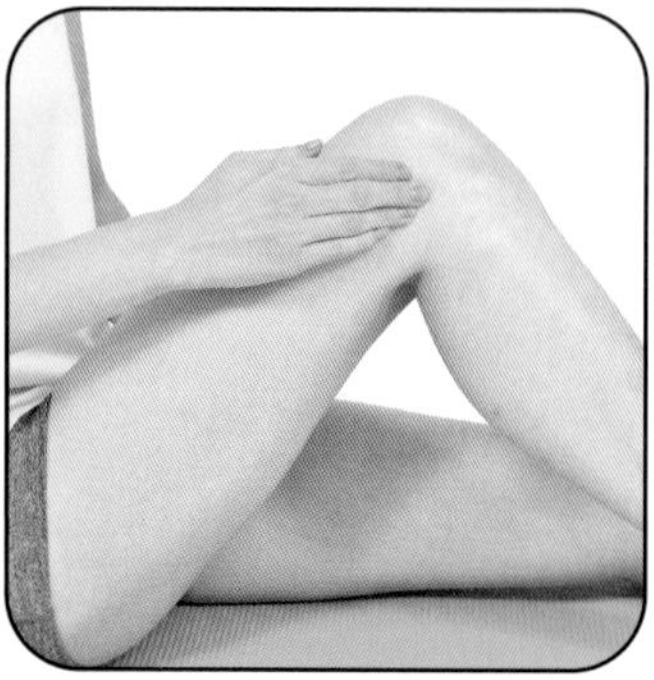

ひざを曲げて脚を立てる。次にひと差し指、中指を使って、ひざの横（外側・内側）をさすりながら、痛みのある場所を探す。

ひざの前側（お皿周辺）

親指とひと差し指で、お皿の周囲を押しながら痛みのある場所を探す。

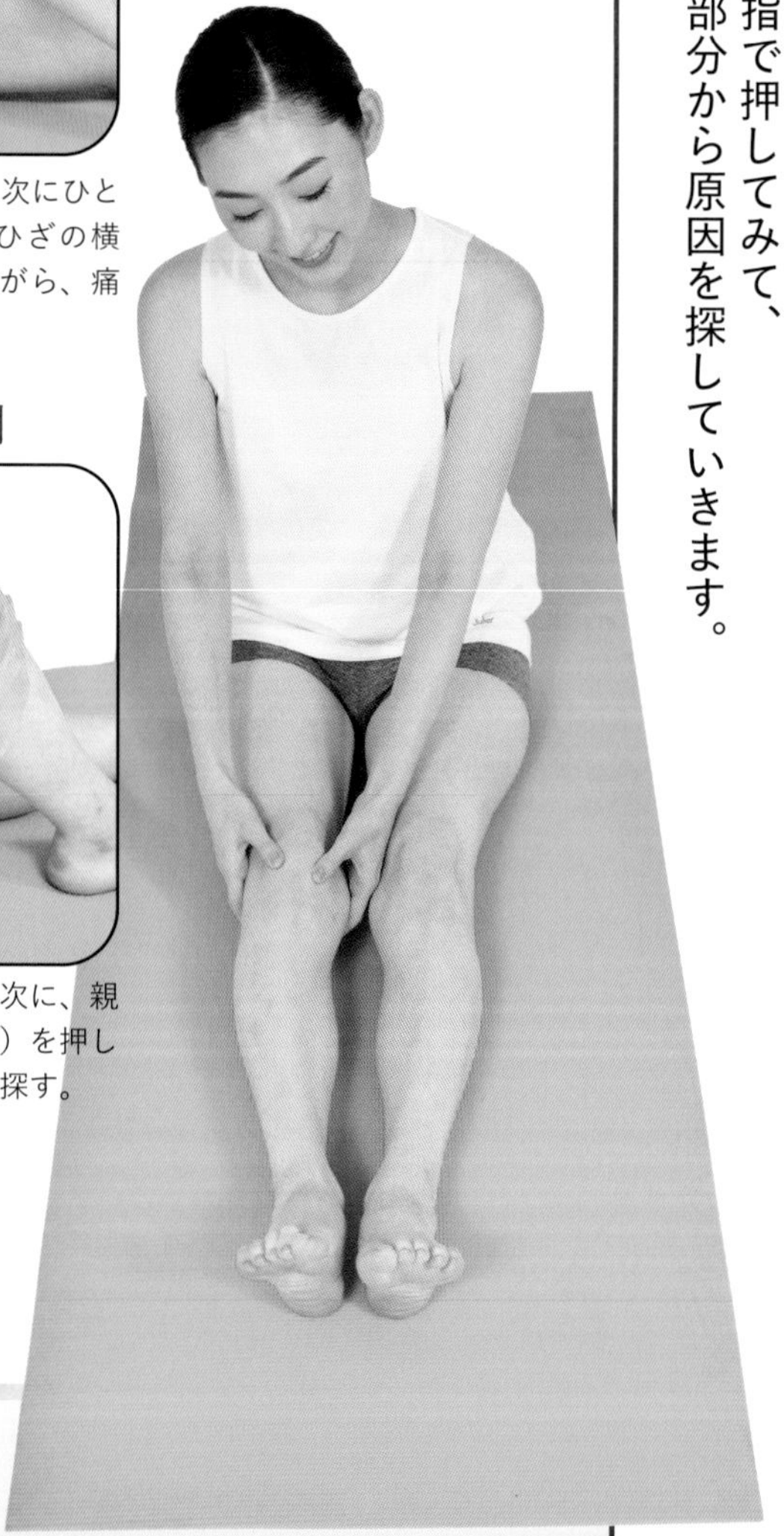

ひざの裏側

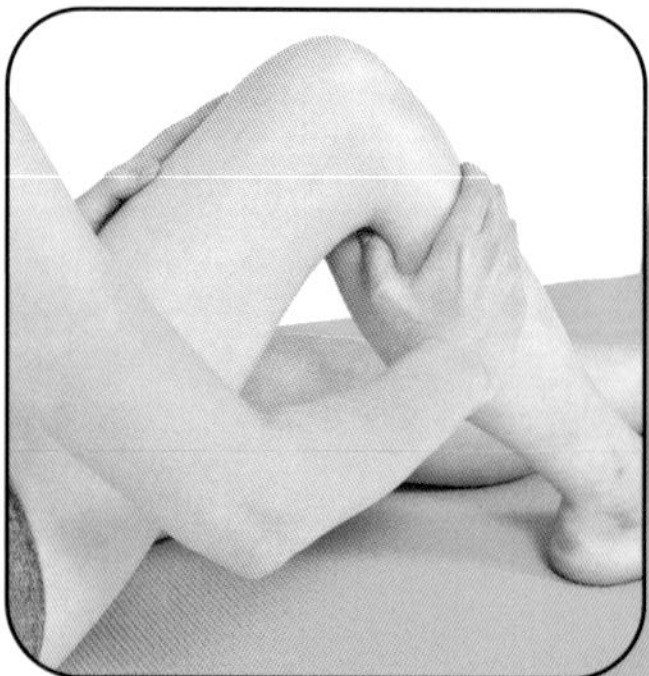

ひざを曲げて脚を立てる。次に、親指でひざの裏（外側・内側）を押しながら、痛みのある場所を探す。

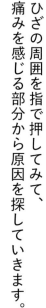

圧痛点❶❷ お皿まわりが痛い

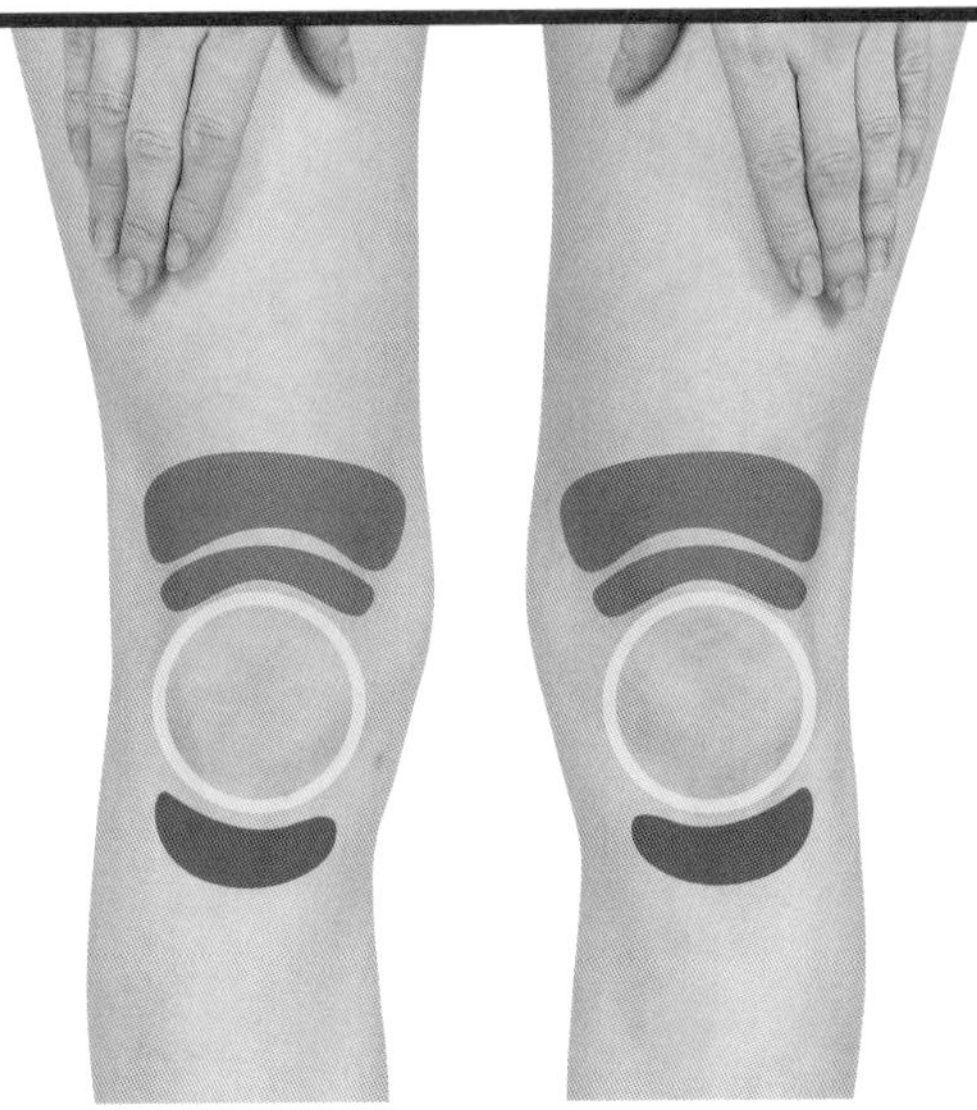

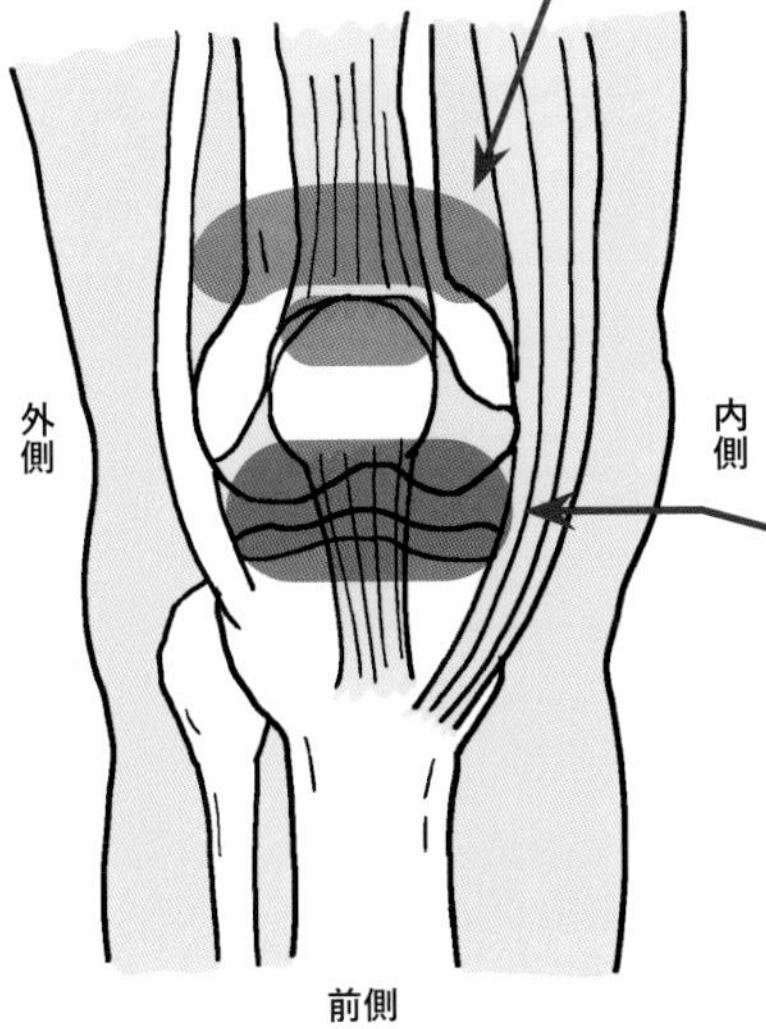

❶お皿の上側が痛い

太ももからひざ側に向かって押し、お皿の上側に痛みがある場合は、滑膜の炎症を。お皿の縁に触れる部分に痛みがある場合は、膝蓋骨と大腿四頭筋のつなぎ目の炎症を疑う。

やってみよう

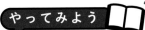

お皿の上さすり→P.121

❷お皿の下側が痛い

お皿の下側は痛みの出やすい部位。お皿の下から、やや内側にかけての痛みは、膝蓋下脂肪体およびその周辺の滑膜の炎症を疑う。

やってみよう

お皿の下ゆらし→P.116

圧痛点❸❹ ひざの内側が痛い

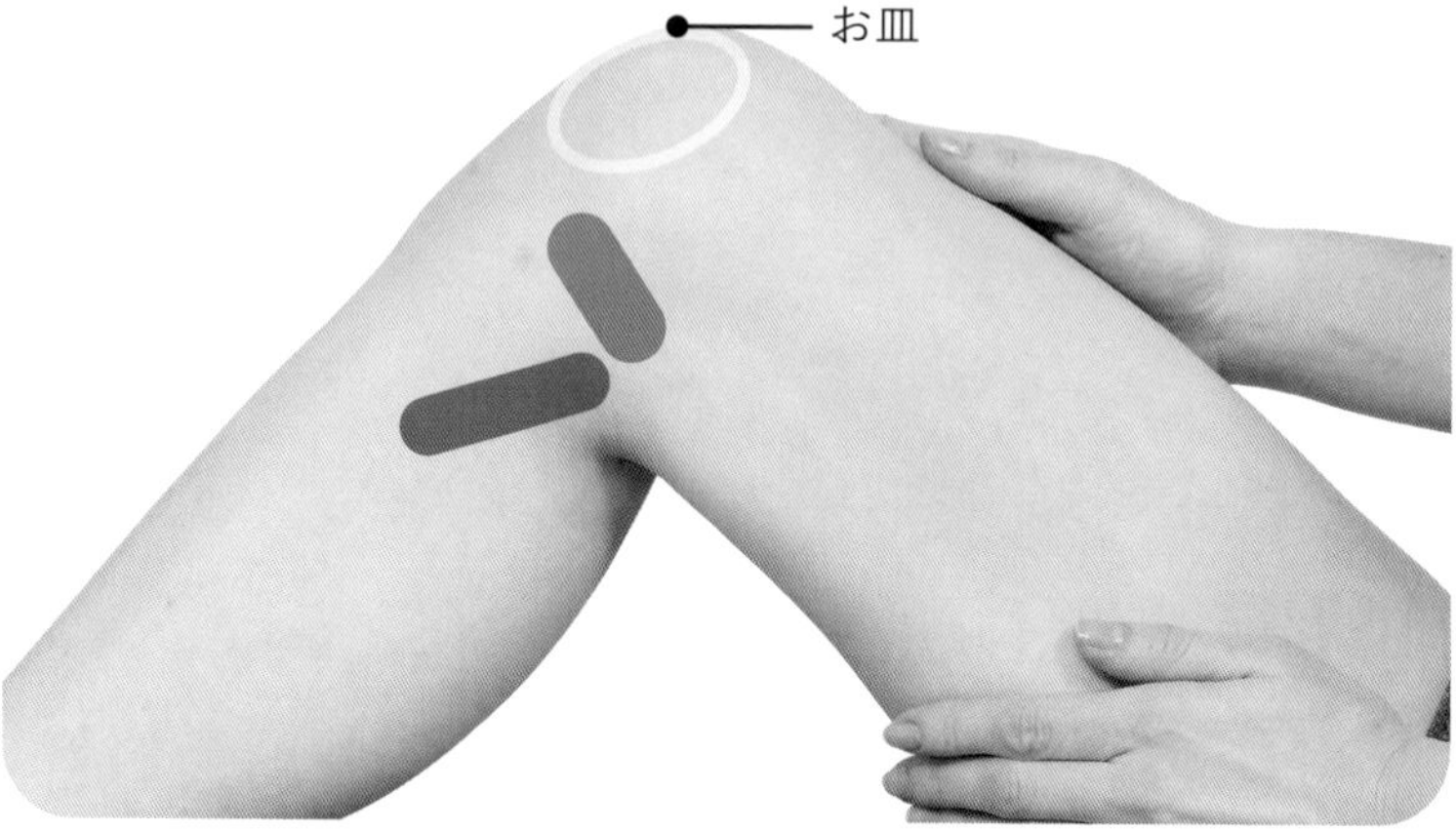

※写真は右脚の内側

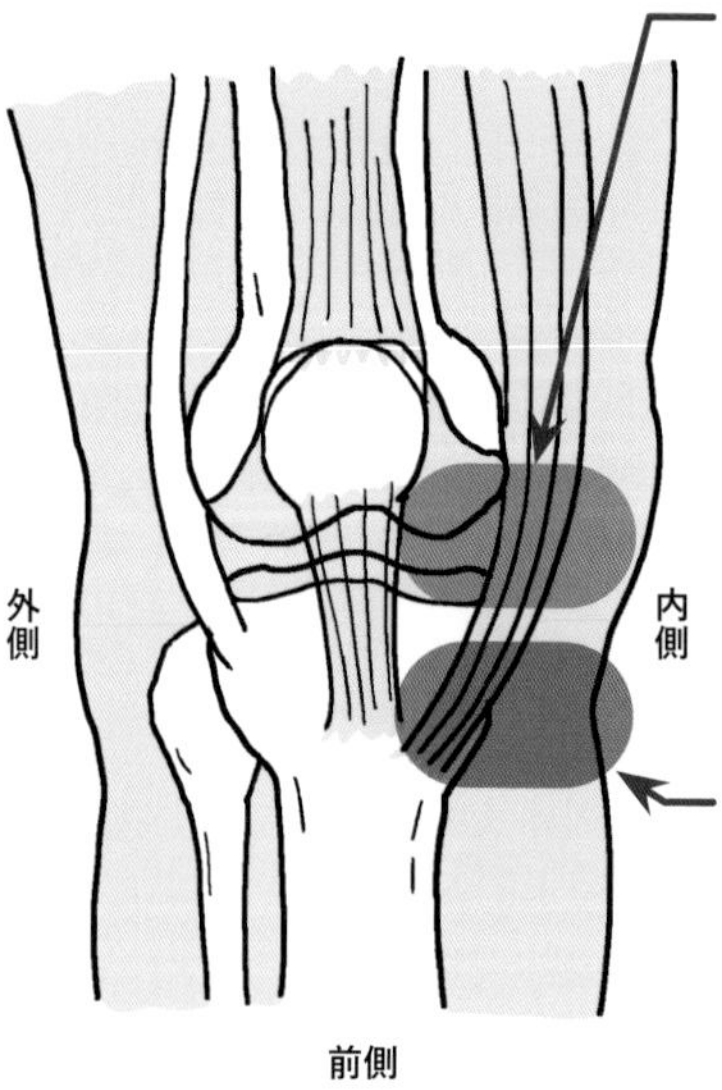

❸太ももからお皿の真横にかけて痛い

太ももの内側付近に痛みがある場合は、滑膜の炎症を疑う。一方、お皿の真横、太ももの骨とふくらはぎの骨の隙間に強い痛みが出る場合は、変形性ひざ関節症による半月板のズレやひっかかり等が原因と考えられる。

やってみよう

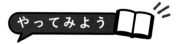

関節包さすり（内側）→P.118

❹お皿の真横よりやや下側が痛い

お皿の真横のラインよりも下側に痛みがある場合は、脛の骨に付着している腱（半腱様筋、半膜様筋、薄筋）の炎症が考えられる。

やってみよう

関節包さすり（内側）→P.118

圧痛点❺❻ ひざの外側が痛い

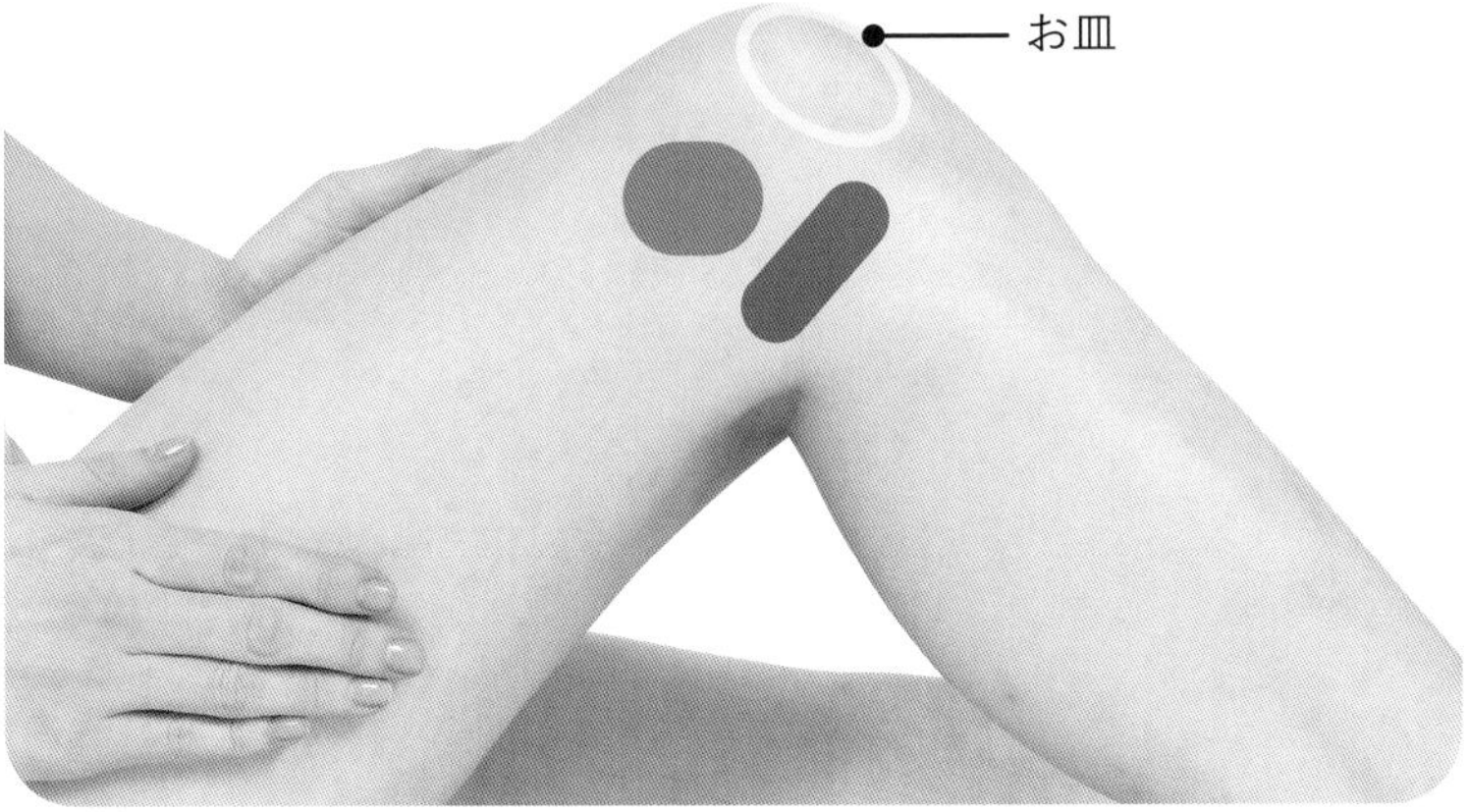

※写真は右脚の外側

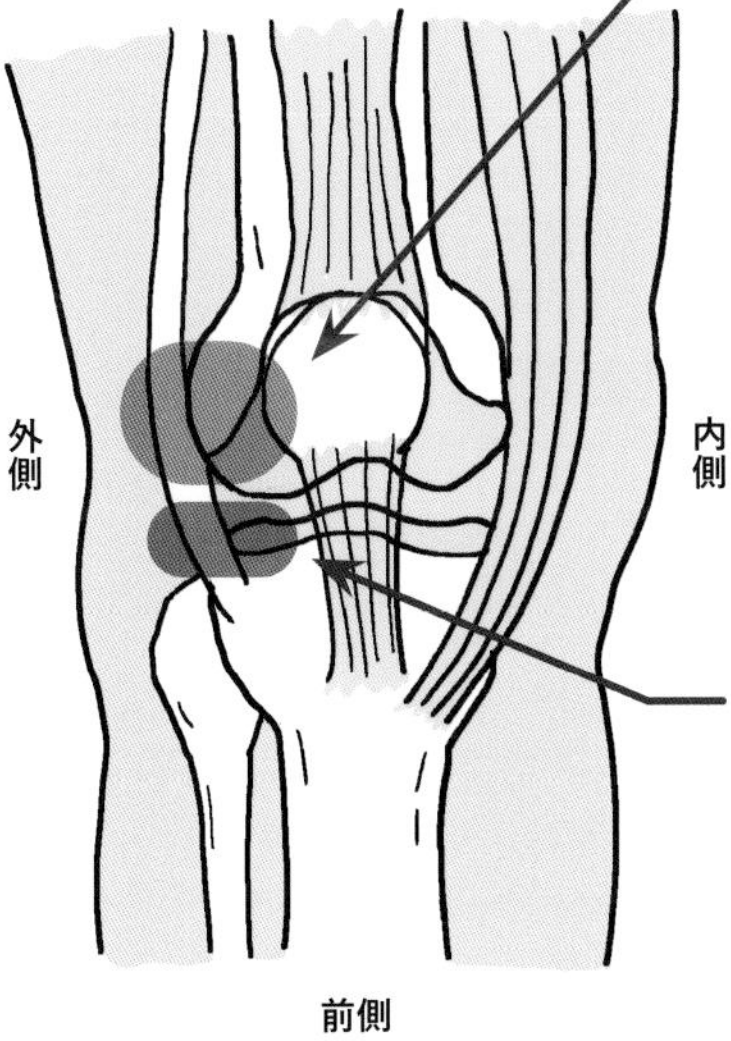

❺お皿の真横よりもやや上側が痛い

お皿の真横にある太ももの骨（大腿骨）と脛骨の継ぎ目のラインより上側。太ももの骨とその横を通る腱（腸脛靭帯）との間で起こる炎症の可能性がある。

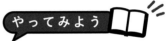

やってみよう

関節包さすり（外側）→P.122

❻太ももからお皿の真横にかけて痛い

変形性ひざ関節症では全体の数パーセントと少数だが、ひざの外側の軟骨がすり減ることがある。それに伴う滑膜の炎症を疑う。

やってみよう

関節包さすり（外側）→P.122

圧痛点❼❽ ひざの裏側が痛い

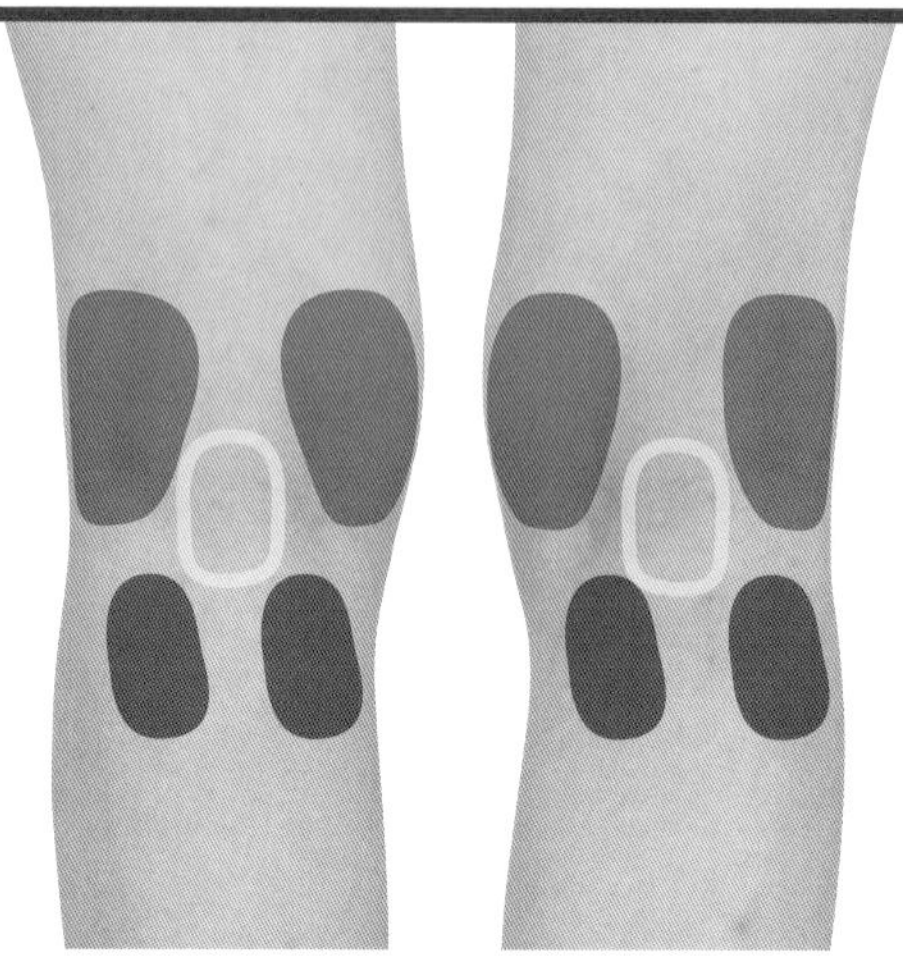

※写真は両脚の裏側

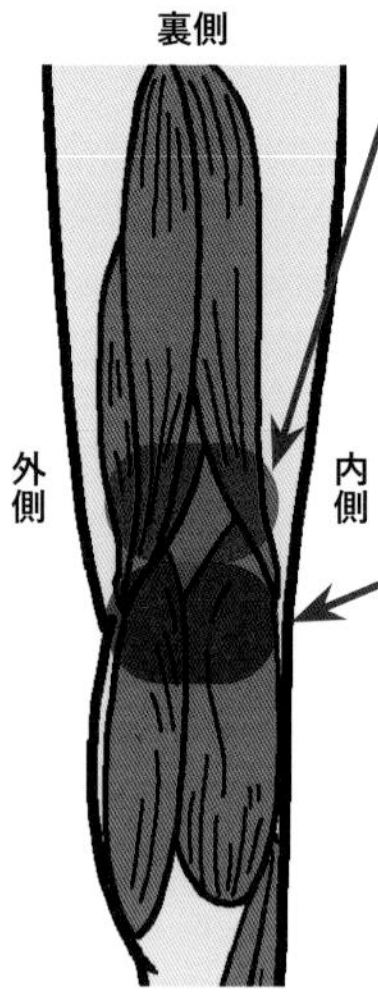

❼裏側のやや上が痛い

太ももの裏側の筋肉（ハムストリングス）の付け根にある腱周辺の炎症を疑う。腱は内側と外側にそれぞれあり、内側の痛みなら半腱様筋、半膜様筋、薄筋など、外側なら大腿二頭筋の腱周辺の炎症が考えられる。

やってみよう

太ももの腱ゆらし（内側）→P.120
太ももの腱ゆらし（外側）→P.124

❽裏側のやや下が痛い

ふくらはぎの筋肉（腓腹筋）の付け根にある腱周辺の炎症を疑う。ひざ裏の痛みの大部分はこの部分の炎症が原因だが「腰が原因」と誤診断する医師も多く、注意の必要な痛み。

やってみよう

ひざ裏ぐるぐる指押し（内側）→P.119
ひざ裏ぐるぐる指押し（外側）→P.123

Q&A コラム

Q ひざを曲げるとポキポキ鳴るのは何かの初期症状ですか？

A

基本的には問題ありません。ひざの曲げ伸ばしで音が鳴るのは、腱などの組織がこすれる音と考えられています。ひざに問題のない健康な人でも大きな音がする人はたくさんいますので、音だけであれば心配する必要はありません。ただ、音とともに痛みや引っかかりを感じるようであれば、何かの病気が隠れている可能性もありますので、一度医師に相談されることをおすすめします。

Q ひざに負担のかからない体重はどれくらいですか？

A

膝関節への影響に直接的な数値はありませんが、**身長（メートル）の二乗に22をかけた数字**※**が、適正体重**とされています。それを大きく超える場合は減量が必要ですが、単純に食事量を減らすと、今度は栄養不足により筋力が低下したり、骨粗しょう症のリスクが上がってしまいます。糖質や脂質を減らしてカロリーを抑える一方で、良質のタンパク質、カルシウムなどのミネラル、ビタミンはしっかり取るようにしましょう。またひざの痛みが悪化しない範囲でウォーキングや水中歩行などの運動を行って筋肉や骨が弱くならないようにしてください。

※身長が1m60cmの人なら、$(1.60)^2 \times 22 = 56.32$(kg)が適正体重。

ムリせずに
やってみよう！

ゆるひざ体操

74〜94ページのチェックで、ひざの痛みの正体をナビできたら、いよいよ「ゆるひざ体操」にチャレンジ。ゆる〜い気持ちでムリをせずに行いましょう。

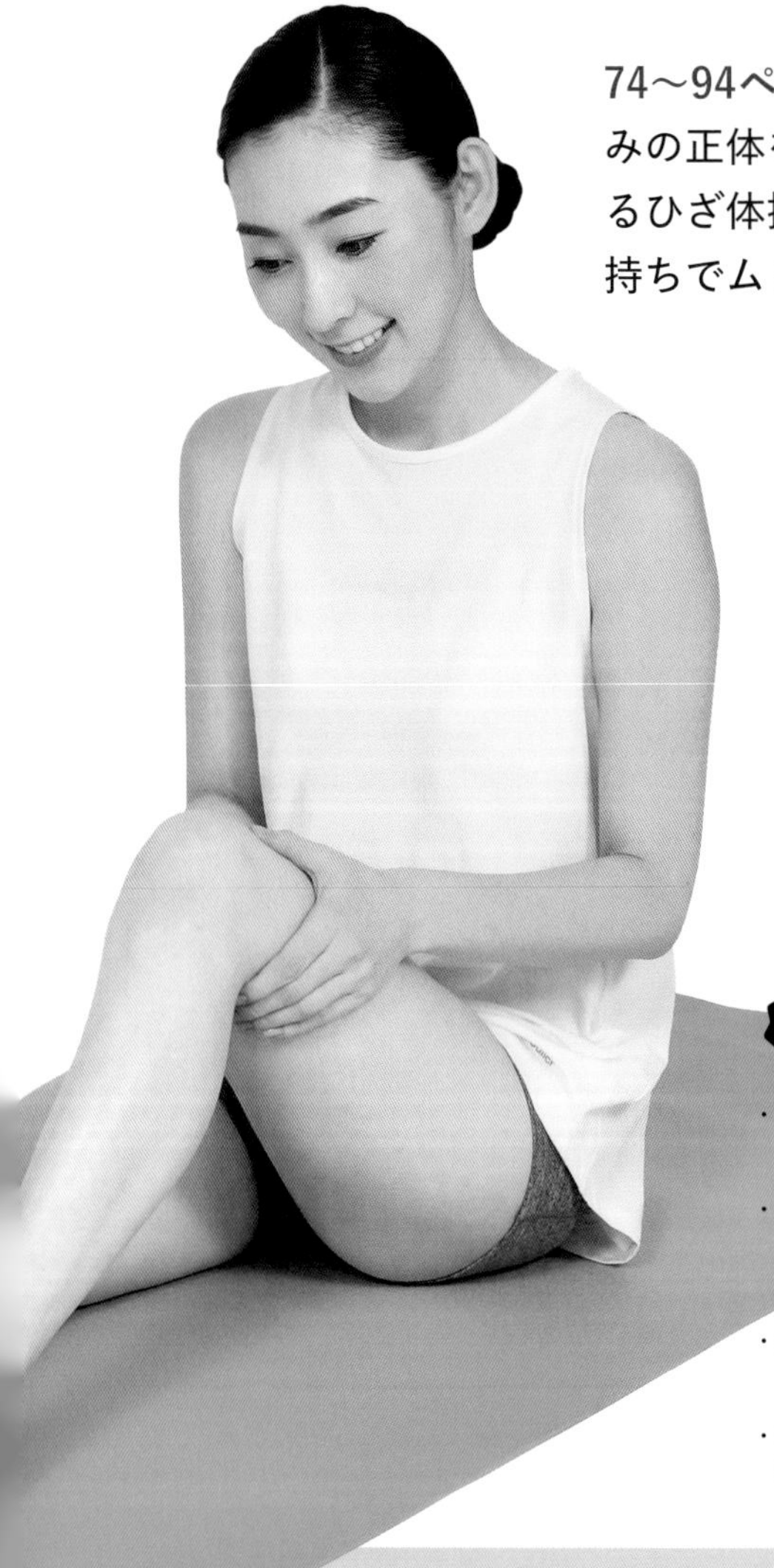

!

・動かなくても最初から強い痛みのある人は、医療機関の受診を優先させてください。

・体操中に痛みを感じるようならムリはしないこと。とくに筋力トレーニングは痛みを感じた状態で続けても正しい効果は得られません。

・体操の後で痛みが強くなるようなら、回数を減らして行うようにしましょう。

・ひざの調子は日によって変化します。その日の調子に合わせながら根気よく行いましょう。

＼3つの要因にアプローチする／

関×筋×腱

硬くなった「関節」の可動域をストレッチで改善する

弱くなった脚の「筋力」をトレーニングで強化する

「腱」や靭帯周辺で起きる炎症をマッサージで解消する

ベストな時間はお風呂上がり！それ以外なら準備体操から

お風呂上がりは、ゆるひざ体操のベストタイミング。筋肉や関節も動かしやすくなっているので効果も出やすくオススメです。それ以外で始めるなら、98〜103ページの「基本の準備体操」で、血行をよくしてから行うといいでしょう。

「イタ気持ちいい」ところでやめておく

ゆるひざ体操は、ひざに痛みのある人はもちろん、ひざ痛予防にも効果のある体操ですが、頑張りすぎるとケガをする可能性があるのでムリは禁物。特にストレッチは「イタ気持ちいい」と感じるところでやめておきましょう。

全部やってもOK！ただし、習慣化を前提に

体操は毎日の継続が大事です。本書で紹介する体操は全部やってもOKですが、たくさんやると疲れてしまって習慣化できなくなる可能性も。最初は痛みの症状や圧痛点に合った体操をから始めて、習慣化できたら増やしていくといいでしょう。

次ページからSTART！

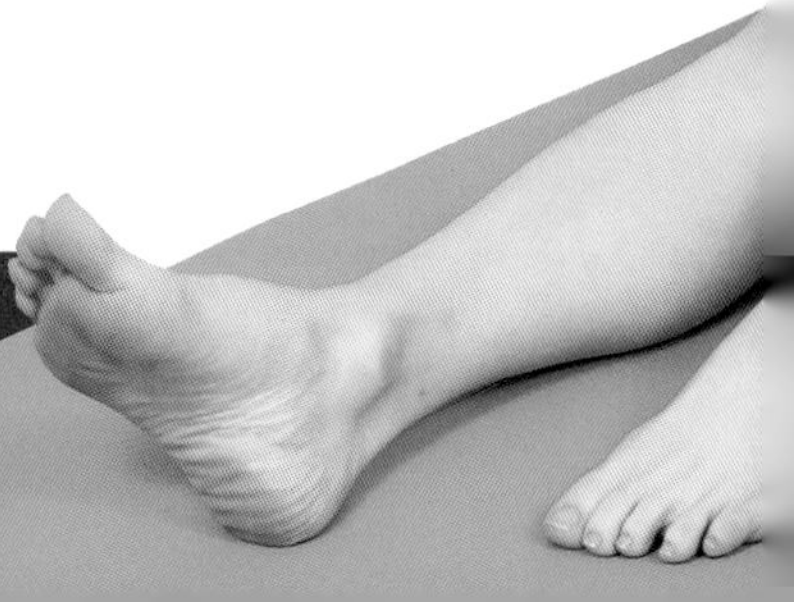

基本の準備体操 1

左右トントン足踏み

両脚を動かしながら、股関節と太ももの筋肉を刺激します。

この症状に効く

すべてのひざ痛

1 椅子に浅く腰かけて背すじを伸ばす

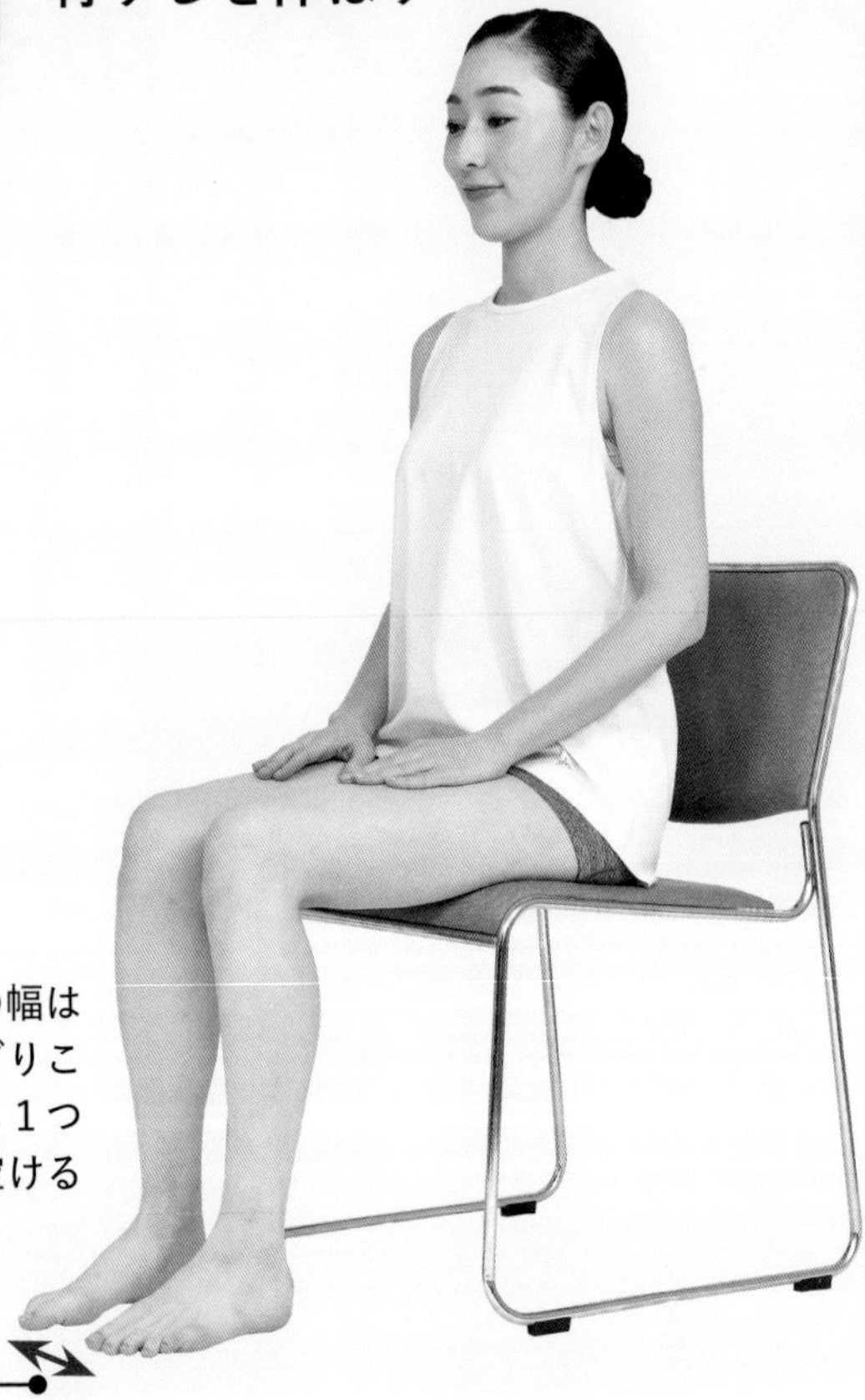

足の幅はにぎりこぶし1つ分空ける

床でやる場合

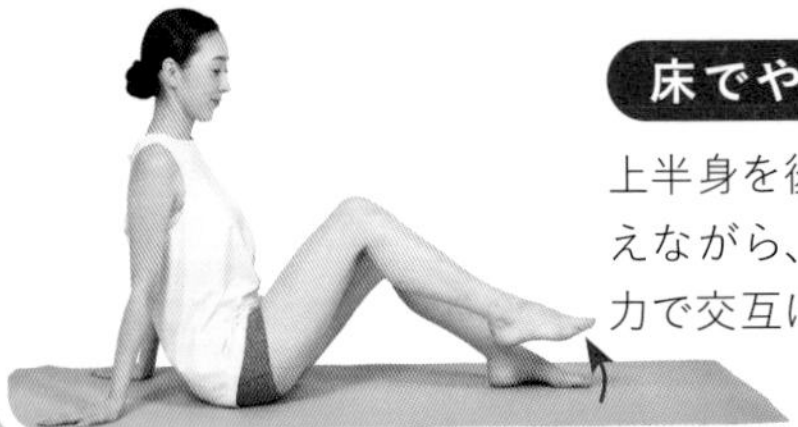

上半身を後ろ手で支えながら、太ももの力で交互に足踏み。

2

左右交互に
リズムよく
足踏みをする

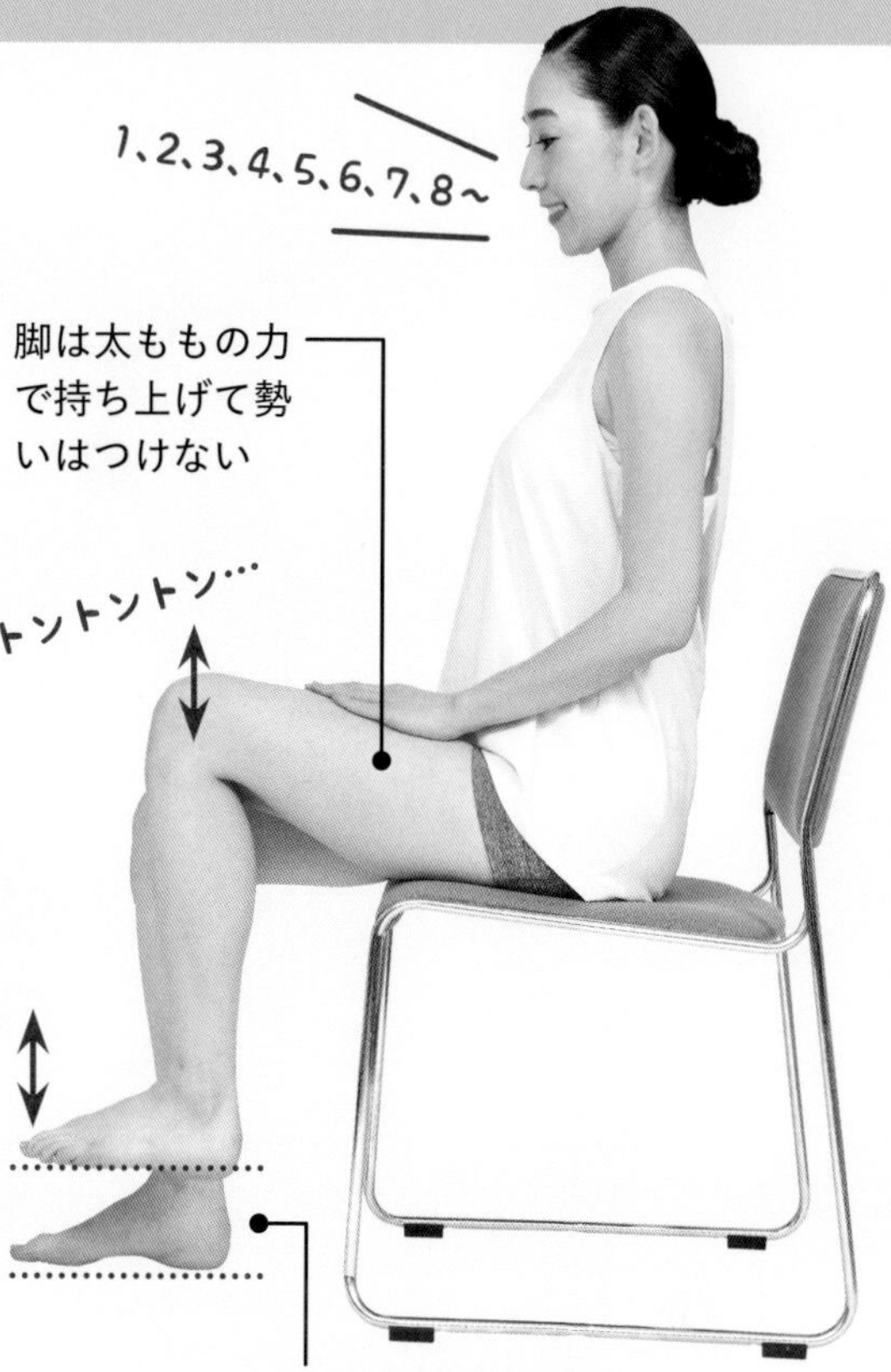
1、2、3、4、5、6、7、8～
脚は太ももの力で持ち上げて勢いはつけない
トントントン…
高さの目安は10cm
つま先とかかとが床と平行になるように

NG 体の軸がブレている

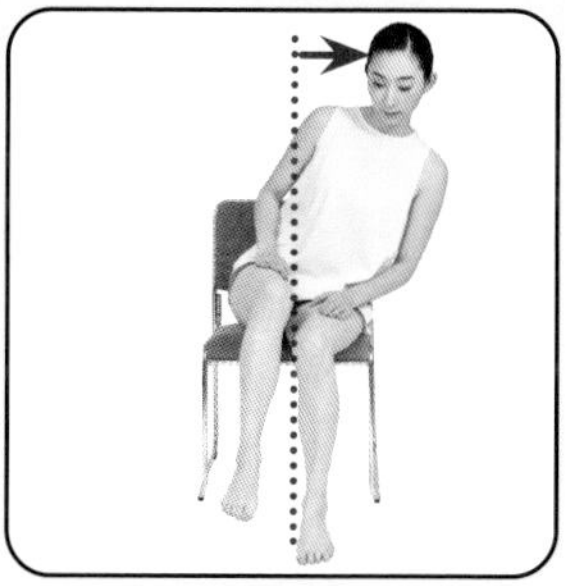

ポイント

むずかしいと思ったら足踏みだけでもOK

上手にできないと思ったら、自分なりのやり方でもいいので、とりあえず足踏みをします。

左右交互に10回

かかと落とし つま先上げ

両足首をゆっくり上げ下げしながら、ふくはぎを刺激します。

この症状に効く

すべてのひざ痛

1 足の甲を前に出すように、グッとつま先を立てる

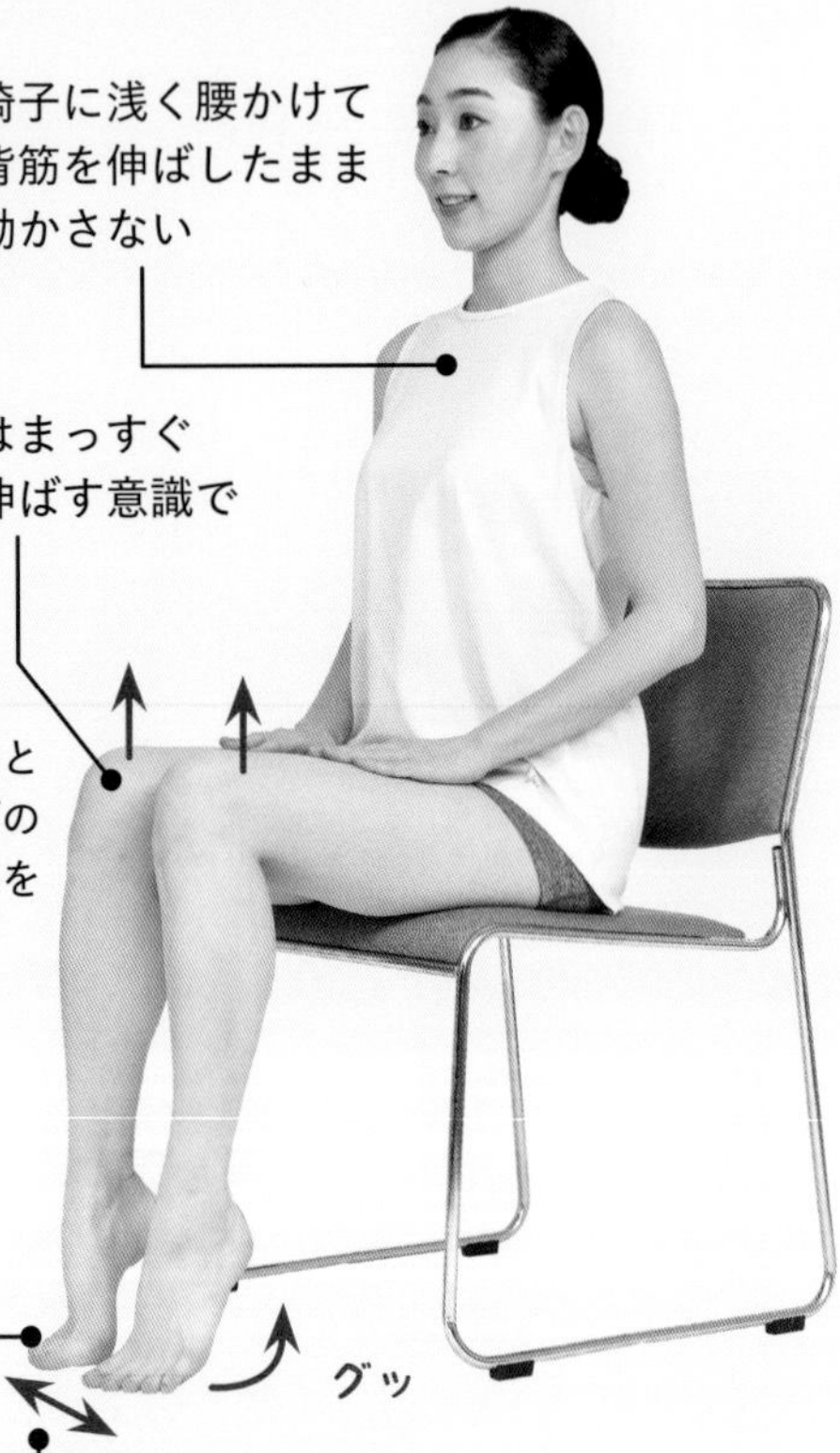
両脚はまっすぐ
上に伸ばす意識で
両足の親指と
ふくらはぎの
力でつま先を
立てる
足の幅はにぎりこぶし
1つ分空ける

床でやる場合

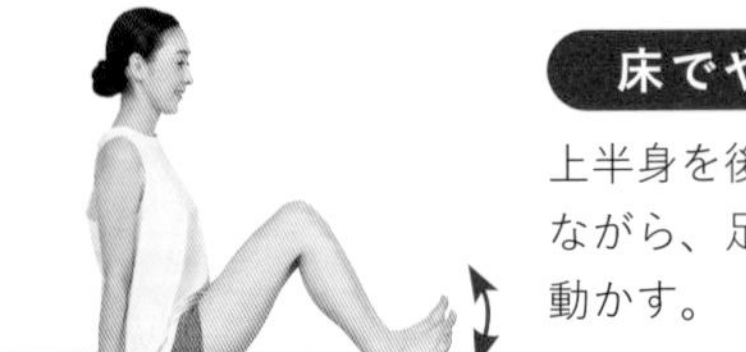

上半身を後ろ手に支えながら、足首を上下に動かす。

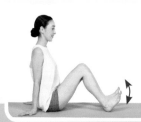

2

つま先の力を抜いて、
持ち上げたかかとを
ストンと床に落とす

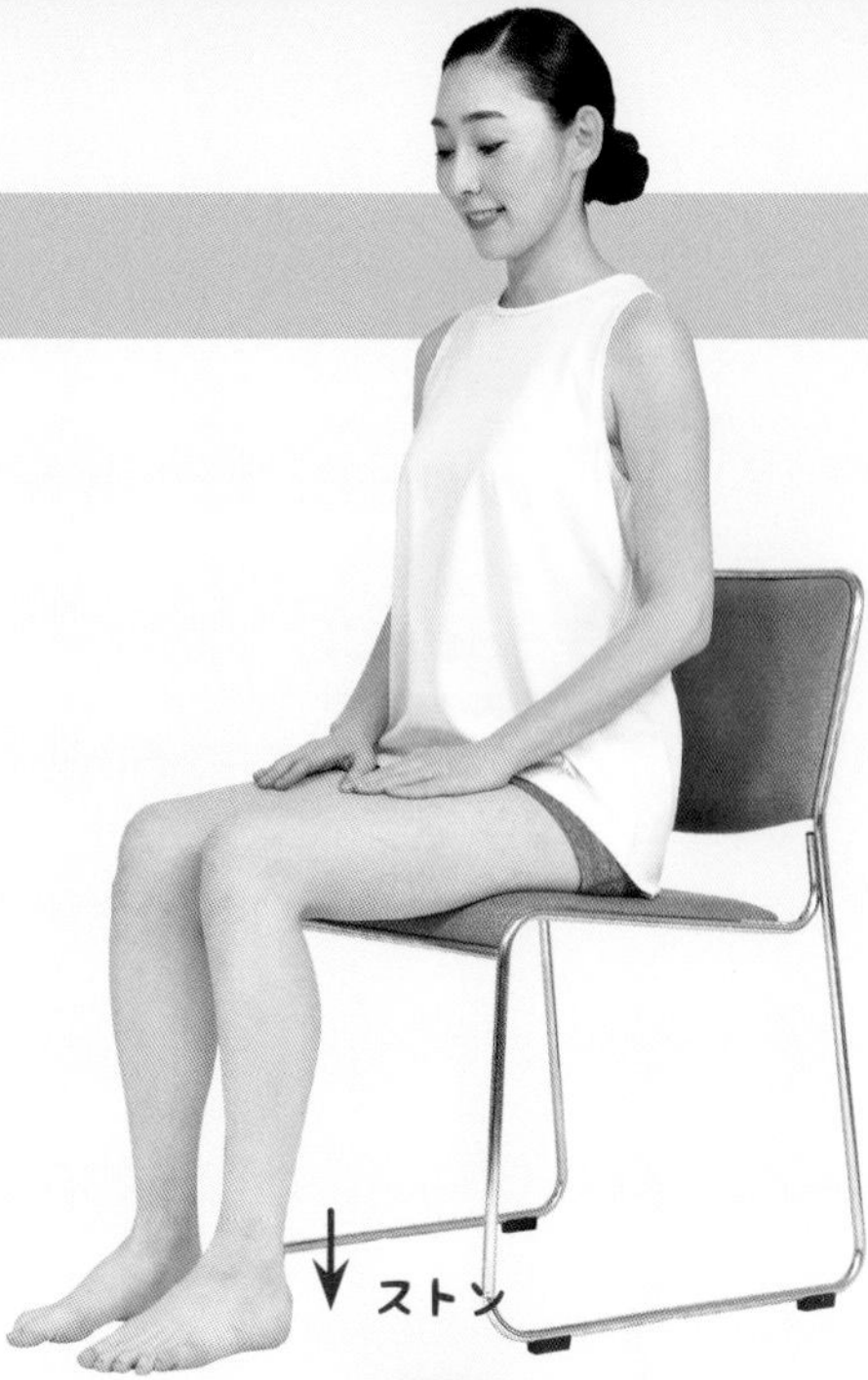

3

かかとを床に付けたまま、
ふくらはぎの力で
足裏からつま先まで
クイっと持ち上げる

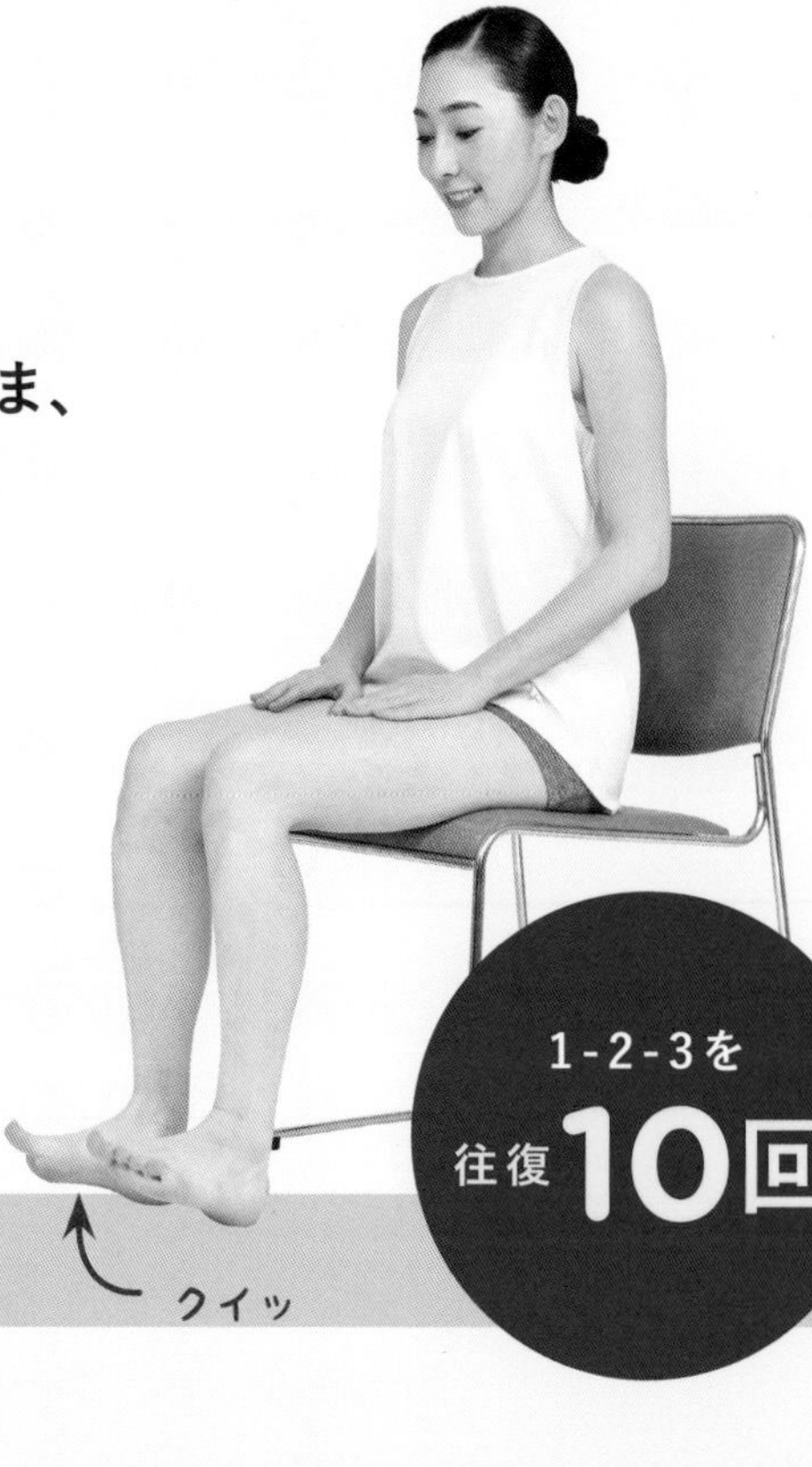

ポイント

太ももの力に頼らないで

つま先を立てるときは、ふくらはぎと親指の力を意識して、太ももの力に頼らないように。

1-2-3を
往復10回

基本の準備体操 3

太ももホカホカさすり

太ももをさすって血行を促し、脚の動作を滑らかにします。

1

両手で太ももをつかみ、
親指で上部を軽めに指圧する

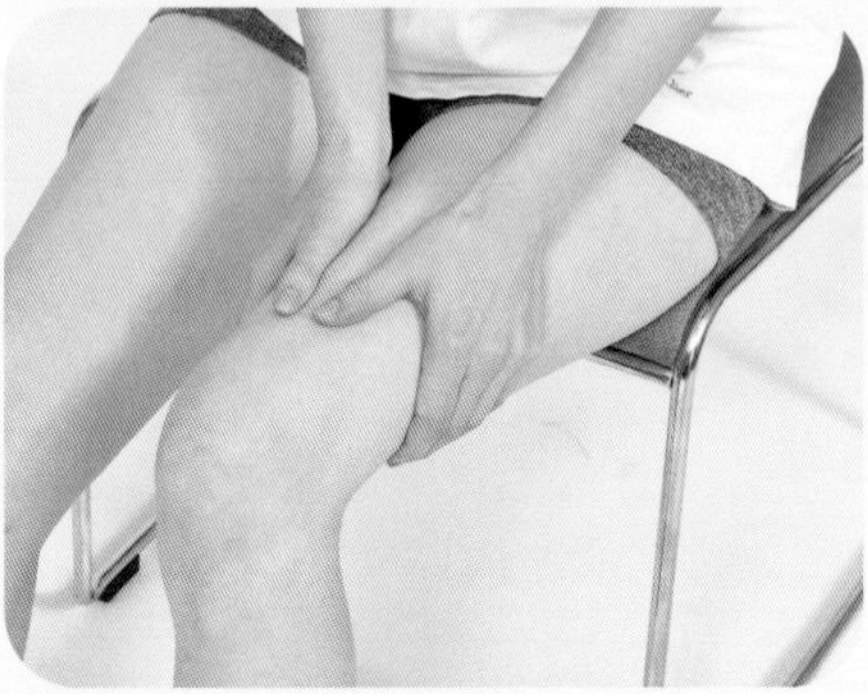

2

指圧したまま、親指で太ももの
上を前後にマッサージする

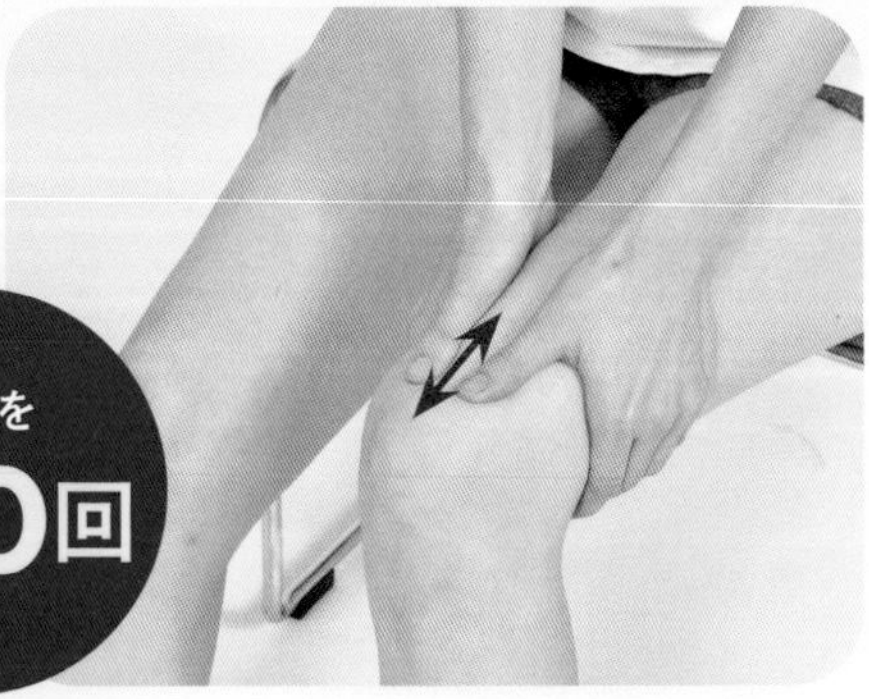

1-2を
左右10回

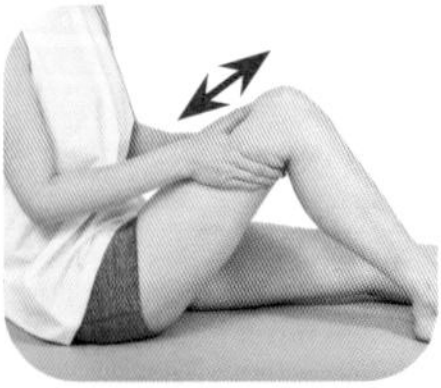

床でやる場合

ひざを曲げた状態で、
親指で太ももを上下に
マッサージ。

この症状に効く

すべてのひざ痛

基本の準備体操 4

お皿の下ホカホカさすり

膝蓋下脂肪体の周辺をさすって血行を促します。

この症状に効く

すべてのひざ痛

1

ひざを曲げた状態で、お皿の下を中指とひと差し指で軽く指圧する

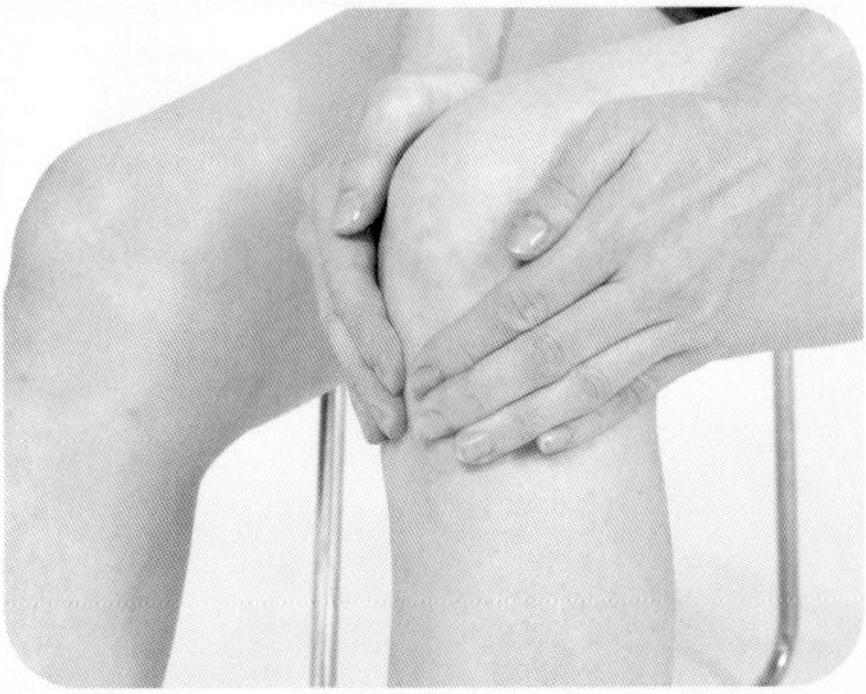

2

指圧したまま、中指とひと差し指で上下にマッサージする

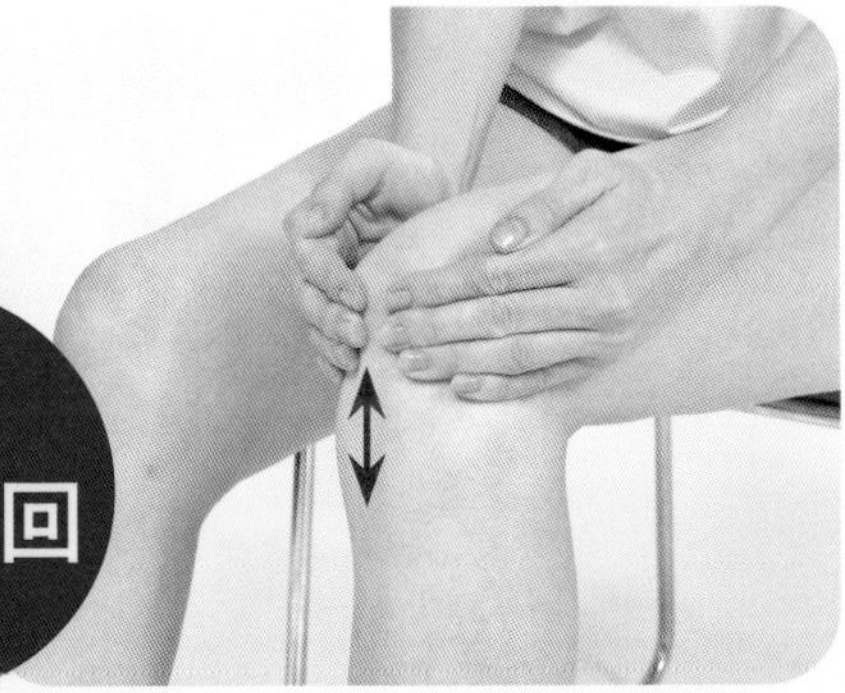

1-2を左右10回

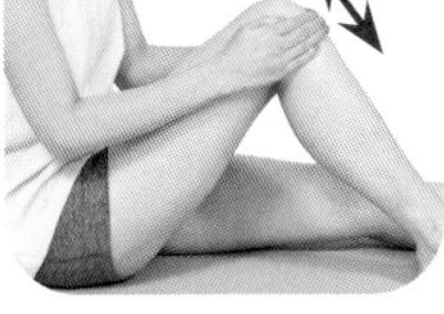

床でやる場合

ひざを曲げた状態で、中指とひと差し指でお皿の下を上下にマッサージ。

関節をやわらかくするストレッチ 1

かかと滑らせ伸ばし

ひざの裏をしっかり伸ばして
関節の柔軟性を高めます。

この症状に効く

腫れ／曲げ伸ばしの痛み／動き始めの痛み／こわばり

1→2でキープ
左右10回

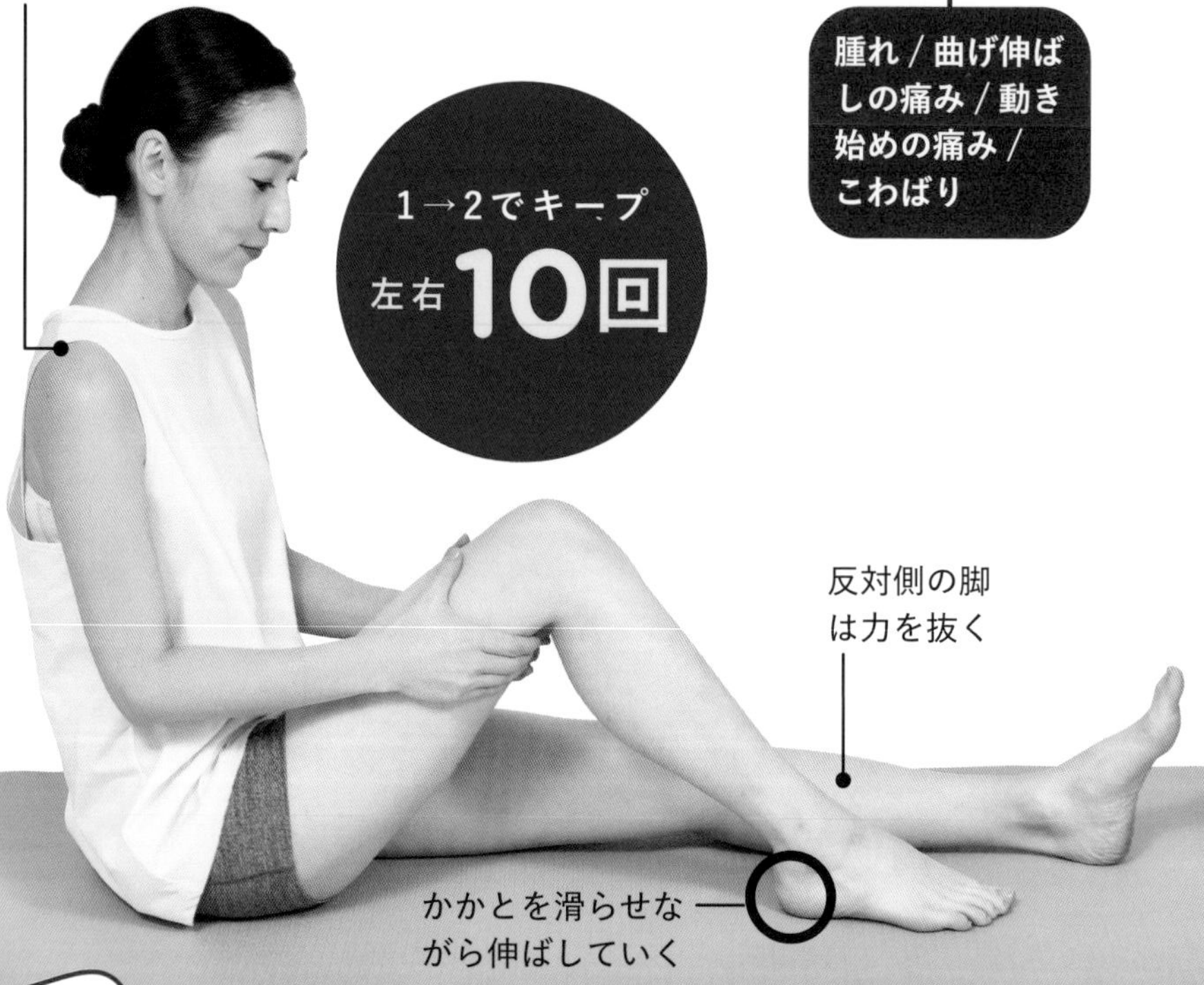
背中は丸くならないように伸ばす

1

ひざを90度くらいに立てた状態から、
太ももに添えた両手の親指で前に押して、
脚を伸ばしていく

ポイント

ひざ裏を伸ばす基本のストレッチ

ゆるひざ体操では、硬くなった関節の柔軟性を取り戻すために、ひざの裏側を伸ばす運動がいくつか登場しますが、これはその基本型。痛みが出る場合はムリをせず、できる範囲で行いましょう。

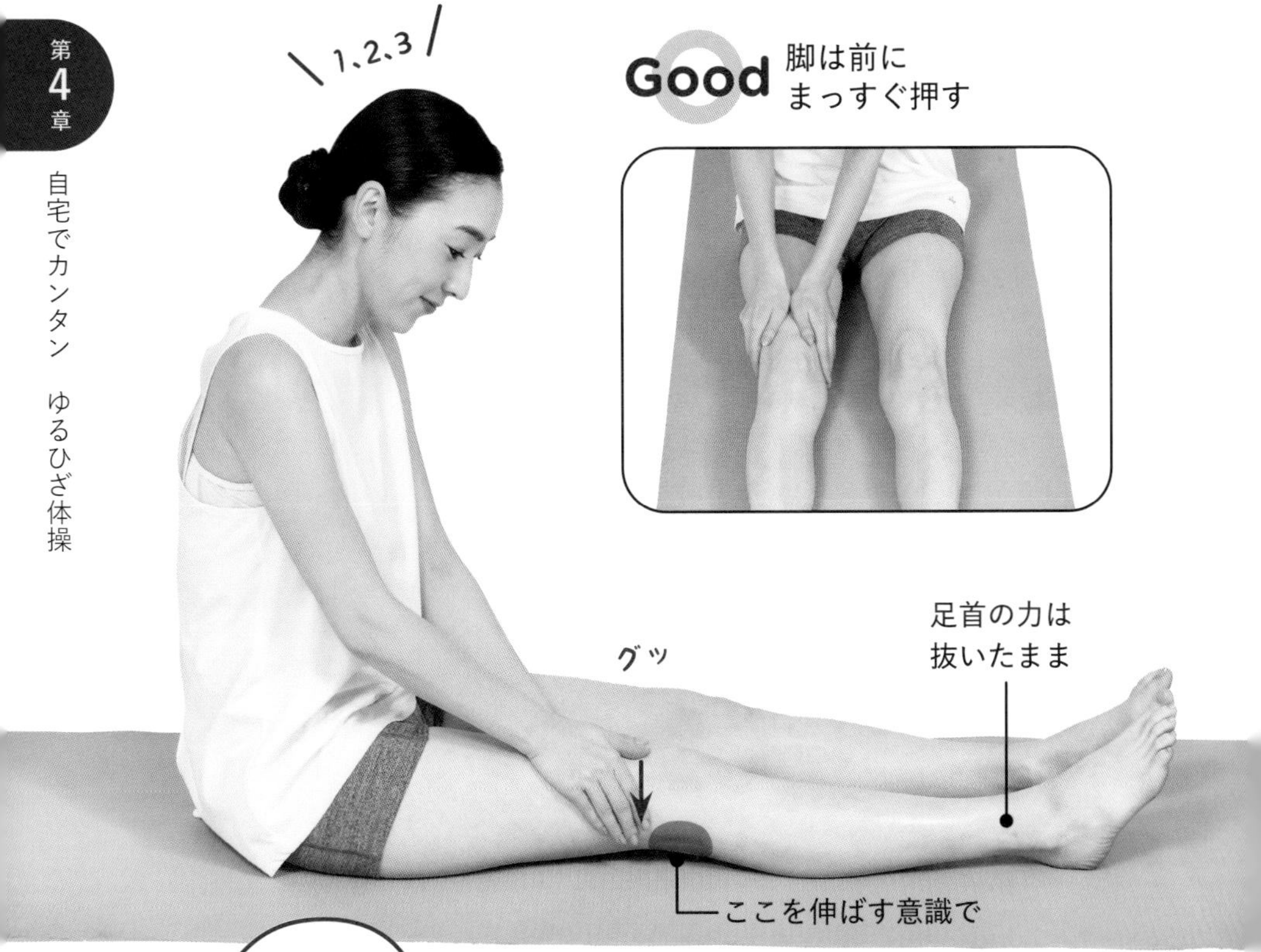
1,2,3
グッ
足首の力は
抜いたまま
ここを伸ばす意識で

Good 脚は前に
まっすぐ押す

2 伸ばせるところまで伸ばしたら、両手のひらで太ももを下にグッと押したまま、3秒間キープ

関節をやわらかくするストレッチ 2

太もも支えながらひざ曲げ

ひざを曲げて関節の柔軟性を高めます。
初級、中級、上級の順で、
ムリせずできる体操を選びましょう

この症状に効く

上り下りの痛み／腫れ／曲げ伸ばしの痛み／疼痛／動き始めの痛み／こわばり／骨棘

1→2を繰り返し
左右10回

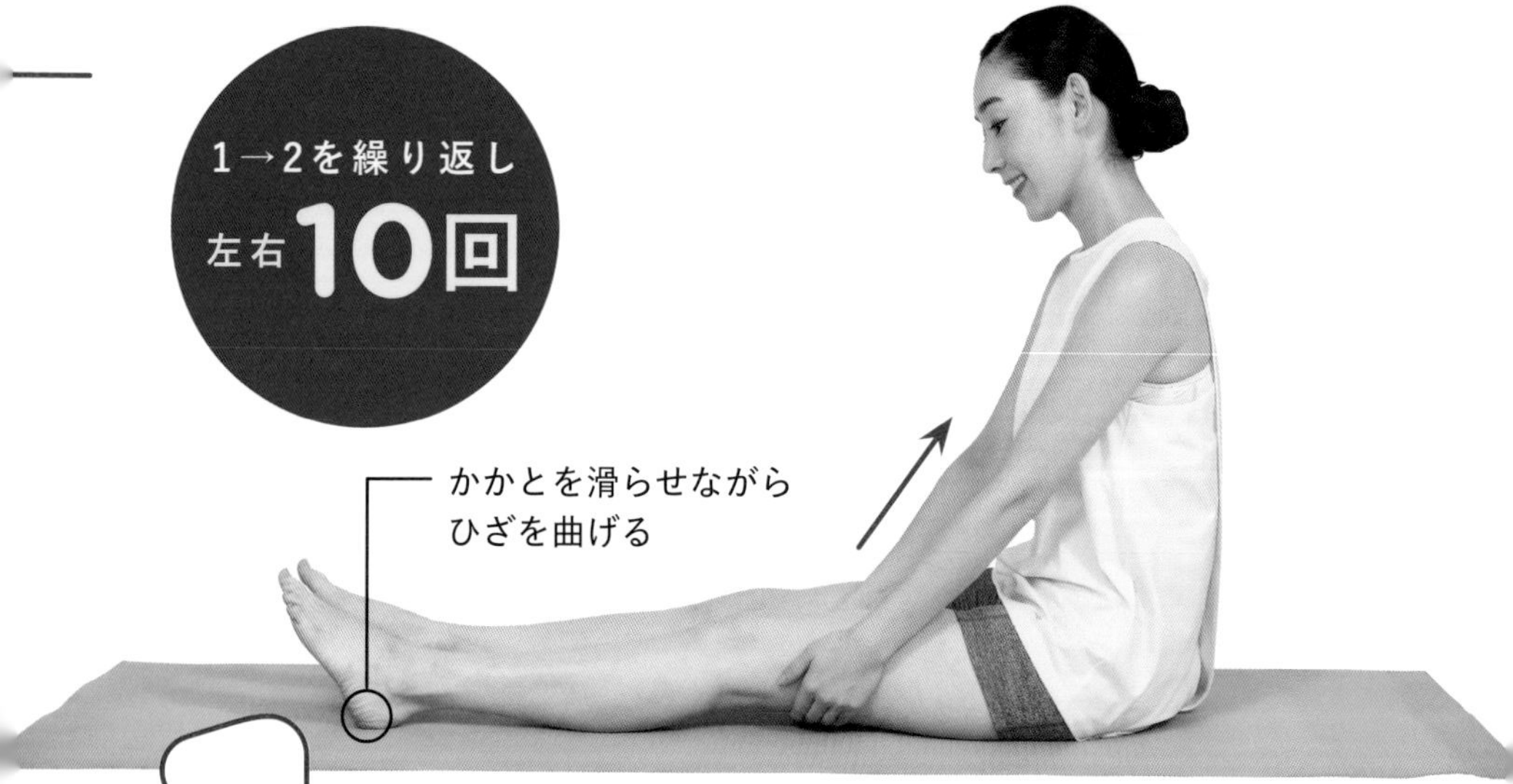
かかとを滑らせながら
ひざを曲げる

1

両手で太ももを持ち上げながら
ひざを曲げていく

初級★

「イタ気持ちいい」と感じられるところまで曲げたら、ひざを伸ばして最初の姿勢に戻す

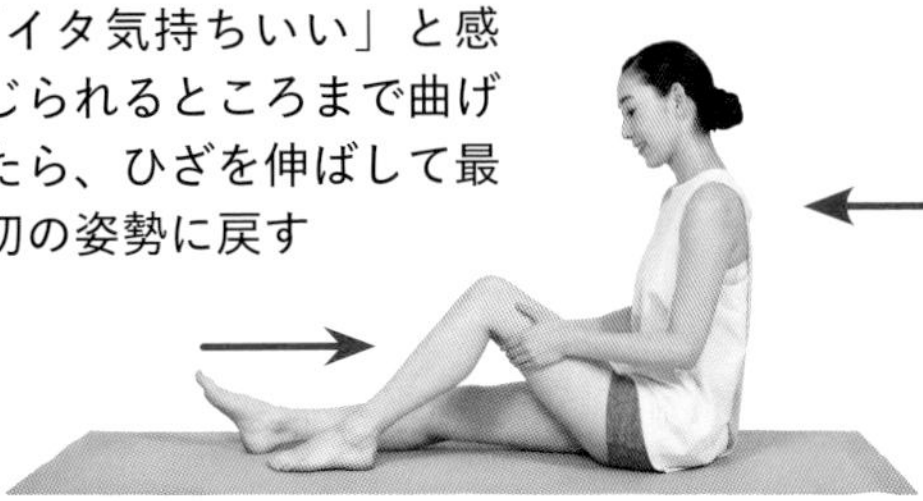

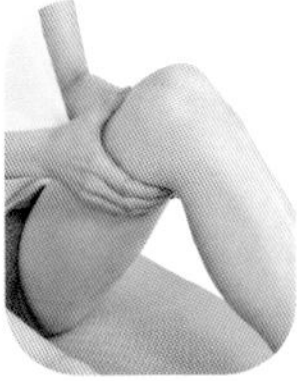

正面

右手も使いながら動かす。

中級★★

右手で足首を持ち、かかとをおしり側に引き寄せながらひざを曲げる

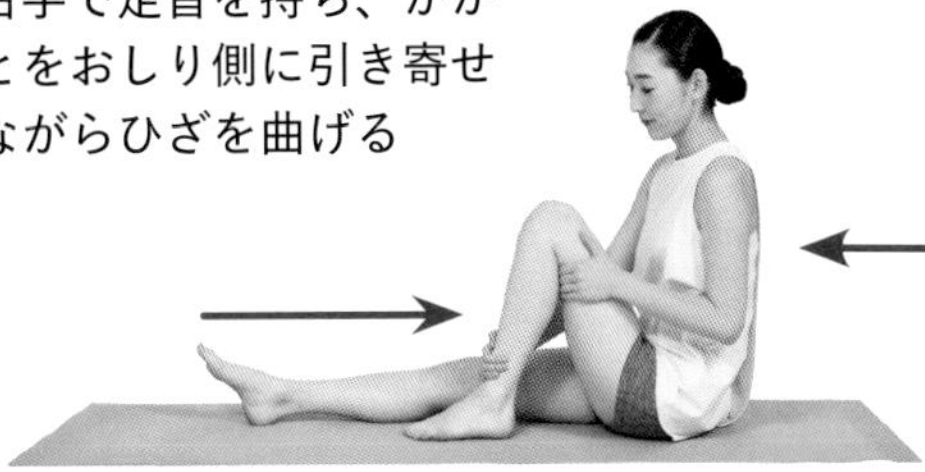

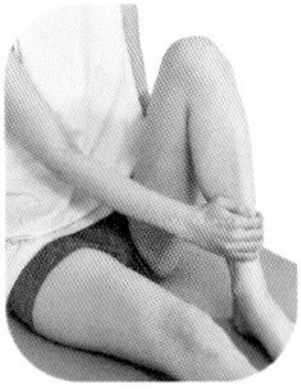

正面

ひざが内側を向かないように、まっすぐ引き寄せる。

上級★★★

中級の姿勢（上の写真）から、左手も使いながらひざを深く曲げる

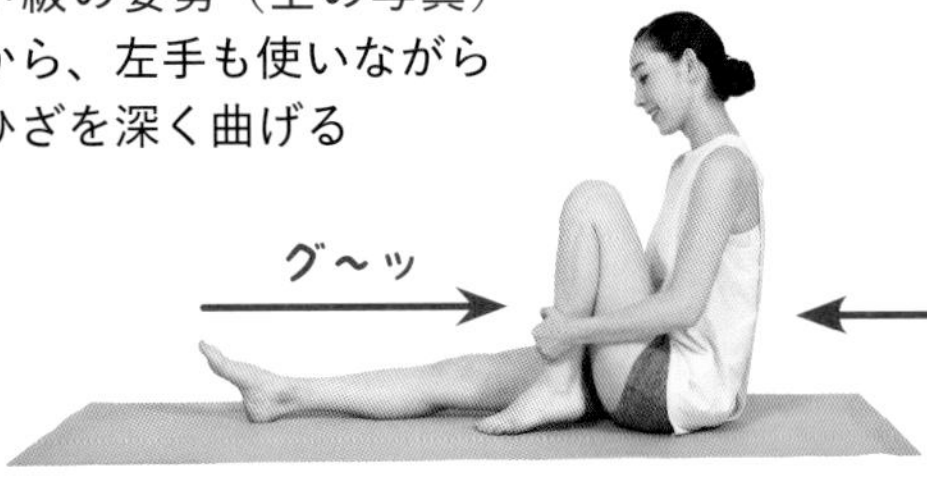

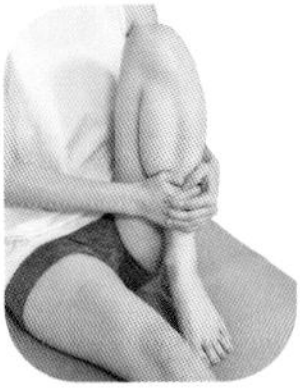

正面

かかとがおしりに付くぐらいまで、グ〜ッと曲げる。

2

初級、中級、上級の中から、ムリなくできる体操を選択する
（初級ができた人は中級へ、中級ができた人は上級へと、ステップアップしていく）

太ももを強くする筋力トレーニング 1

45度曲げスクワット

**深く曲げすぎないスクワットで
脚のパワーを鍛えます。**

この**症状**に効く

体重がかかっての痛み / 上り下りの痛み / 不安

目線を前に向けて
あごが下がらない
ように

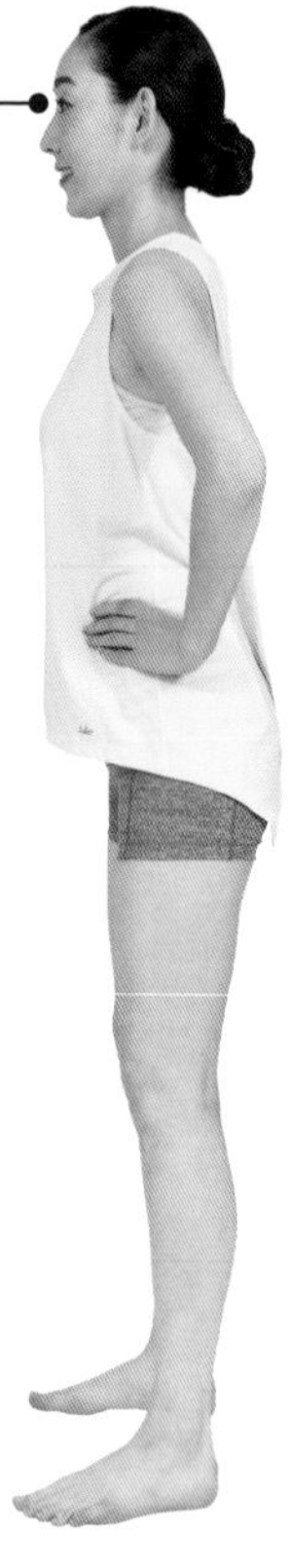

Good 両手を
腰に当てて
肩幅で立つ

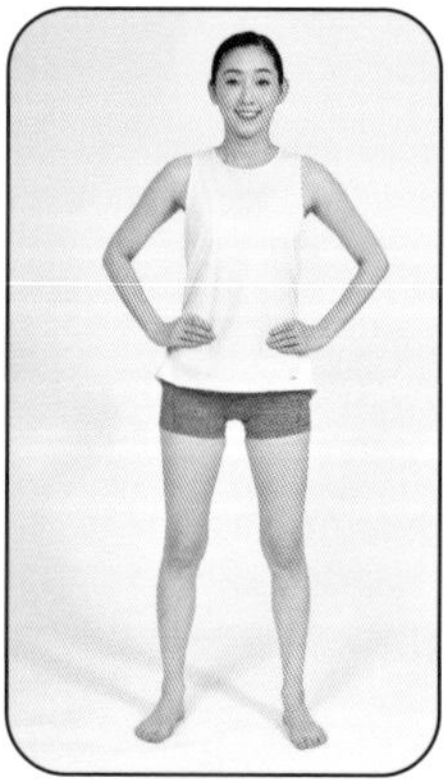

**1→2を繰り返し
3セット10回**

1

**背筋を伸ばして
まっすぐに立つ**

NG 1 ひざが内側に入ると、ひざから下がねじれてしまう

NG 2 おしりを突き出すと太ももが鍛えられない

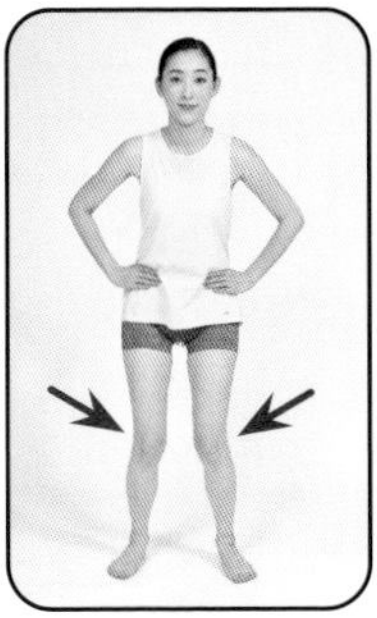

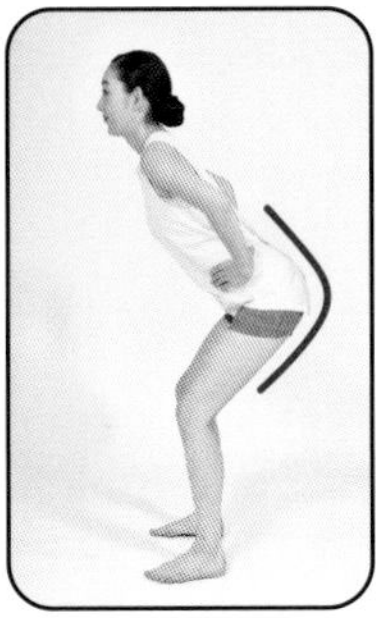

Good ひざをつま先の上に乗せるようにする

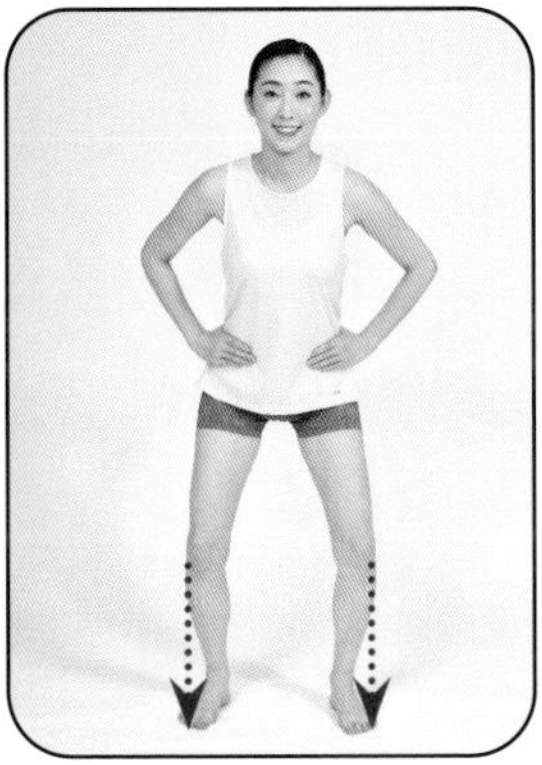

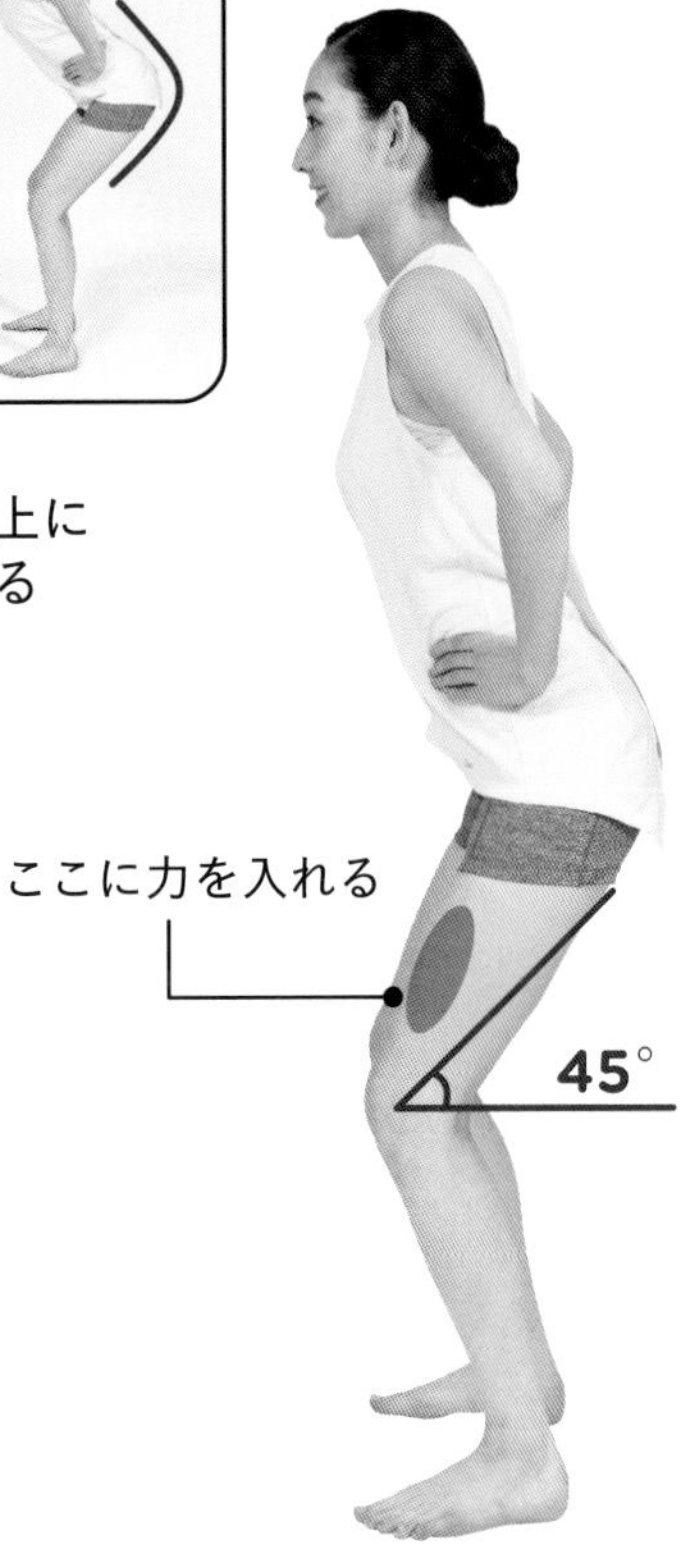

2 ひざを45度くらいまで曲げる（深く曲げすぎない）

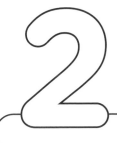

太ももを強くする筋力トレーニング 2

太もも力でひざ裏伸ばし

脚の筋力アップとひざ裏のストレッチを同時に行う運動です。

この**症状**に効く

体重がかかっての痛み / 上り下りの痛み / 腫れ / 曲げ伸ばしの痛み / 動き始めの痛み / こわばり / 骨棘

1

太ももに力を入れながら
ひざの裏を伸ばしていく

2秒キープを
左右10回
3セット

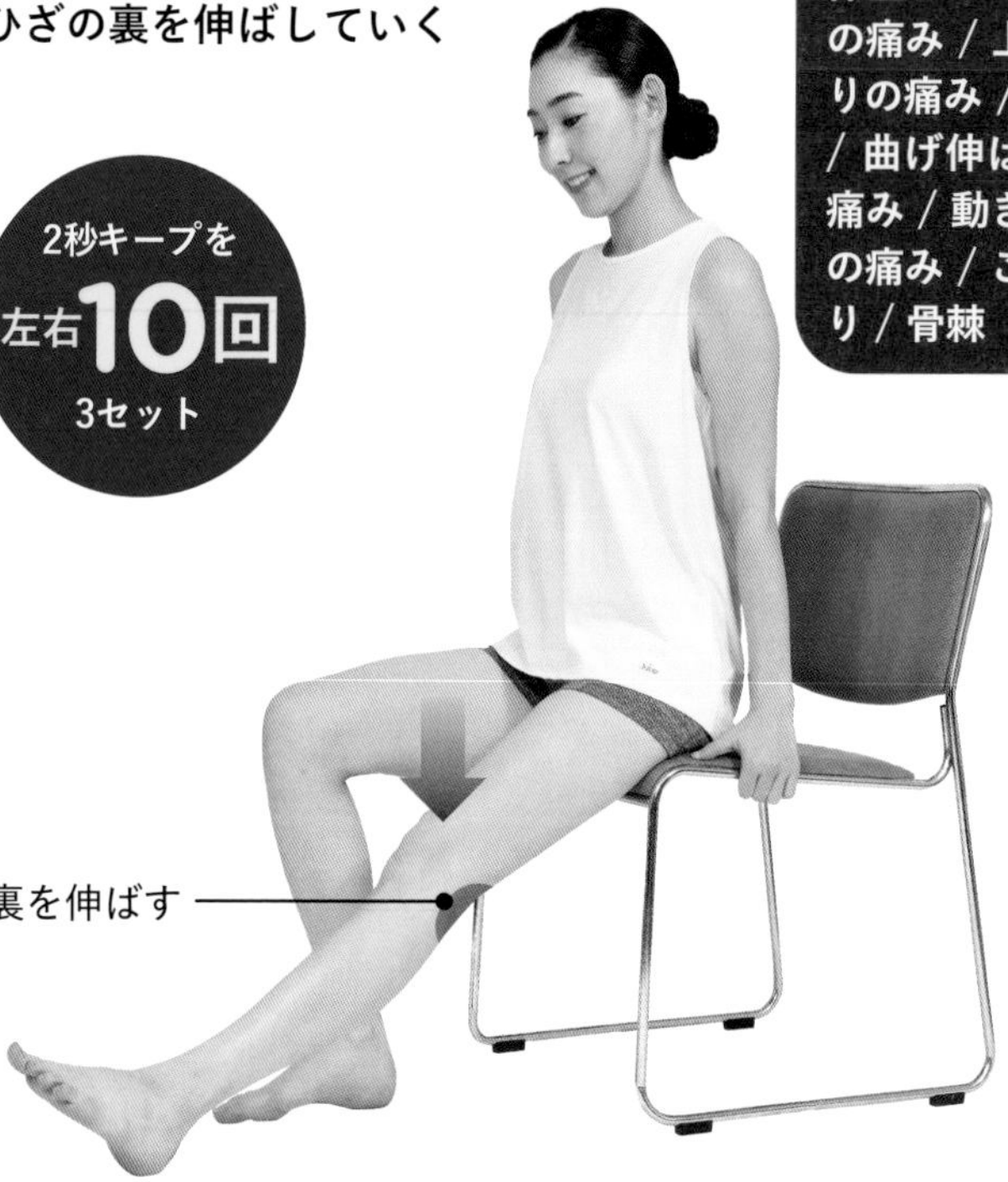
ひざの裏を伸ばす
意識で

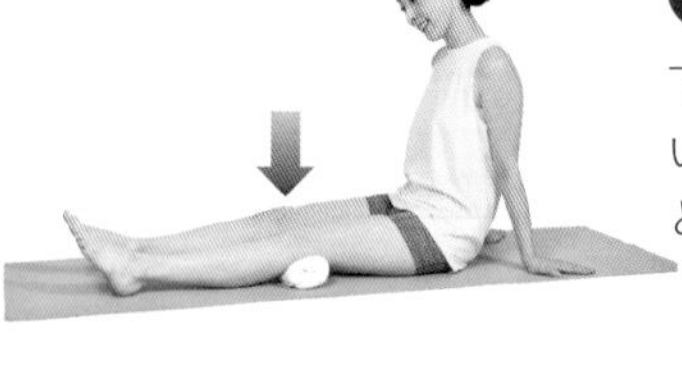

座りながらの場合

下に丸めたタオルを置いて、ひざの裏でグッと押し込む。

太ももを強くする筋力トレーニング 3

つま先外向け脚上げ

内ももの筋肉を集中的に鍛える脚の持ち上げ運動です。

この症状に効く

体重がかかっての痛み / 上り下りの痛み / 腫れ / 曲げ伸ばしの痛み / 動き始めの痛み / こわばり / 骨棘

Good 太ももからつま先まで一緒に外側にまわす

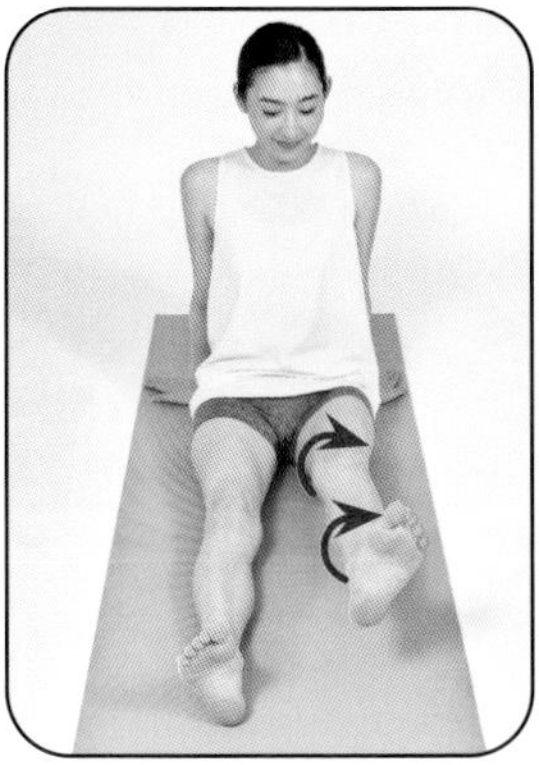

左右10秒 3セット

1 つま先をやや外に向けて伸ばした脚を持ち上げる

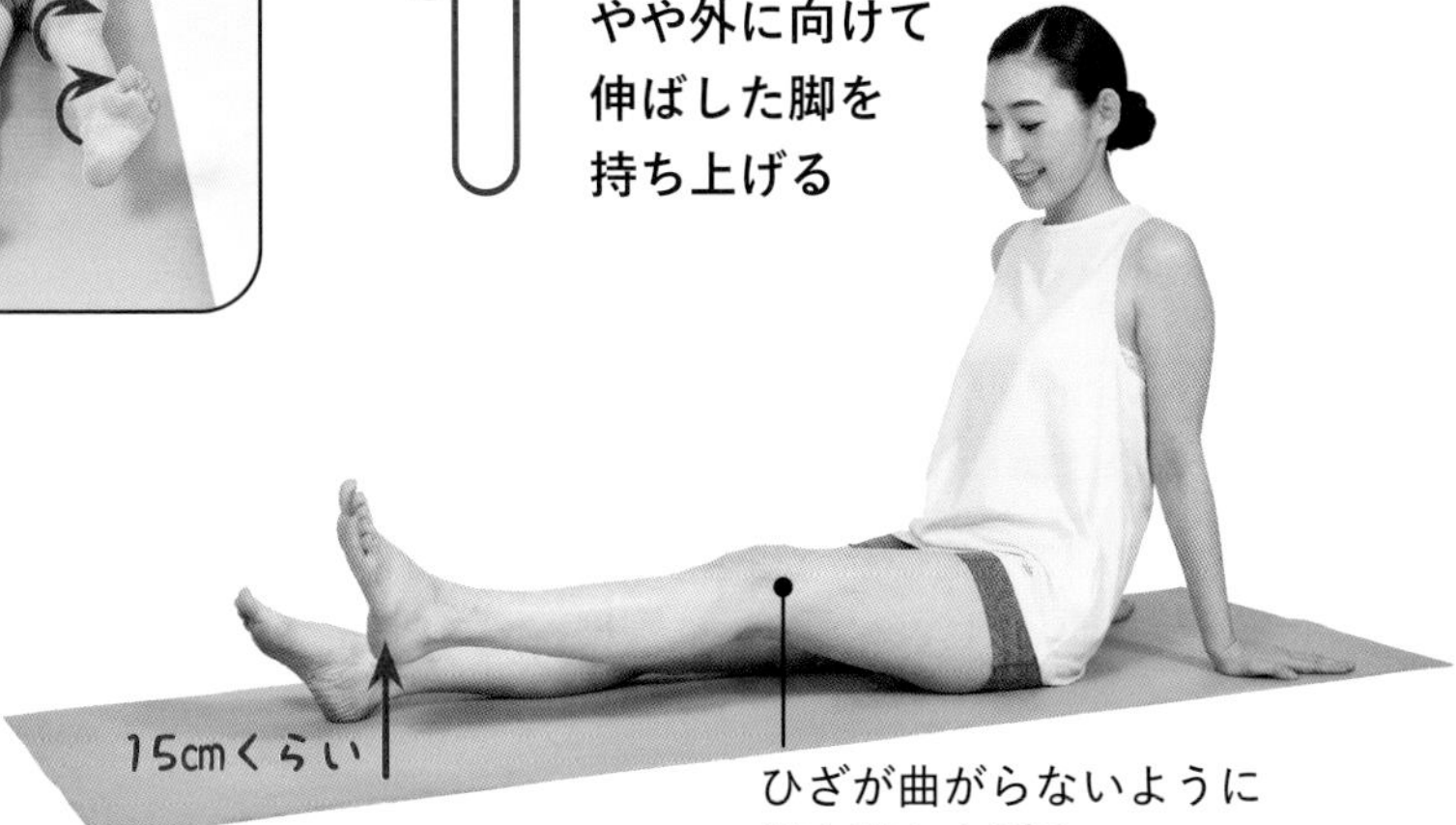
15cmくらい
ひざが曲がらないように
脚を持ち上げる

できる人はチャレンジ！

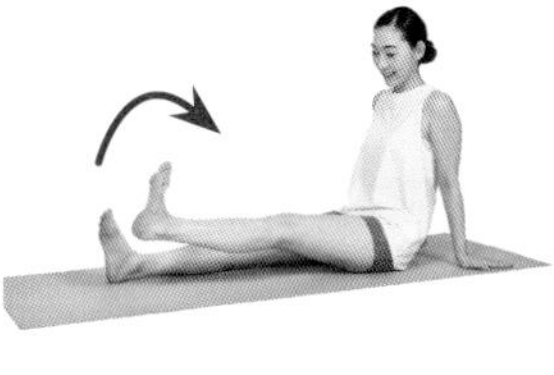

さらに足首を反らしながら持ち上げると、ひざ裏が伸びてストレッチ効果がアップ。

内もも力でかかと引き寄せ

この症状に効く

曲げ伸ばしの痛み／動き始めの痛み／こわばり

内ももの筋肉を意識しながら
ひざを曲げる運動です。

1 座ったまま
ひざを伸ばす

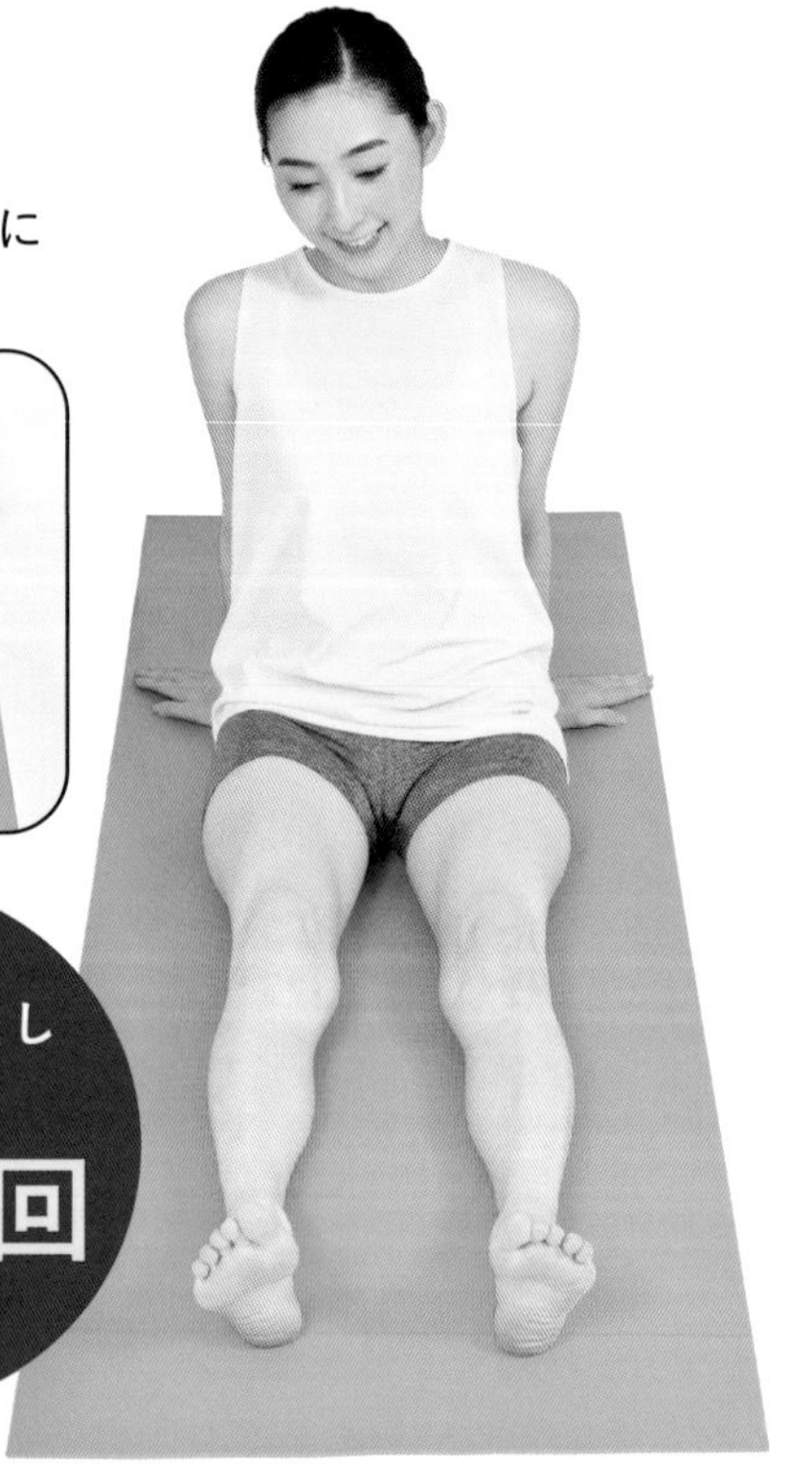

2 つま先を
内側に向けて
ひざを曲げる

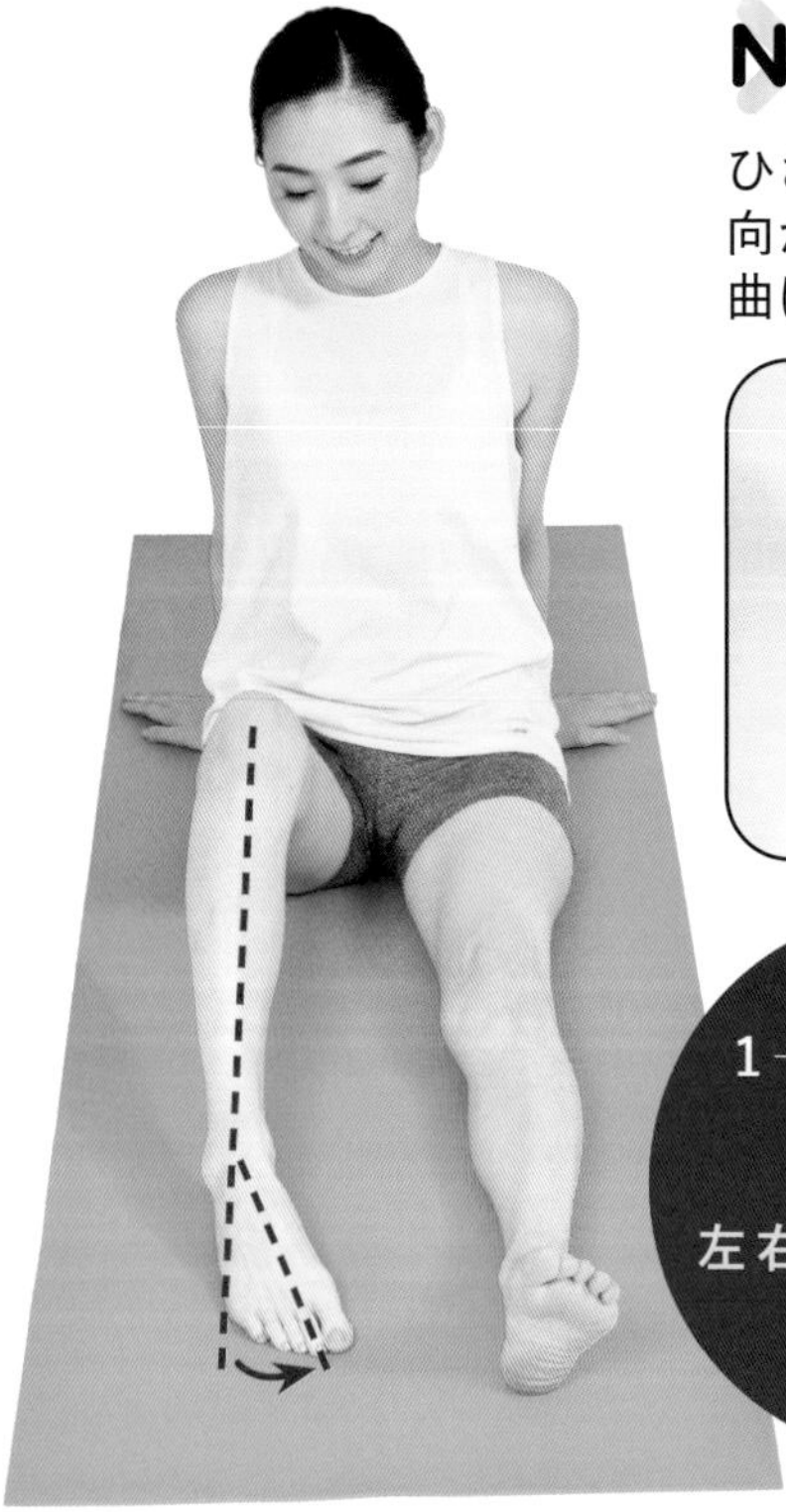

NG

ひざが内側を
向かないように
曲げる

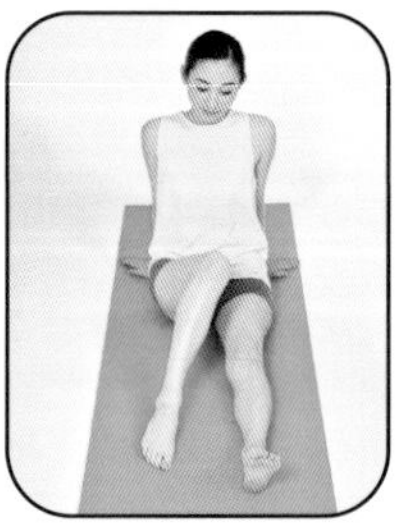

1→4繰り返し
2セット
左右10回

Good
内ももの筋肉で
コントロールしながら
まっすぐ曲げる

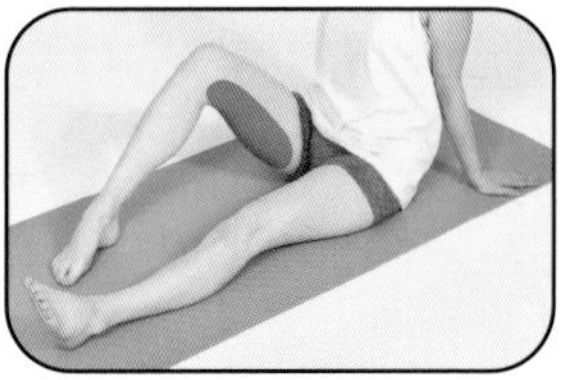

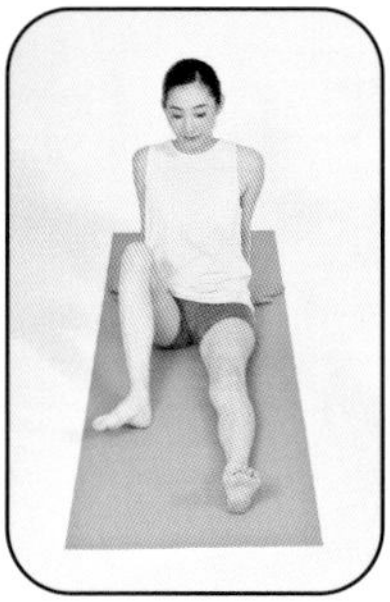

NG
つま先が外を
向かないように

3

**かかとを
滑らせながら
深く曲げていく**

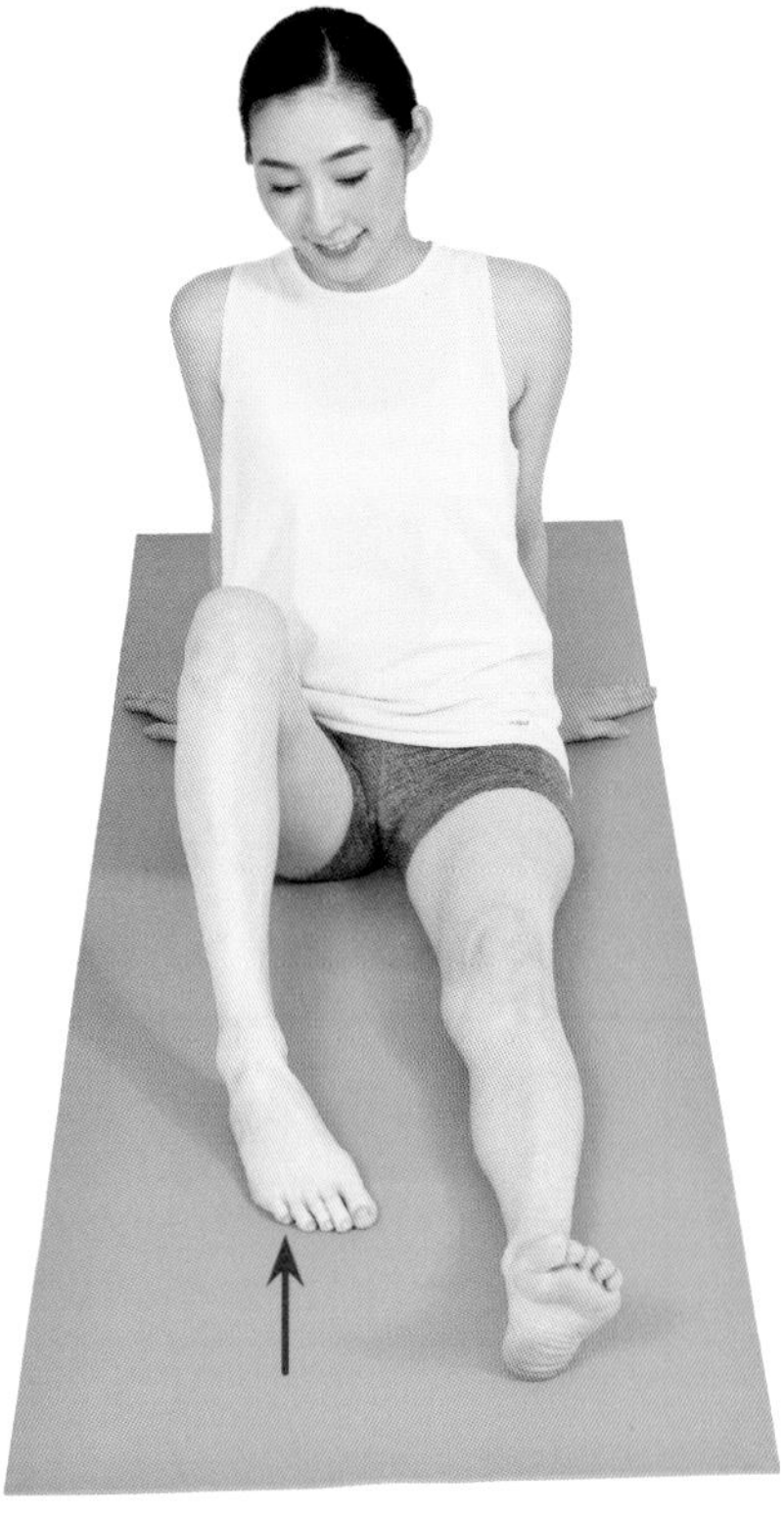

4

**曲げられるところまで
深く曲げたら
元の姿勢に戻す**

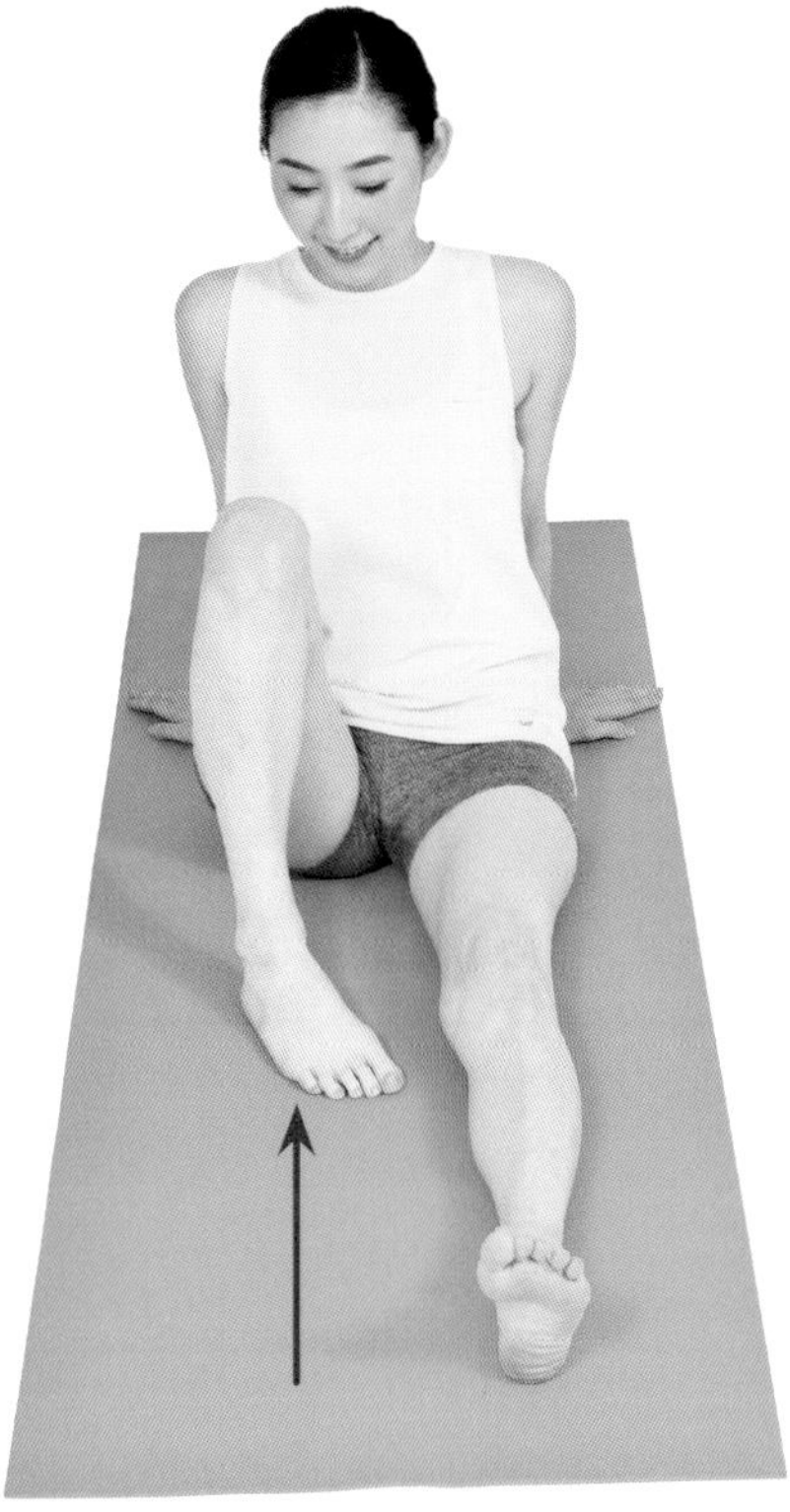

つま先内向けひざ曲げ

つま先を内側に向けながらひざを曲げる内ももの筋トレです。

1→2繰り返し
2セット
左右10回

この症状に効く

曲げ伸ばしの痛み／動き始めの痛み／こわばり

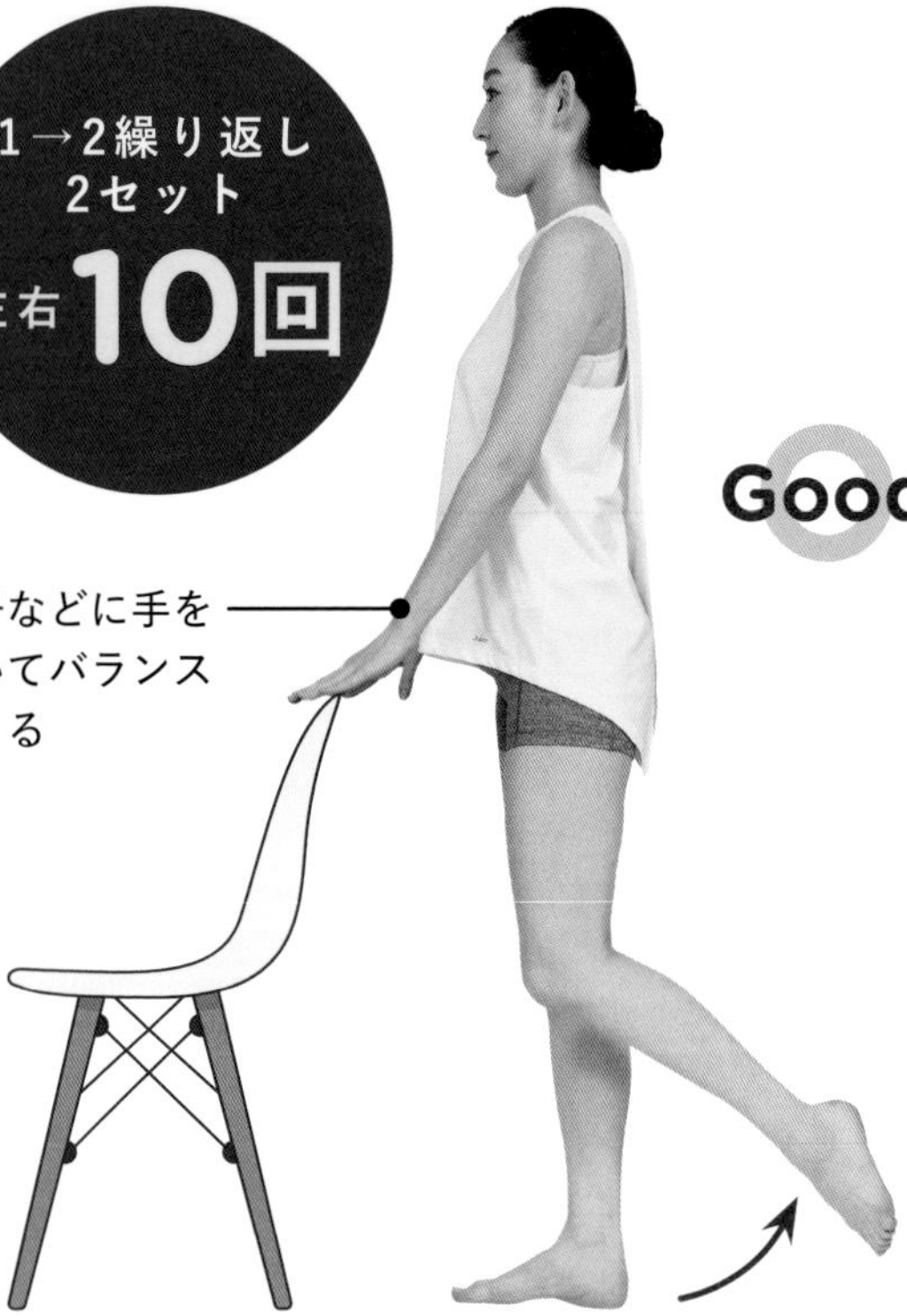

椅子などに手をついてバランスをとる

Good　つま先を内側に向けたまま、やや浮かせた状態に

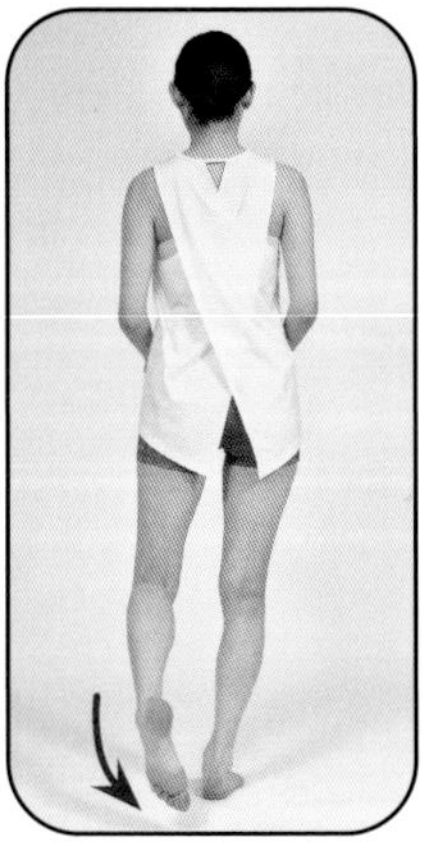

1 片脚を浮かせた状態でまっすぐに立つ

ポイント

脚は浮かせた状態から始める

つま先を内側に向けたまま、ひざだけを曲げる動きは慣れないうちは難しいため、最初は片脚をやや浮かせた状態にして、そのまま後ろに折り曲げるような意識で行ってみましょう。繰り返していると、内ももの筋肉を狙い通りに刺激できるようになります。

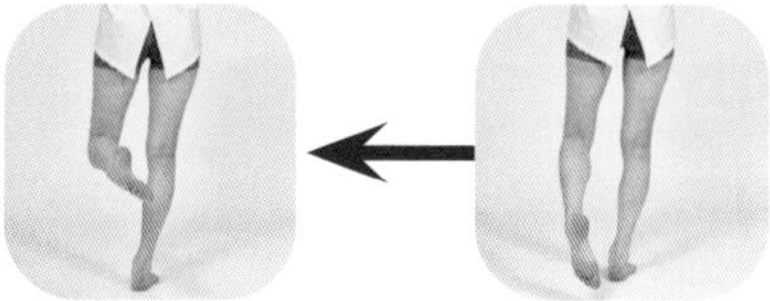

つま先をやや内側に向けて曲げると、自然と脚が内側にまわって内ももの筋肉を刺激できます。

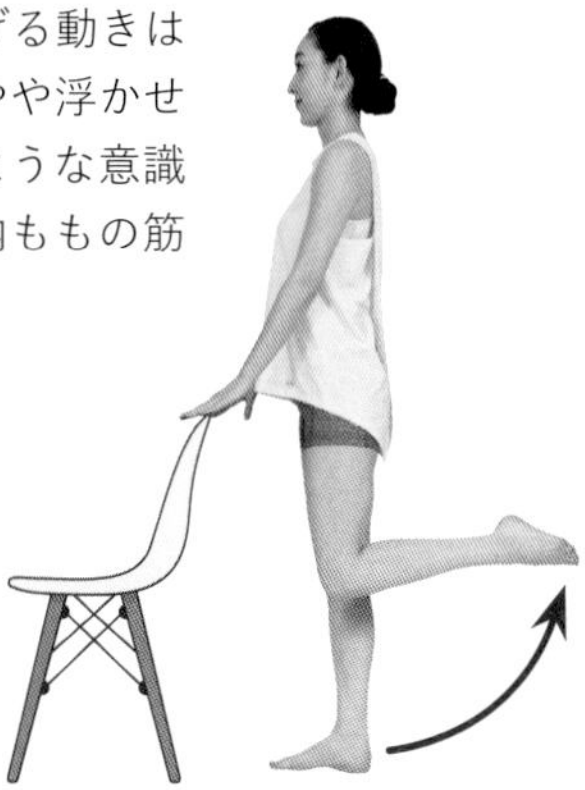

NG 曲げたひざが支持脚よりも前に出た状態だと、内ももの筋肉にしっかり刺激を与えられない

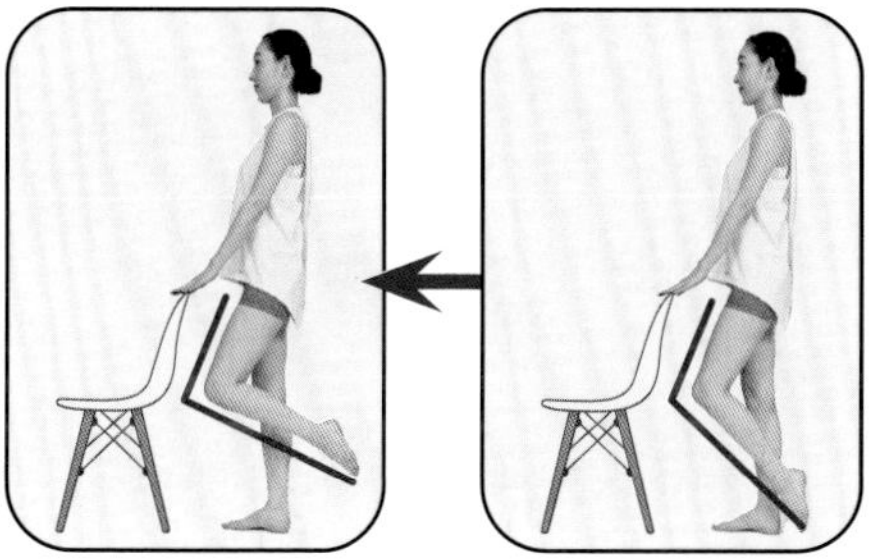

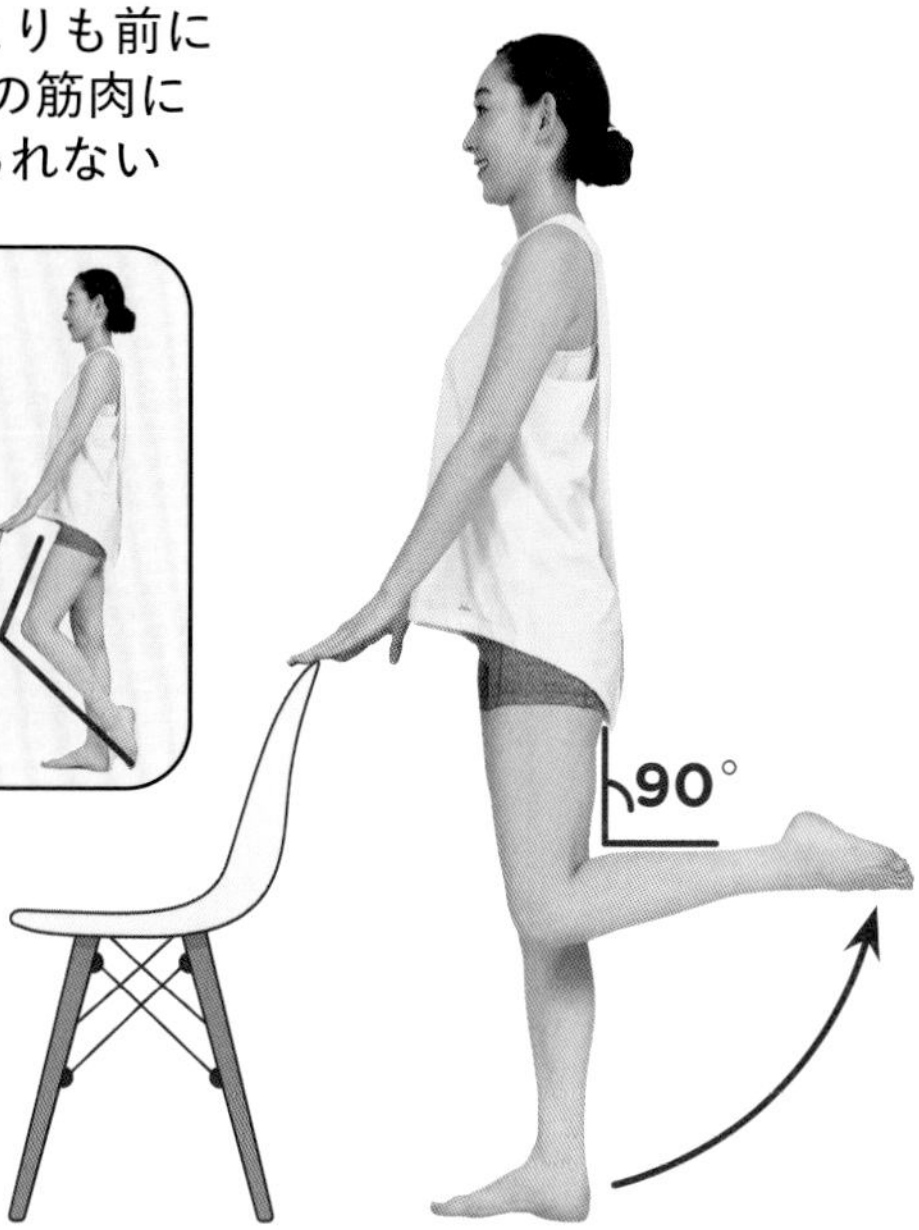

2

**つま先を内側に向けたまま
ひざを90度に曲げる**

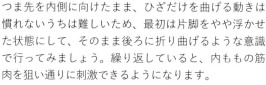

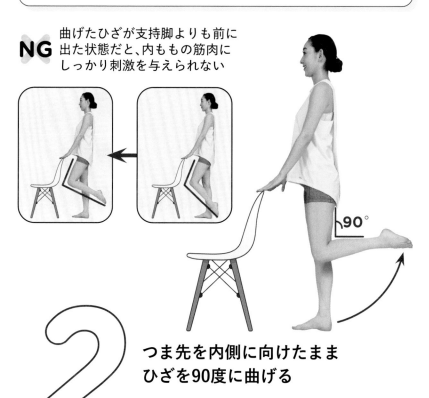

お皿の下ゆらし

この症状に効く

お皿の下を押すと痛い

膝蓋骨の下にある膝蓋下脂肪体や腱の痛み、
滑膜炎の緩和に効果的なマッサージ。

1 両手でお皿に手を添えて、すねに近い縁の部分を指で押さえる

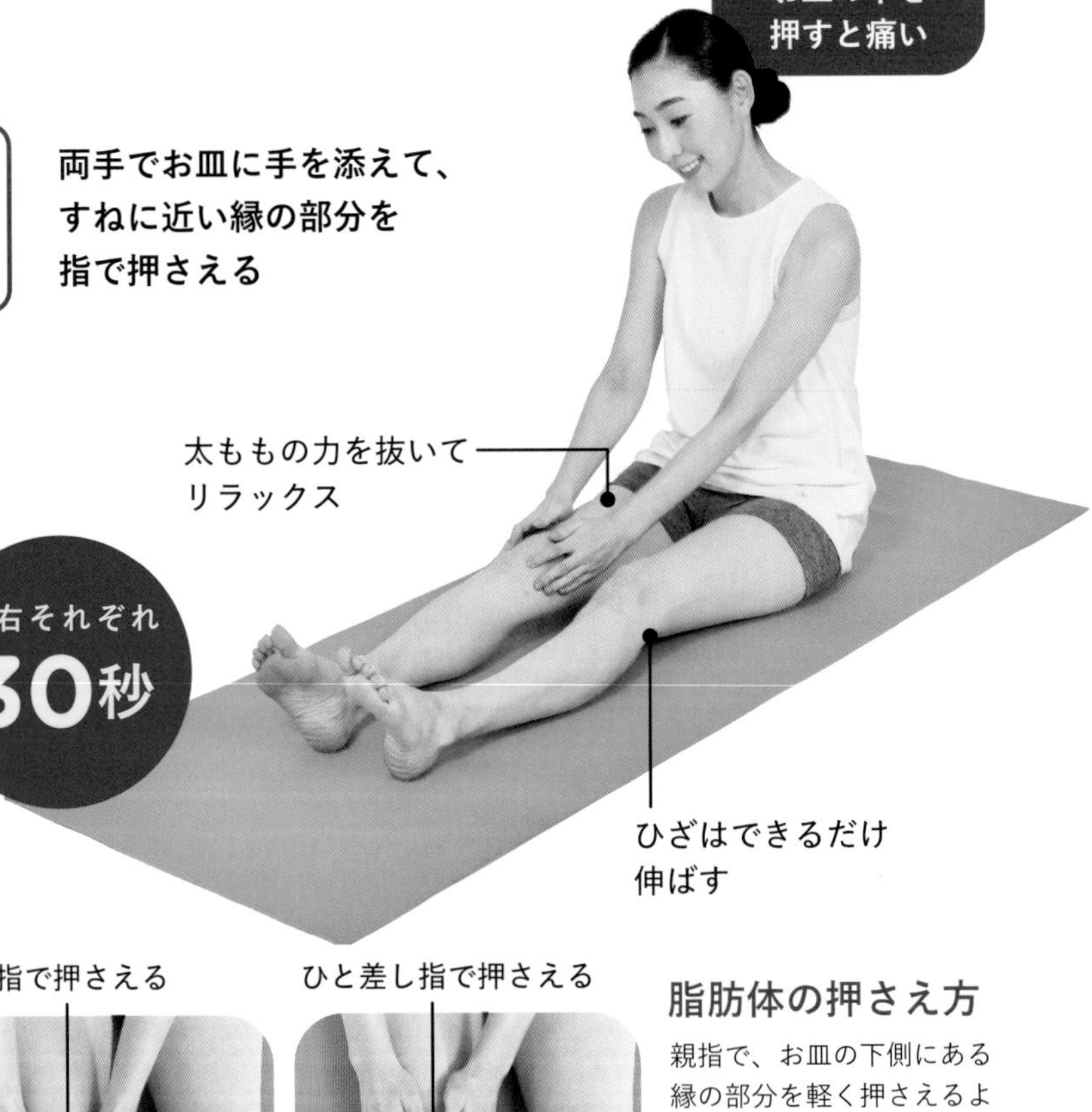
太ももの力を抜いて
リラックス
ひざはできるだけ
伸ばす

左右それぞれ
30秒

親指で押さえる

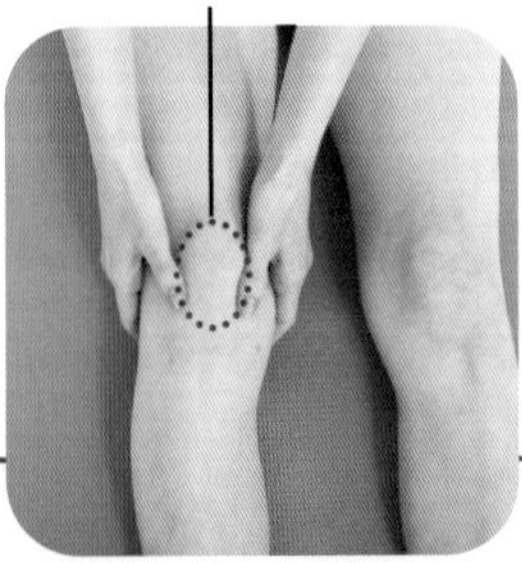

ひと差し指で押さえる

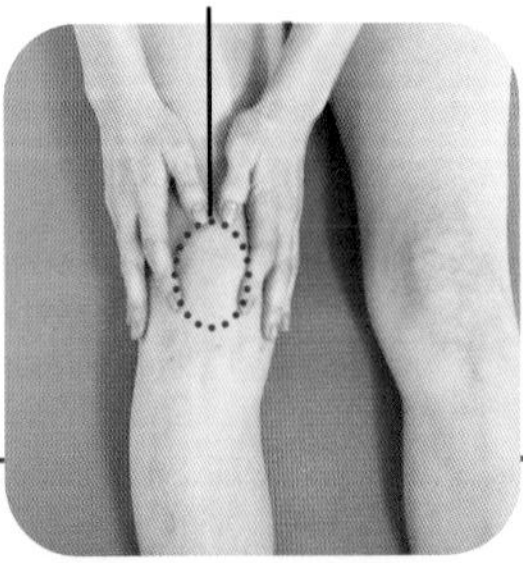

脂肪体の押さえ方

親指で、お皿の下側にある縁の部分を軽く押さえるようにします。
ひと差し指の場合も押さえる位置は同じ。やりやすい方を選びましょう。

親指で左右交互に動かす

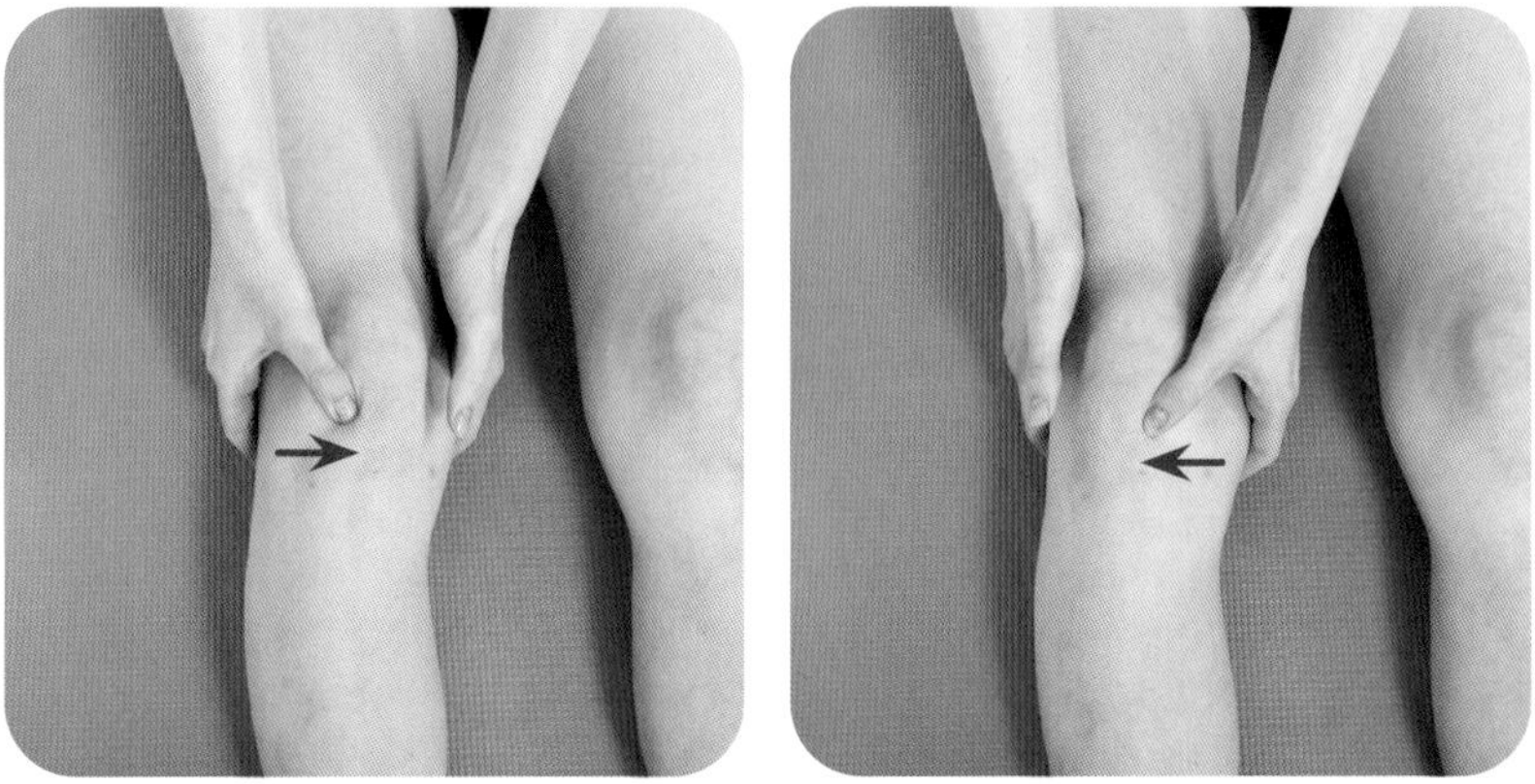

お皿の縁を左右の親指でグイグイ押し合います。スムーズに動くのは脂肪体がしっかり働いている証拠です。

ひと差し指で左右交互に動かす

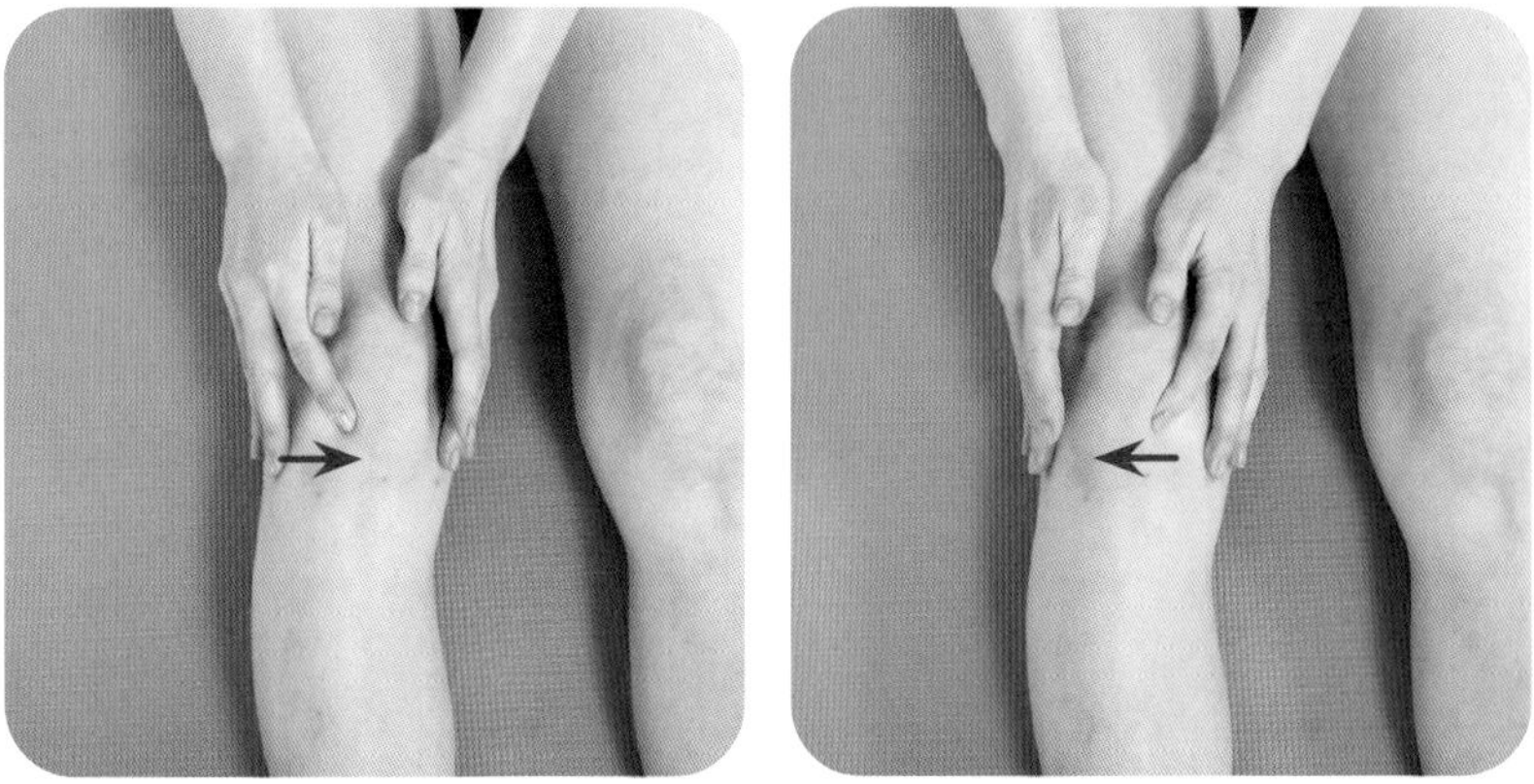

ひと差し指の場合もやり方は同じ。お皿を動かしにくく感じる場合は、太ももに力が入っていないか確認を。太ももの力を抜くことで膝蓋腱のロックが外れるので、脂肪体が動かしやすくなります。

関節包さすり（内側）

関節包の炎症をはじめ、滑膜由来の痛みの緩和に役立つ内側のマッサージです。

この症状に効く

内側を押すと痛い

1

ひと差し指、中指、薬指の3本で、内側の骨のでっぱり部分を押さえる

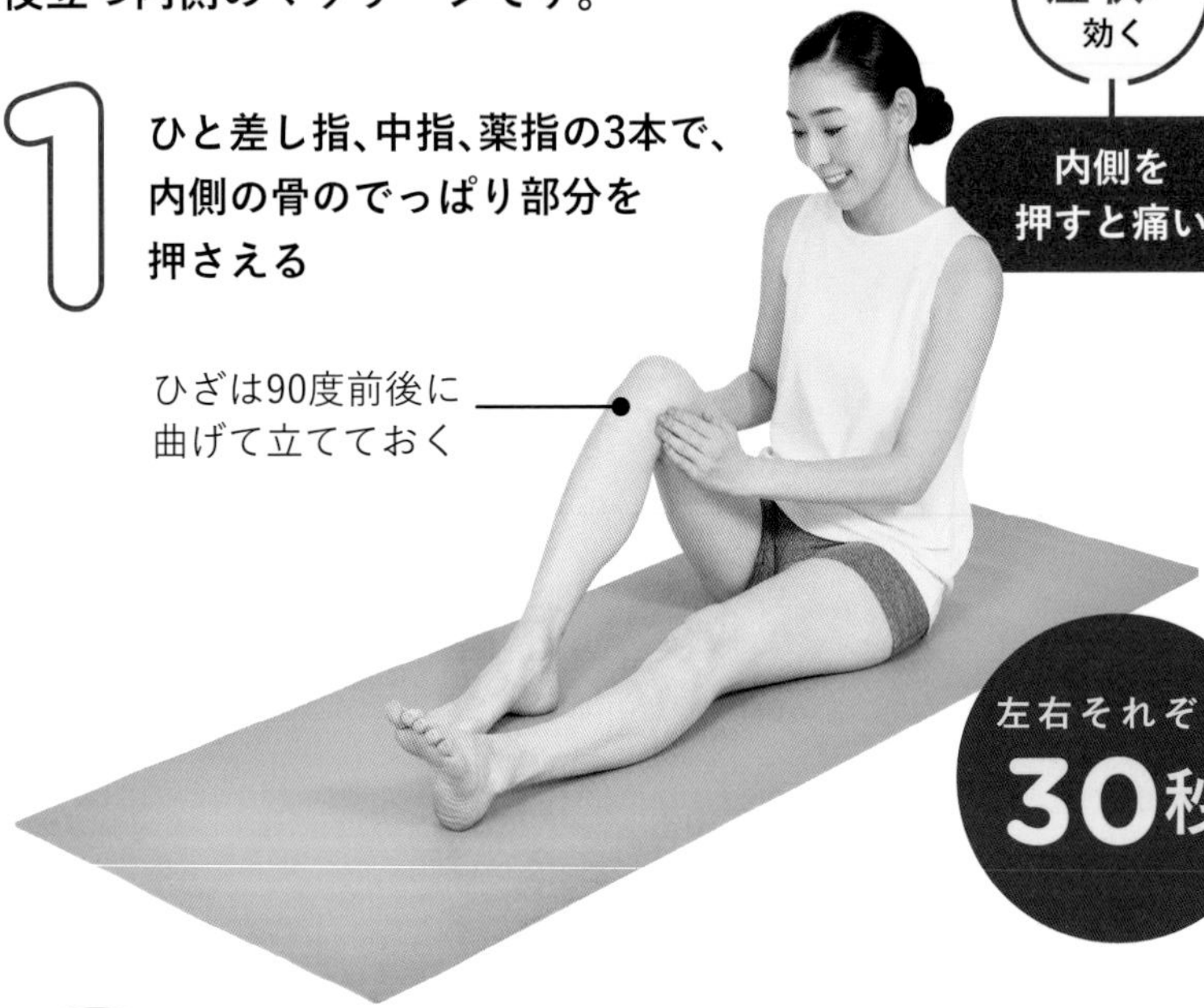
ひざは90度前後に
曲げて立てておく

左右それぞれ**30秒**

2

押さえた状態のままで、前後にグイグイさする

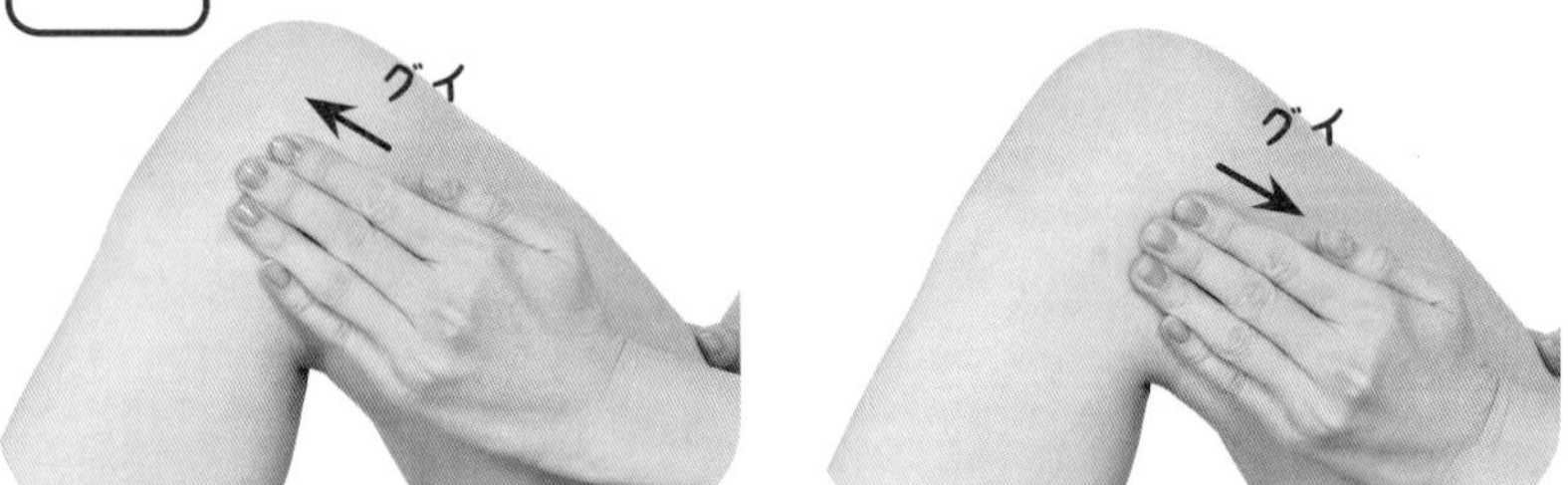
グイ
グイ

ひざ関節の内側は、痛みの出やすい部位。とくに骨がでっぱったところの周辺は、筋肉や腱が緊張したり、滑膜の炎症が起きやすいので、定期的にマッサージしましょう。

腱周囲マッサージ 3

ひざ裏ぐるぐる指押し（内側）

この症状に効く

裏側を押すと痛い

ひざ裏の内側の痛み。特に腓腹筋の腱周辺で起こる痛みにオススメのマッサージです。

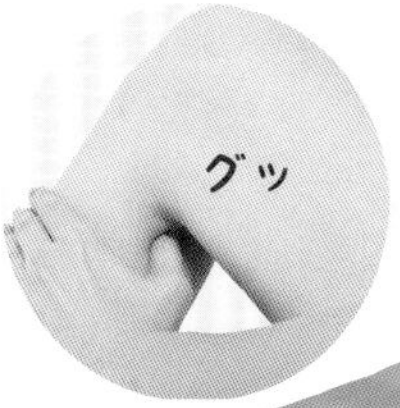

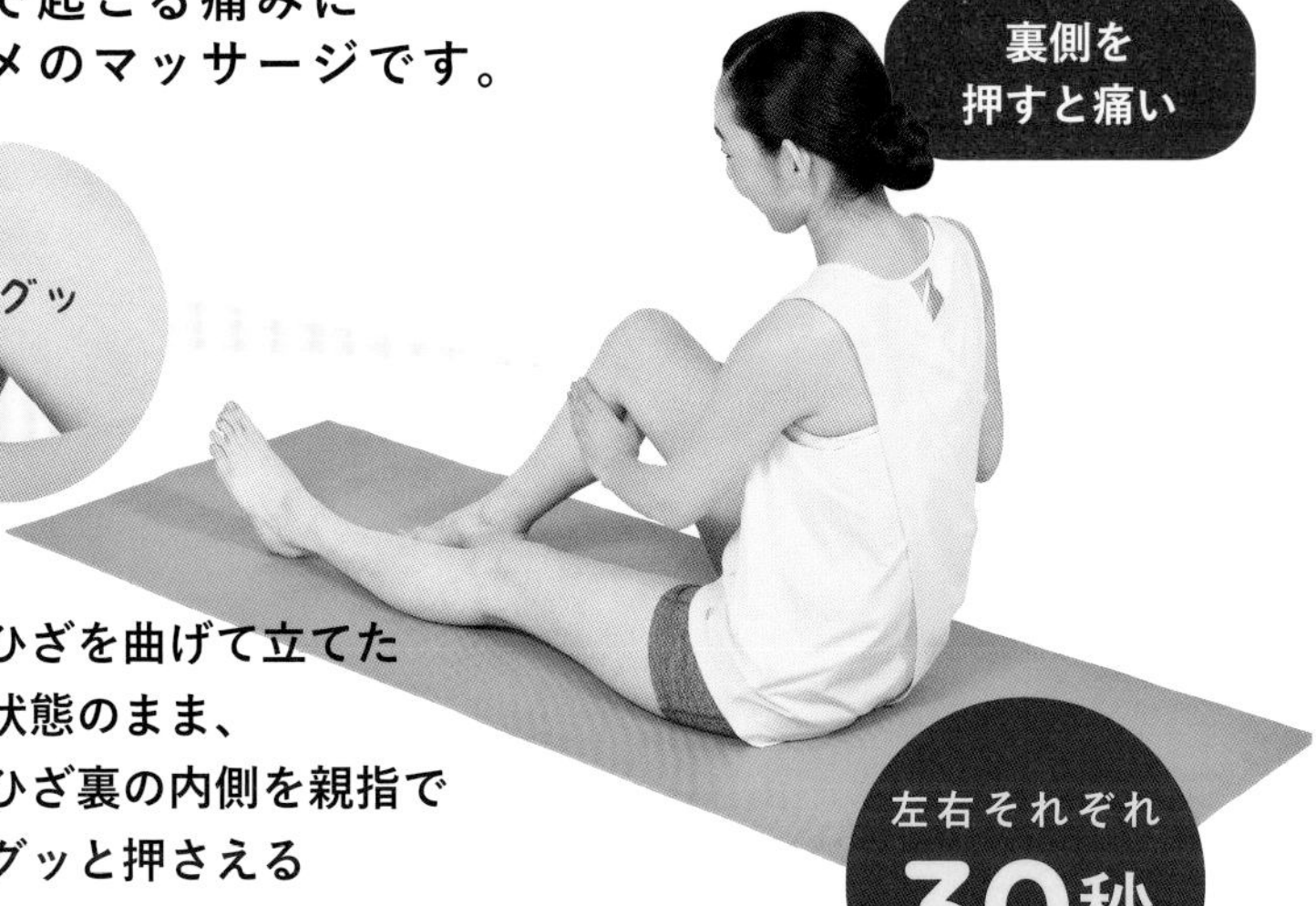

1 ひざを曲げて立てた状態のまま、ひざ裏の内側を親指でグッと押さえる

左右それぞれ 30秒

2 親指を奥に押し込んだまま、ぐるぐると円を描くようにマッサージする

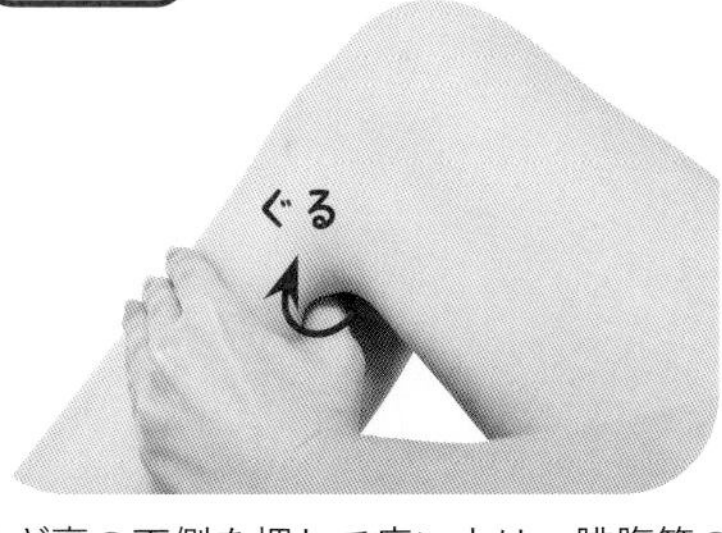

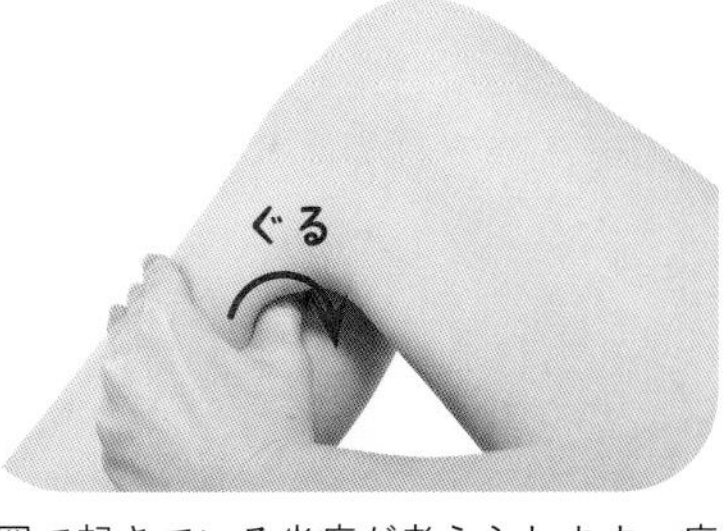

ひざ裏の下側を押して痛い人は、腓腹筋の腱周囲で起きている炎症が考えられます。痛みの強いときはムリはせず、時間を減らすなど様子を見ながら行います。

腱周囲マッサージ 4

太ももの腱ゆらし（内側）

ハムストリングス内側の腱周辺に圧痛があるときに行います。

この**症状**に効く

裏側を押すと痛い

1 ひざを立てた状態から、太ももの力で脚をグッと後ろに引くと、盛り上がってくる細い腱があるので、それを指でつまむ

左右それぞれ **30秒**

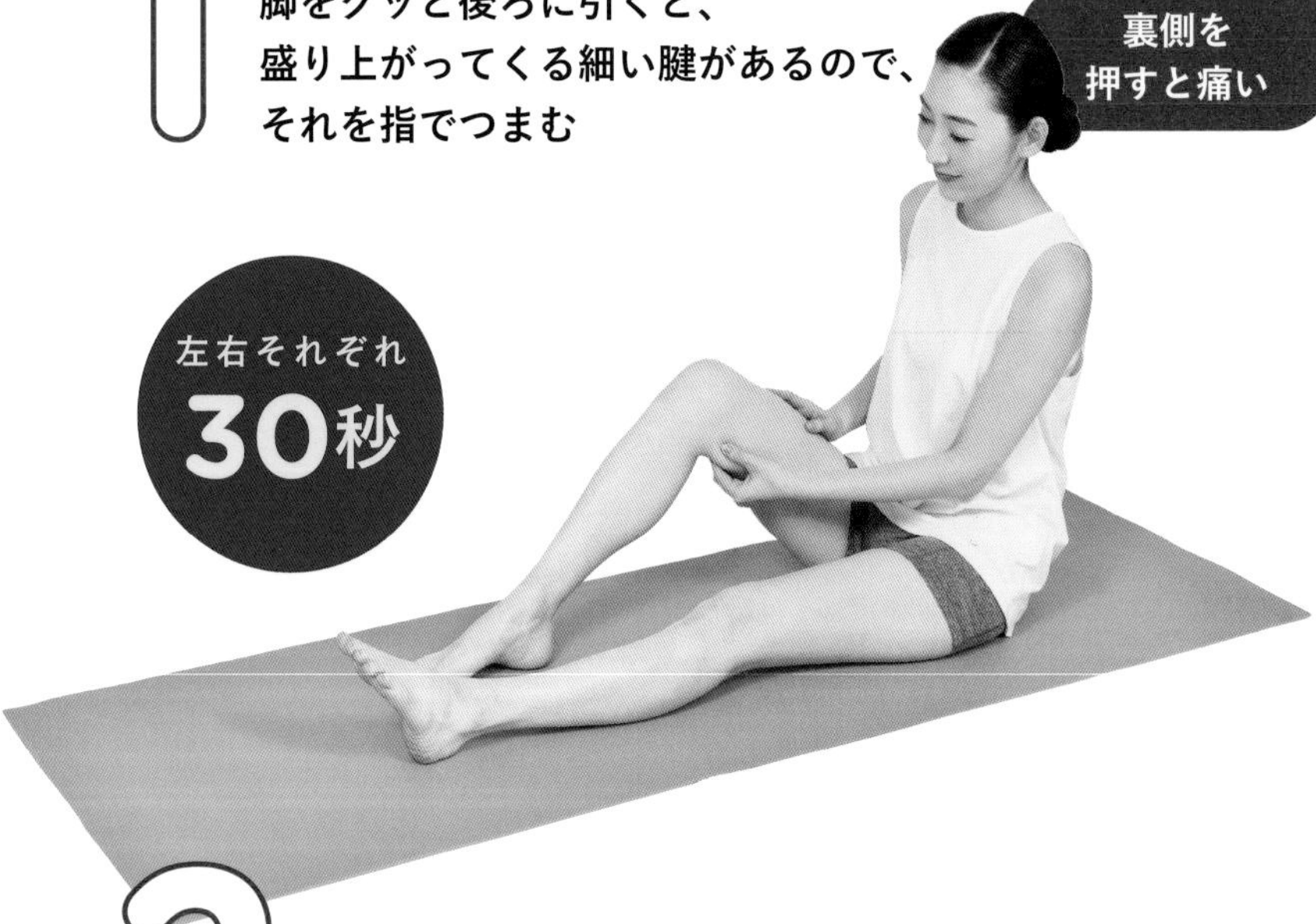

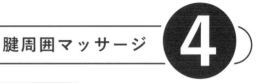

2 つまんだ腱を左右に30秒動かす

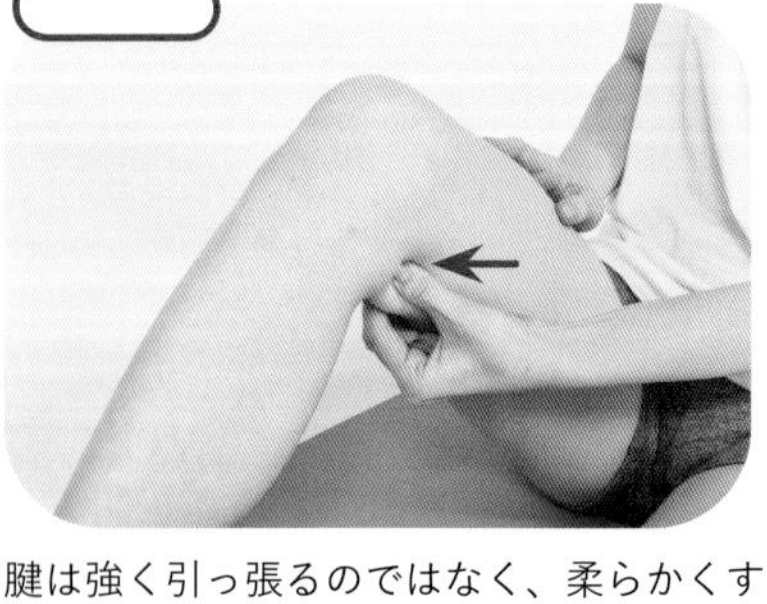

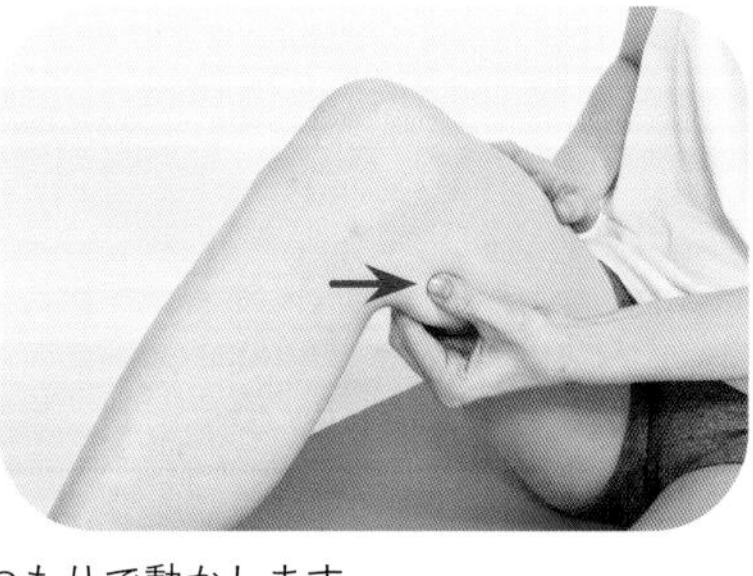

腱は強く引っ張るのではなく、柔らかくするつもりで動かします。

腱周囲マッサージ 5

お皿の上さすり

お皿の上部で起きている炎症をさすって痛みを出にくくします。

この症状に効く
お皿の上を押すと痛い

左右それぞれ
30秒

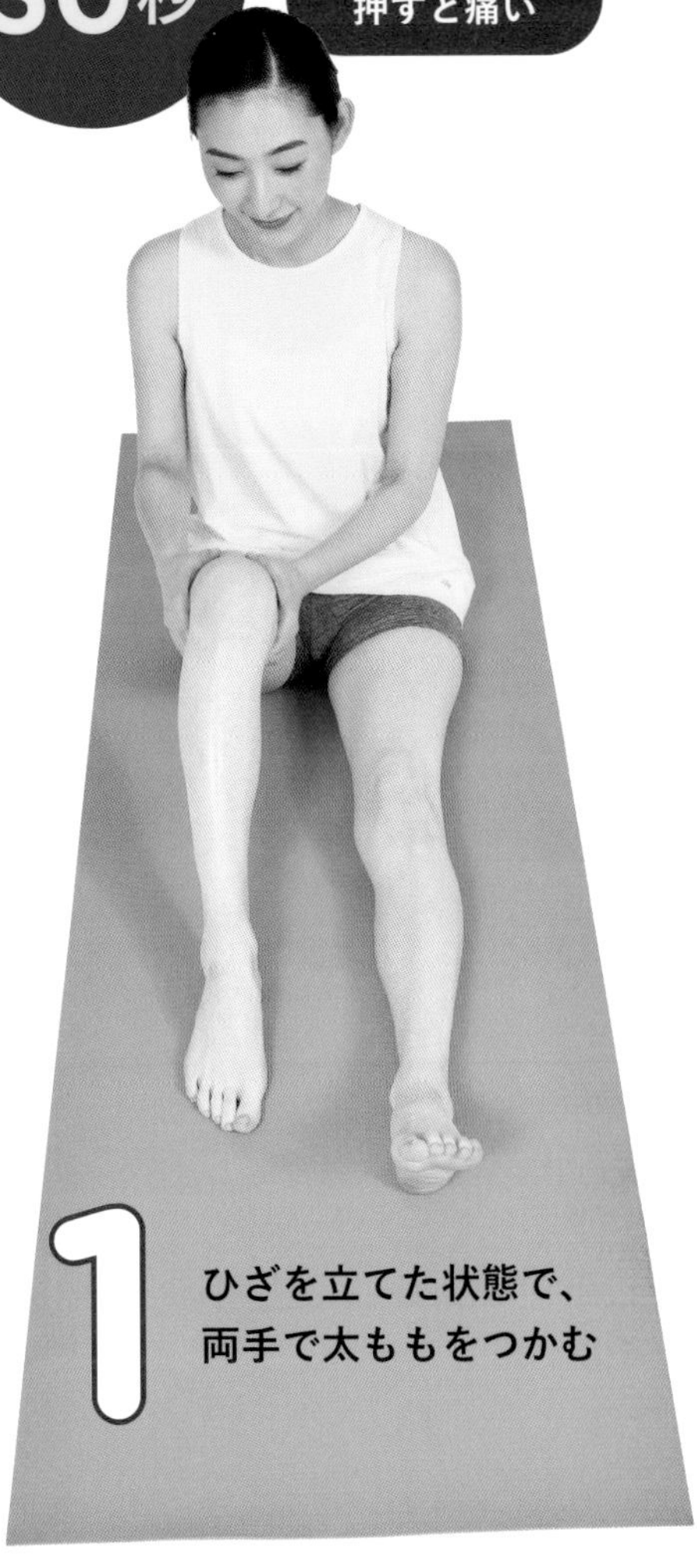

1 ひざを立てた状態で、両手で太ももをつかむ

2 太ももの上部を親指でやや強めに押さえる

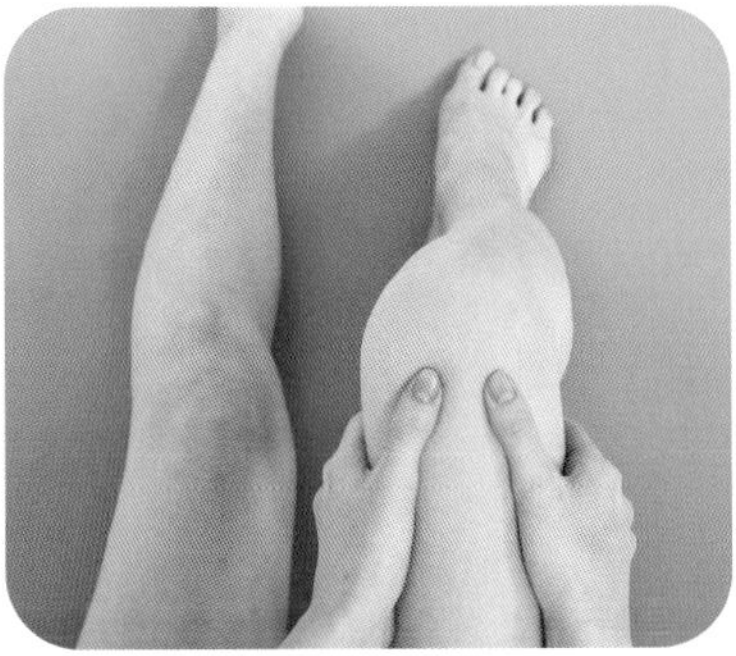

3 親指で押しながら、左右に何度も動かす

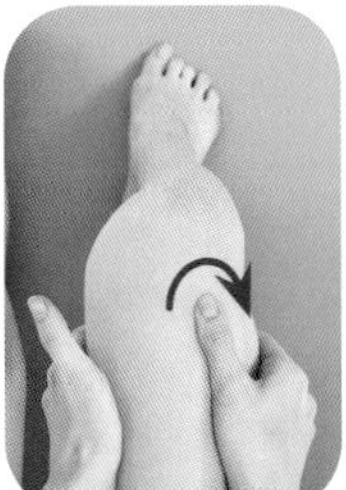

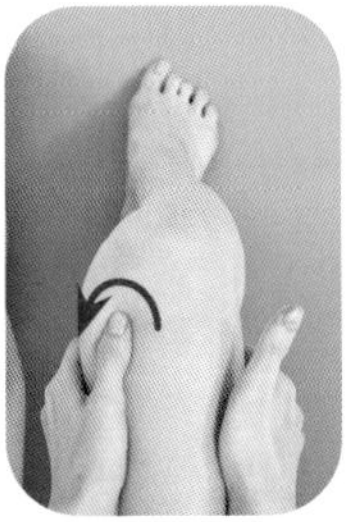

圧痛の刺激で血行が改善されて、痛みが和らぎます。

腱周囲マッサージ 6

関節包さすり（外側）

この症状に効く

外側を押すと痛い

腸脛靭帯炎（ランナーひざ）や、滑膜由来の痛みに効果的な外側のマッサージです。

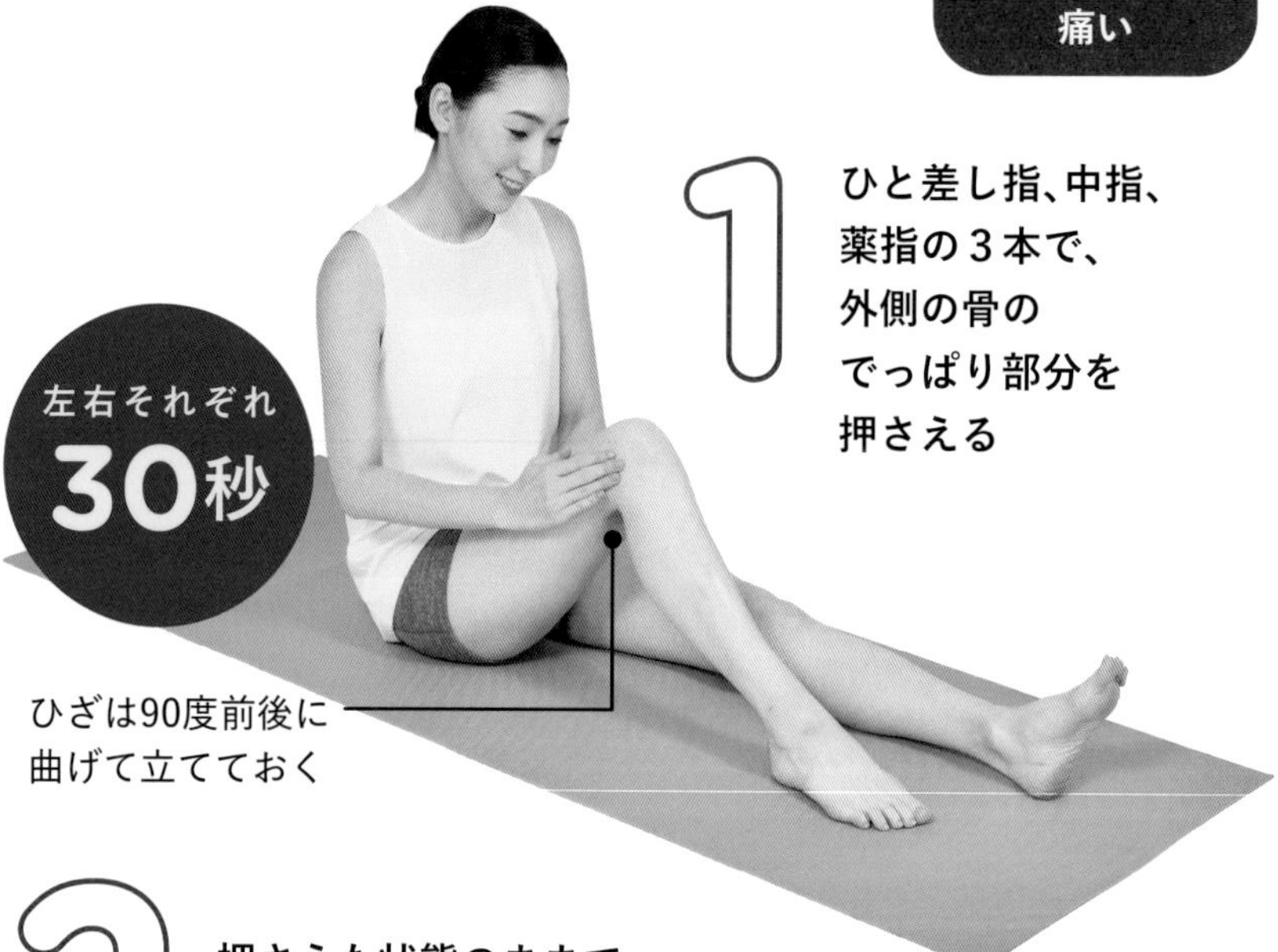
左右それぞれ
30秒
ひざは90度前後に
曲げて立てておく

1 ひと差し指、中指、薬指の３本で、外側の骨のでっぱり部分を押さえる

2 押さえた状態のままで、前後にグイグイさする

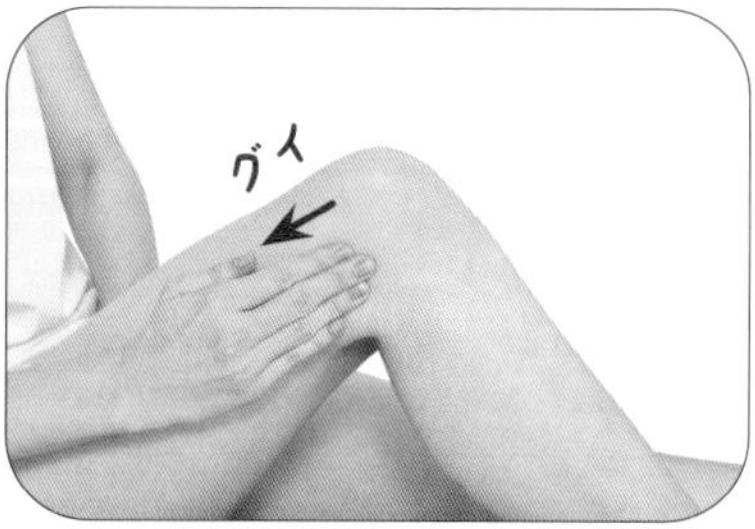
グイ

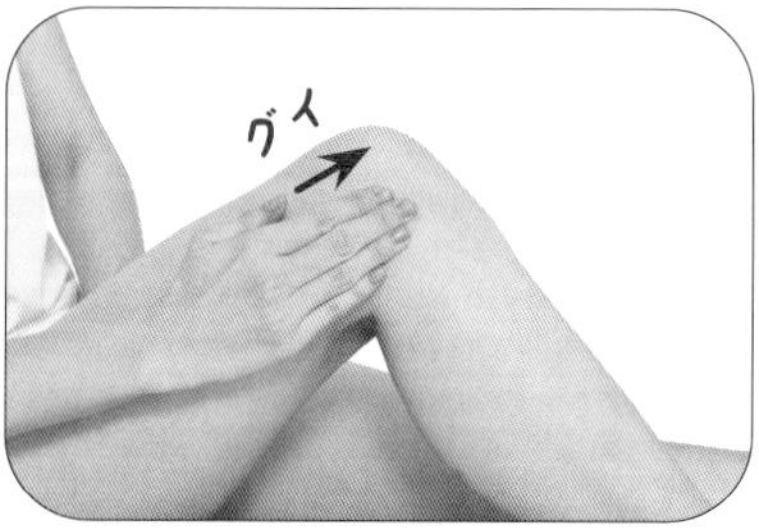
グイ

膝関節の外側は、ランニングなどのスポーツが原因で痛みが発症する人が多い部位。滑膜の炎症も誘発しやすいので運動好きな人は念入りにケアを。

腱周囲マッサージ 7

ひざ裏ぐるぐる指押し（外側）

この症状に効く
裏側を押すと痛い

ひざ裏の外側の痛み。特に腓腹筋の腱周囲で起こる痛みに効くマッサージです。

1

ひざを曲げて立てた状態のまま、ひざ裏の外側を親指でグッと押さえる

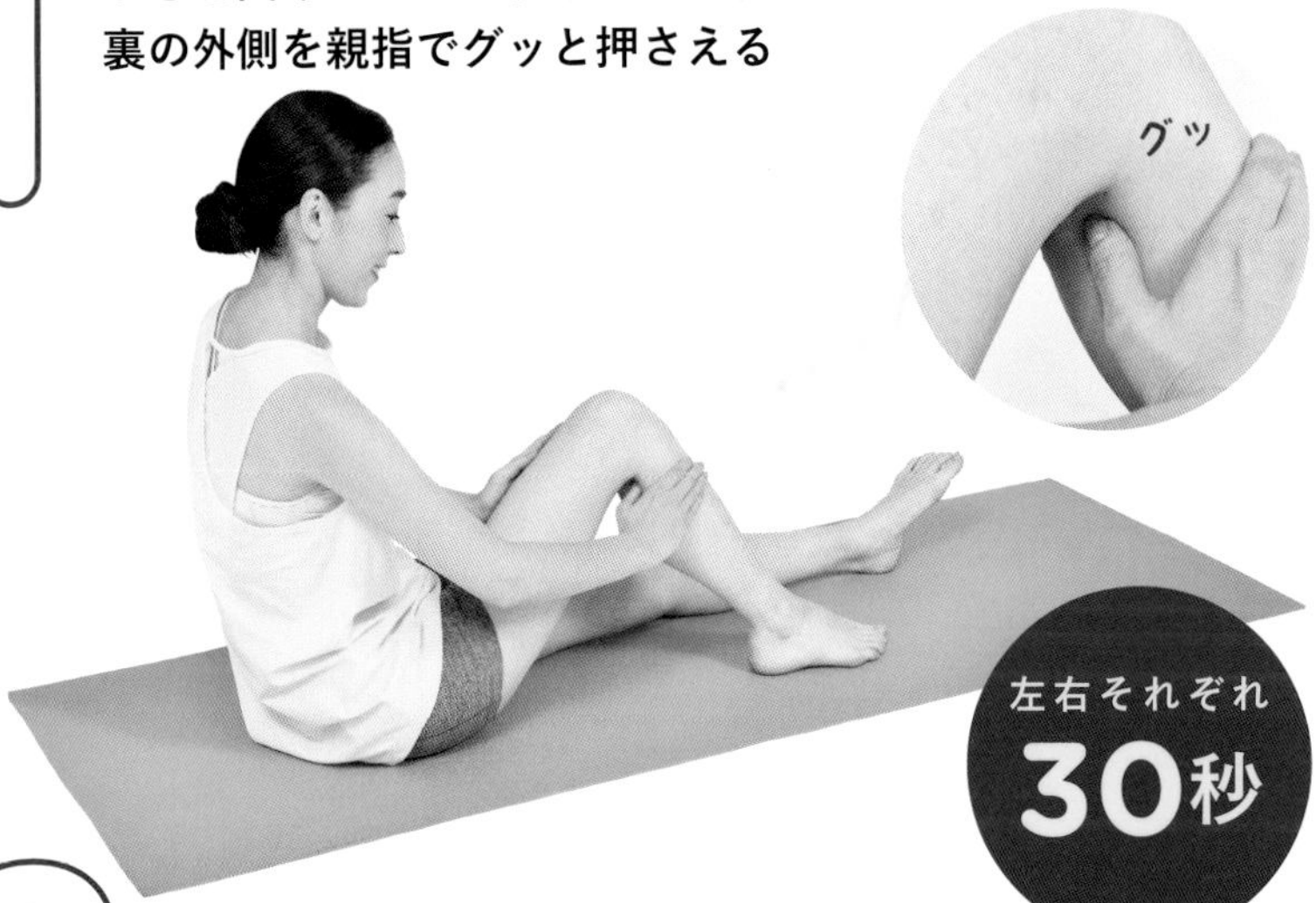

左右それぞれ
30秒

2

親指を奥に押し込んだままで、ぐるぐると円を描くようにマッサージする

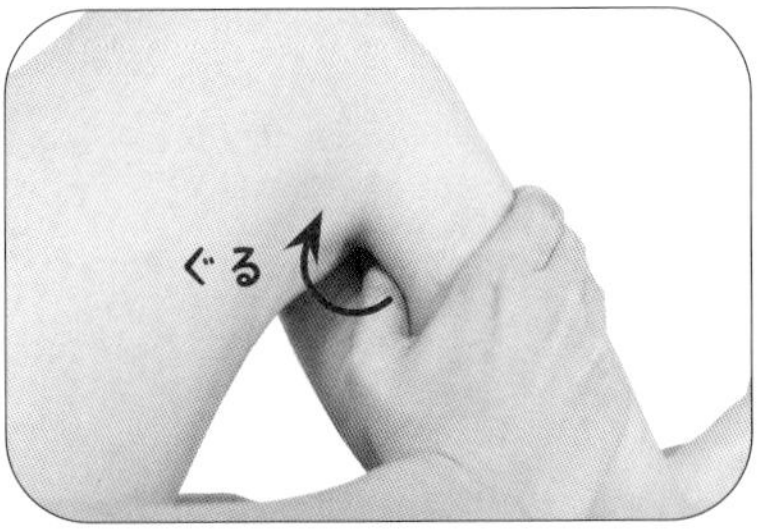

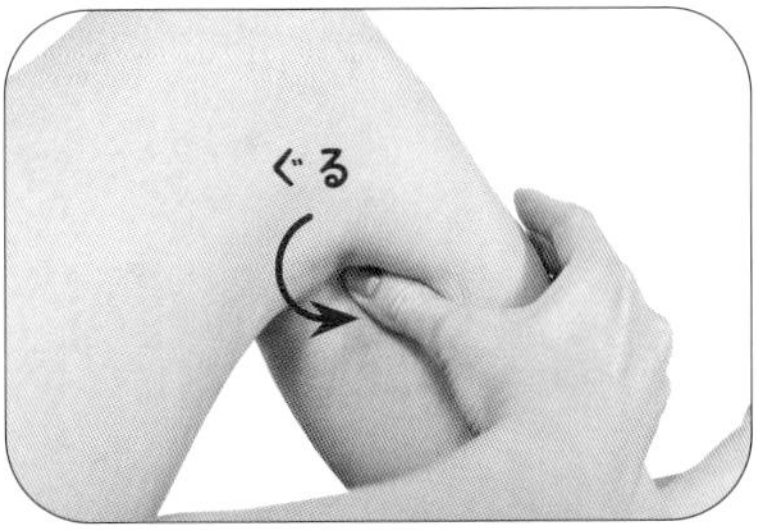

腱周囲マッサージ 8

太ももの腱ゆらし（外側）

ハムストリングス外側の腱周辺に
圧痛があるときに行います。

この症状に効く

裏側を押すと痛い

左右それぞれ30秒

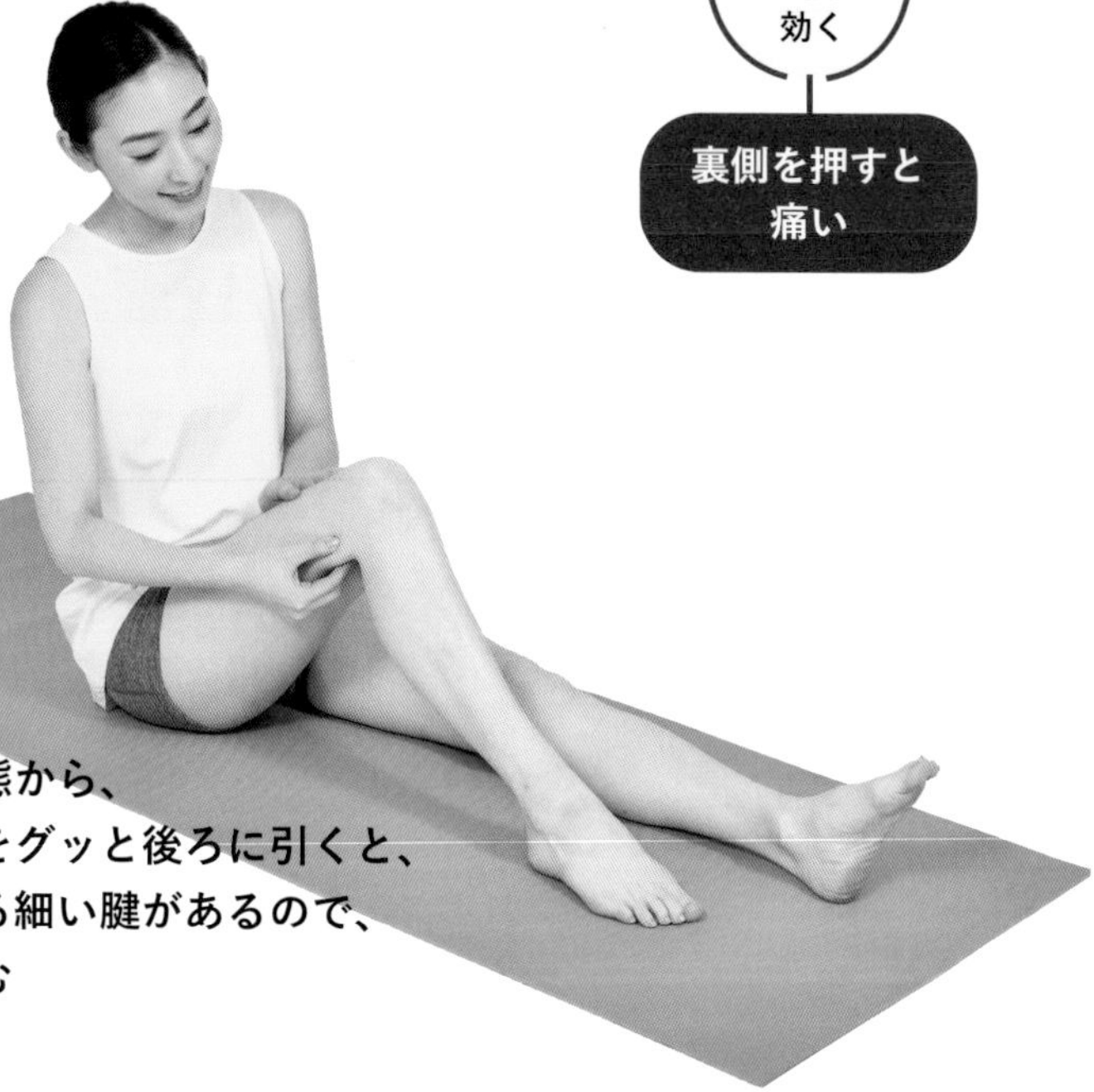

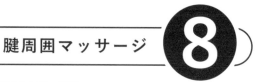

1

ひざを立てた状態から、
太ももの力で脚をグッと後ろに引くと、
盛り上がってくる細い腱があるので、
それを指でつまむ

2

つまんだ腱を左右に30秒動かす

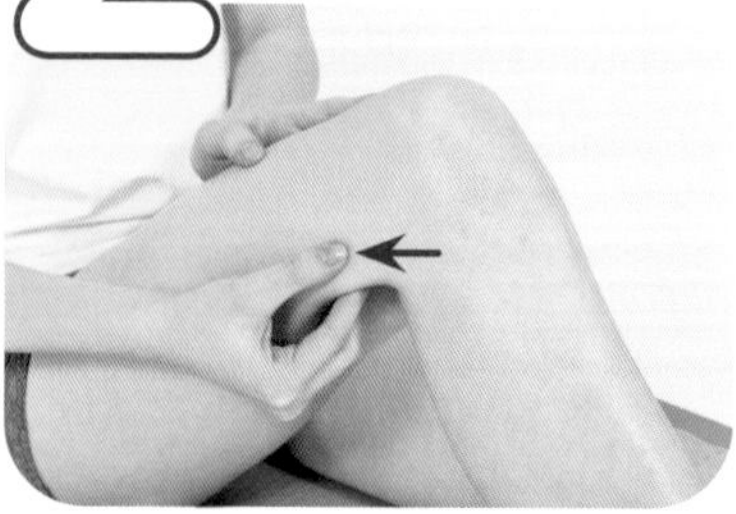

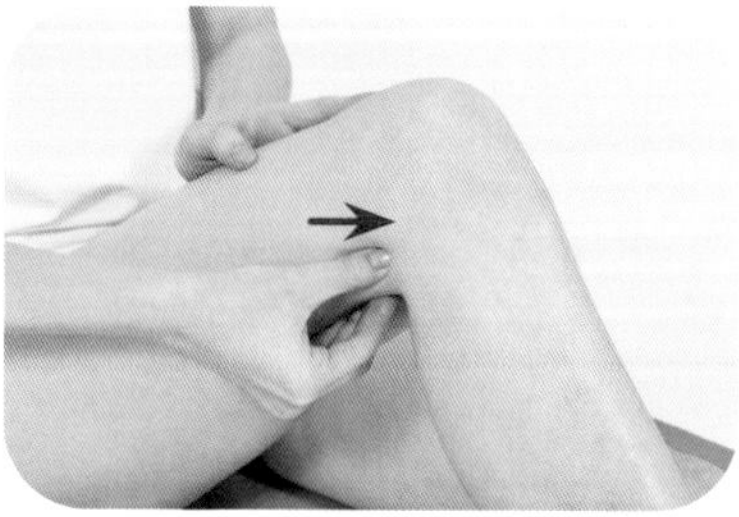

腫れを押さえる

弾性包帯の巻き方

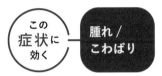

ひざに水がたまって腫れていたり、曲げ伸ばしがしにくかったりするときは、弾性包帯で圧迫すると症状を和らげることができます。正しいやり方を覚えておきましょう。

この症状に効く　腫れ／こわばり

ポイント

包帯のロールが上になるように持つと巻きやすい

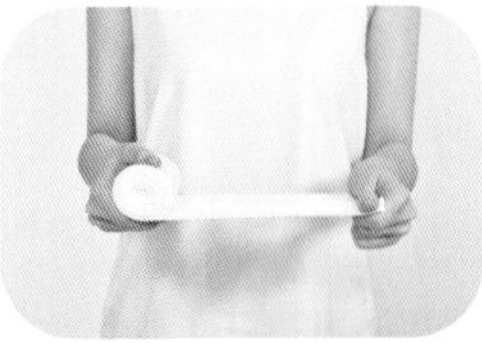

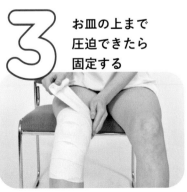

1
最初はお皿の下から巻き始める

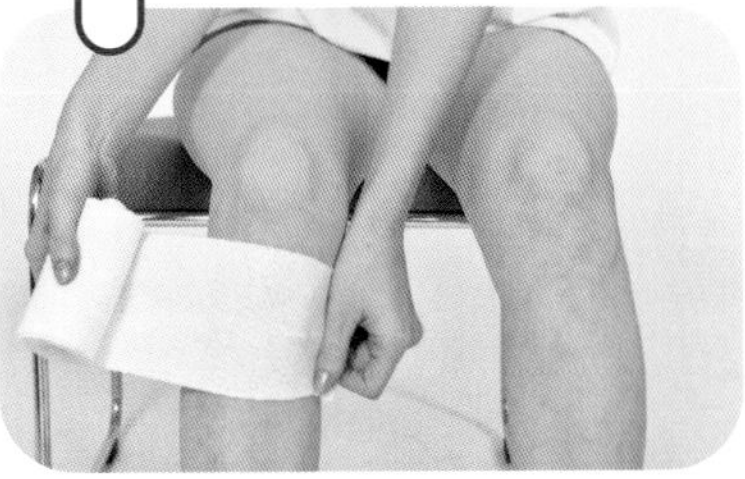

2
すねからお皿へらせん状に巻き上げる

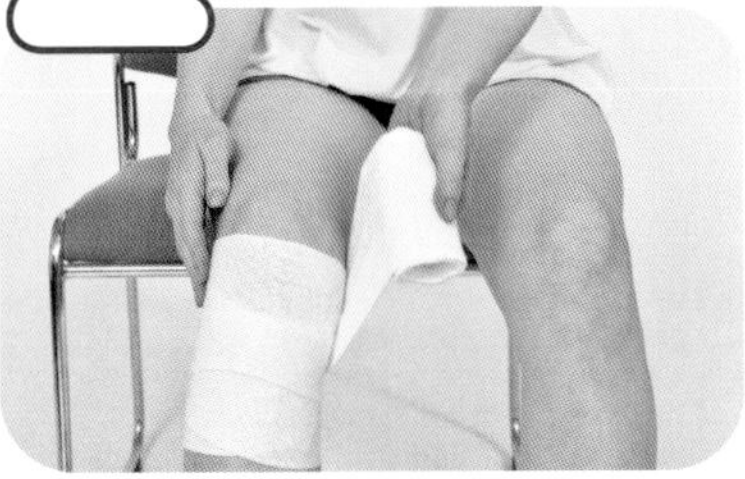

3
お皿の上まで圧迫できたら固定する

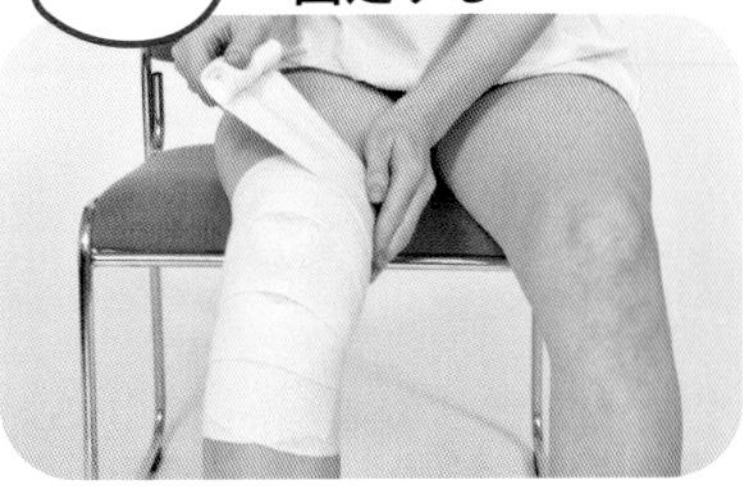

4
できあがり

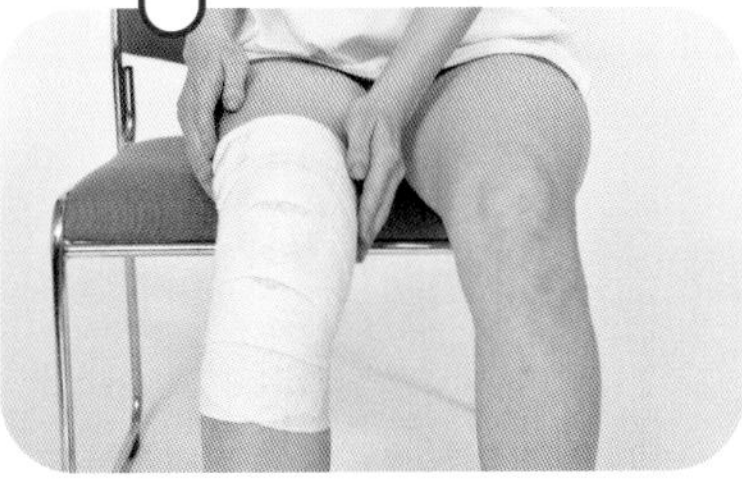

包帯はきつくなりすぎないように、ひっぱったりせず、転がすように巻きましょう。

Q&A
コラム

Q 杖を使うと、ひざへの負担を減らすことができますか？

A

歩行時に痛みや違和感がある場合は、杖を使うことは有効です。変形性ひざ関節症の場合は、かばって歩くことで腰など、他の部位まで痛くなることがあります。**歩き方を矯正するためにも杖は利用した方がいいでしょう。**ステッキや持ち手がＴ字になっているもの、先端が３～４つに分岐しているものなど、さまざまな種類があります。使い勝手がよく、歩きやすいものを選んでください。使うことが重要なので、邪魔にならない、見栄えがいいという観点も必要でしょう。

Q 外用薬は、自宅でどのように使えばいいですか？

A

ひざ痛で薬による治療を行うときは、まず湿布や塗り薬など外用薬を試すことをおすすめします。飲み薬に比べて副作用の心配が少なく、まず試してみたい治療です。**湿布も塗り薬も有効成分は同じようなものですが、湿布のほうが効果が長続きします。**かぶれの心配がない方は、まず湿布を使ってみましょう。なお湿布や塗り薬にはメントールが含まれているものが多く、使うと冷たい感じがしますが、実際に温度が下がるわけではありません。ですので、湿布や塗り薬を使った場合も、サポーターやカイロなどを使って保温することで相乗効果が期待できます。

第5章

そうだったのか！

ひざと歩き方のサイエンス

スタスタ歩いて健康長寿！
バイオメカニクスから考える効率的な歩行と
意識的に身体を動かすことの大切さ

サイエンス 1

人生を健康的に楽しむには歩けることが大事

歩く速さが健康のバロメーターになる

私たちの基本的な動作である歩行は、健康で長生きするために不可欠です。日常生活の中で歩く距離が長い人ほど、死亡率が低いことが、これまでの研究によって明らかになっています。歩く速度も重要で、**高齢になっても速く歩くことができる人ほど平均余命が長くなるという調査結果もあります**。さらに、ウォーキングは冠動脈疾患《かんどうみゃくしっかん》やメンタルヘルスとの相関関係があるという報告もあります。

では、どの程度歩ければよいのでしょうか。例えば、日本の歩行用信号は、10メートルの距離を10秒以上かけて歩くと、渡りきれないようにできています。つまり、**青信号の間に渡るためには秒速1メートル以上の歩行速度が必要であり、これ以上遅くなると社会生活に支障が出る**といえるでしょう。

歩行速度は転倒リスクとも関係しており、1年間で秒速0・15メートル低下すると転倒リスクが高くなるという調査もあります。加齢とともに低下する歩行能力を、ウォーキングによって維持・向上させることは、健康を保つための手軽で有効な手段なのです。

歩く速さと寿命の関係

Q 信号が変わる前に横断歩道を渡りきることができる？

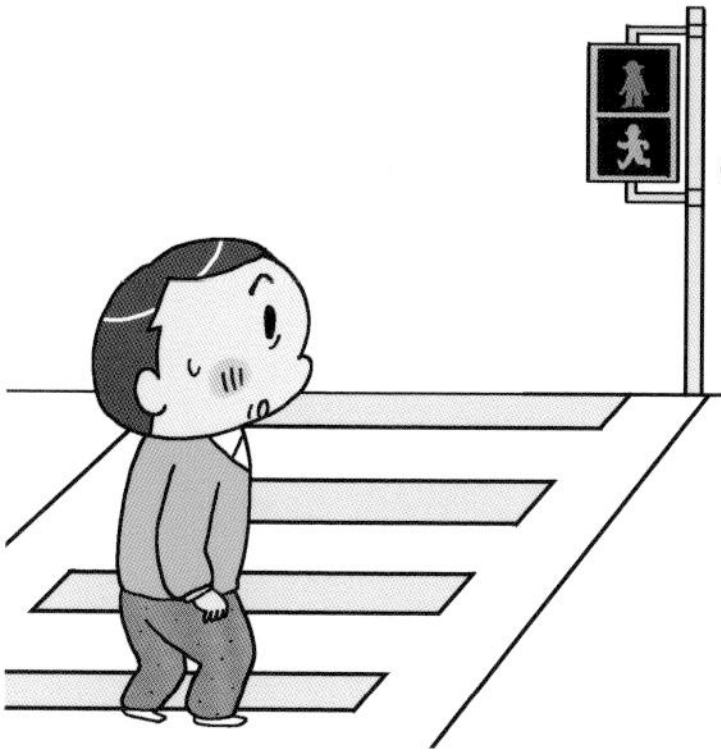

◎スタスタいける（元気）
○ギリギリいける（まあまあ元気）
△渡りきれない（注意）

日本の横断歩道の多くは、1m/秒で歩行できることを前提に設計されている。海外の研究では、65歳で1m/秒で歩ける人の平均余命は男性で約20年、女性で約25年とされ、歩行速度の速い人ほど余命が長いことが報告されている。（※1）

歩行と健康に関する研究について

歩く距離と死亡リスク

米国ハーバード大学の卒業生1万6936人を対象に12〜16年にわたって、日常生活の中で歩く距離の長さと寿命の関係を調査。「1週間に3マイル（4.8km）未満」「3マイル以上8マイル（12.8km）未満」「9マイル（14.4km）以上」の群に分けて年間死亡者数を比較した結果、歩く距離が短い群よりも長い群のほうが、死亡リスクが20％低くなった。（※2）

ウォーキングとメンタルヘルス

日本の勤労者606人を4週間のウォーキング実施群と非実施群に分けて、メンタルヘルスを評価するスケールのスコアを比較。その結果、ウォーキング実施群において、抑うつ度が改善し、社会適応度が増加したという結果が得られた。（※3）

歩行速度と日常生活動作

日本の地方在住の高齢者624人を5年間にわたって追跡調査。その結果、最大歩行速度が遅い人ほどIADL（手段的日常生活動作＝食事や着替えなどの日常動作より高度な動作）の低下に強く関わっていることが示された。歩行能力の低下が要介護リスクの要因になることが考えられる。（※4）

※1　Studenski, S., et al., Gait speed and survival in older adults, *JAMA,* 305(1): 50-58, 2010.　※2　Paffenbarger Jr., R. S., et al., Physical activity, all-cause mortality and longevity of college alummi, *N. Engl. J. Med.,* 314: 605-613, 1986.　※3　Ikeguchi-Sugita, A., et al., The effects of a walking intervention on depressive feelings and social adaptation in healthy workers, *J. UOEH*（産業医科大学雑誌）, 35(1): 1-8, 2013.　※4　Suzuki, T., et al., Walking speed as a good predictor for maintenance of I-ADL among the rural community elderly in Japan: A 5-year follow-up study from TMIG-LISA, *Geriatr. Gerontol. Int.,* 3: S6-14, 2003.
参考：深代千之, 安部孝 編『スポーツでのばす健康寿命』, 東京大学出版会, 2019.

サイエンス

2

日常生活に必要な最小の筋力をチェックする

スッと立ち上がることができますか？

加齢による筋力の低下は、ひざに負担をかけるだけでなく、転倒リスクにもつながるなど、生活においても重要な問題です。脚の筋力の測定法はさまざまですが、**自宅で誰でも行える方法として、「10回椅子立ち上がりテスト」があります**。椅子に座って立つという動作を10回行い、何秒かかるか計測してみてください。60代の場合、男性は9～13秒、女性は9～16秒が標準とされており、それを下回ると筋力が低下している可能性があります。

椅子からの立ち上がりは、日常でも大きな筋力を必要とする動作です。同じように大きな筋力を必要とする動作に階段の上り下りがありますが、こちらは椅子からの立ち上がりよりも負荷がやや低いという報告があります。**椅子からの立ち上がりは、1日平均60回行われている**ともいわれるので、この動作が困難になると生活に支障をきたす可能性が出てきます。大腿四頭筋やハムストリングス、お尻にある「大臀筋《だいでんきん》」などを使用するため、これらの適切な筋力トレーニングを行い、脚の力を維持する必要があります。

やってみよう

10回椅子立ち上がりテスト

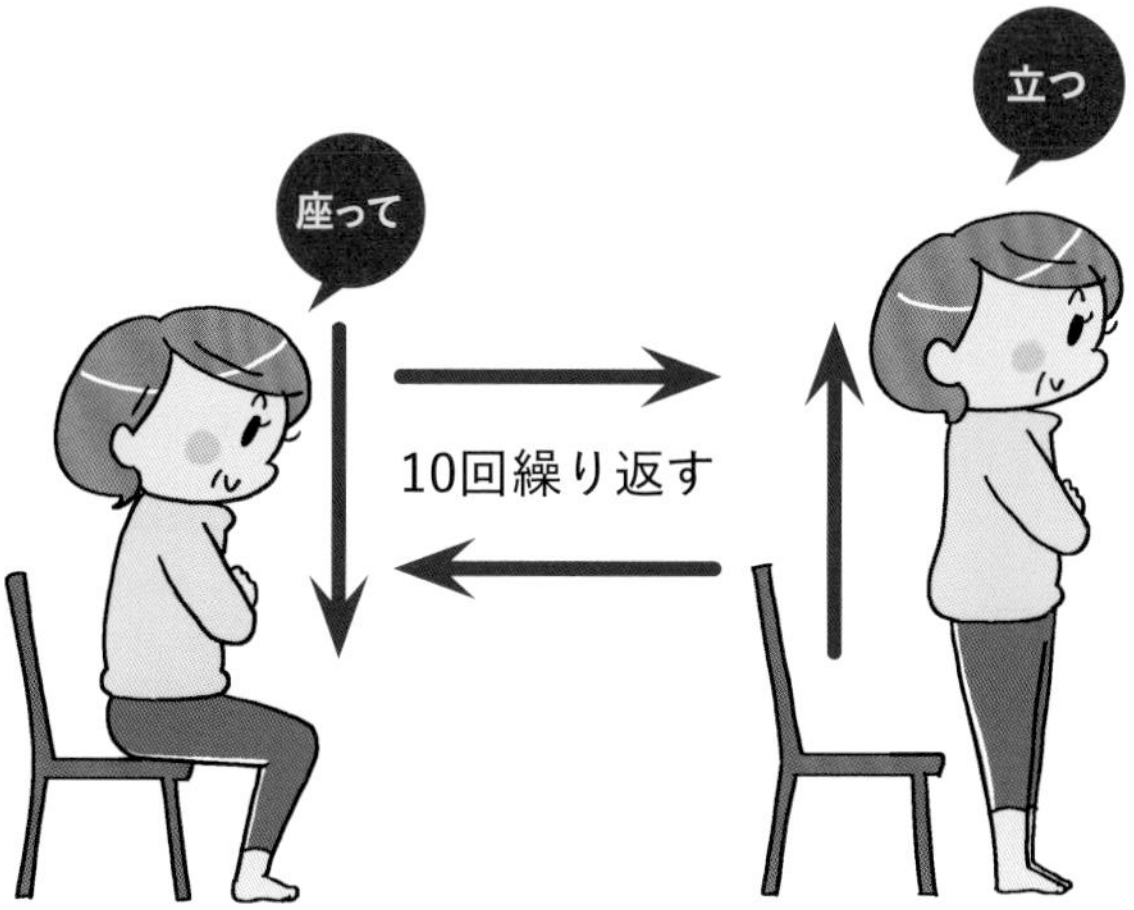

やり方

❶椅子（4本脚のしっかりしたものが望ましい）とタイマーを用意する。❷椅子に背を向けて立つ。❸そのまま腰を落として椅子に座る。❹すぐにひざを伸ばして立ち上がる（手を使ったり、反動をつけたりしない）を10回繰り返してタイムを測る。

評価の目安

単位(秒)

年齢(歳)	男性			女性		
	速い	普通	遅い	速い	普通	遅い
20〜39	〜6	7〜9	10〜	〜7	8〜9	10〜
40〜49	〜7	8〜10	11〜	〜7	8〜10	11〜
50〜59	〜7	8〜12	13〜	〜7	8〜12	13〜
60〜69	〜8	9〜13	14〜	〜8	9〜16	17〜
70〜	〜9	10〜17	18〜	〜10	11〜20	21〜

※(公財)健康・体力づくり事業財団ウェブサイトを参照

サイエンス

3

関節には「支える力」と「回転する力」が働いている

ひざを曲げて立つと疲れる理由は?

ここでは立ち上がるという動作における、ひざ関節の力学的なメカニズムを見ていきます。まず、**関節には、二つの骨が押し合う力「関節間力」が働いています**。真っ直ぐに立っている場合、ひざ関節には大腿骨の下に押す力と、脛骨などの下腿骨が上に押す力が、同じ分だけ働いています。これにより、小さな筋力でも体を支えることができるのです。

そして関節にはもう一つ、**「関節トルク」という力が働いています**。関節が回転する際に発生する力で、曲げようとする「屈曲トルク」と、伸ばそうとする「伸展トルク」があります。関節トルクは、基本的に筋力によって発生する力ですが、筋肉が発揮している力そのものではなく、「テコの原理」の作用点に発生する力です。

直立から、徐々にひざを曲げていくと、関節間力に頼ることができず、ひざ関節の伸展トルクで体重を支えなければならなくなります。大腿骨が水平になる姿勢まで曲げると、トルクも大きくなり、姿勢を保つのが困難になります。このような原理から、立ち上がる動作には、大きな筋力を要するのです。

関節間力と関節トルク

関節間力（骨と骨の押し合う力）

ひざをまっすぐ伸ばしていれば、骨と骨の押し合う力で体を支えることができる。

力学的には、上から床を押した力（体重）の分だけ、押し返される力（地面反力）も働く。そして、ひざ関節は、ひざから上の体重を支えているが、これは体重と地面反力が反作用で等しい。

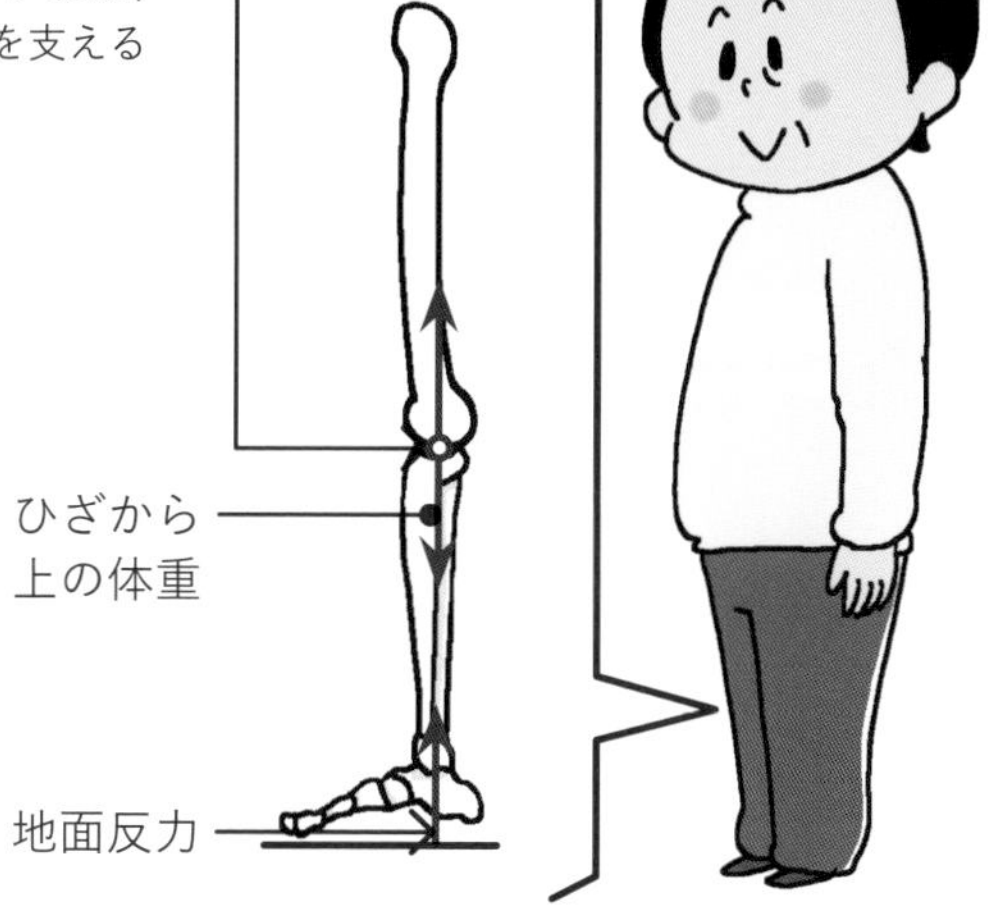

ひざを伸ばして立つと……

ひざが曲がっていると関節トルクが働く

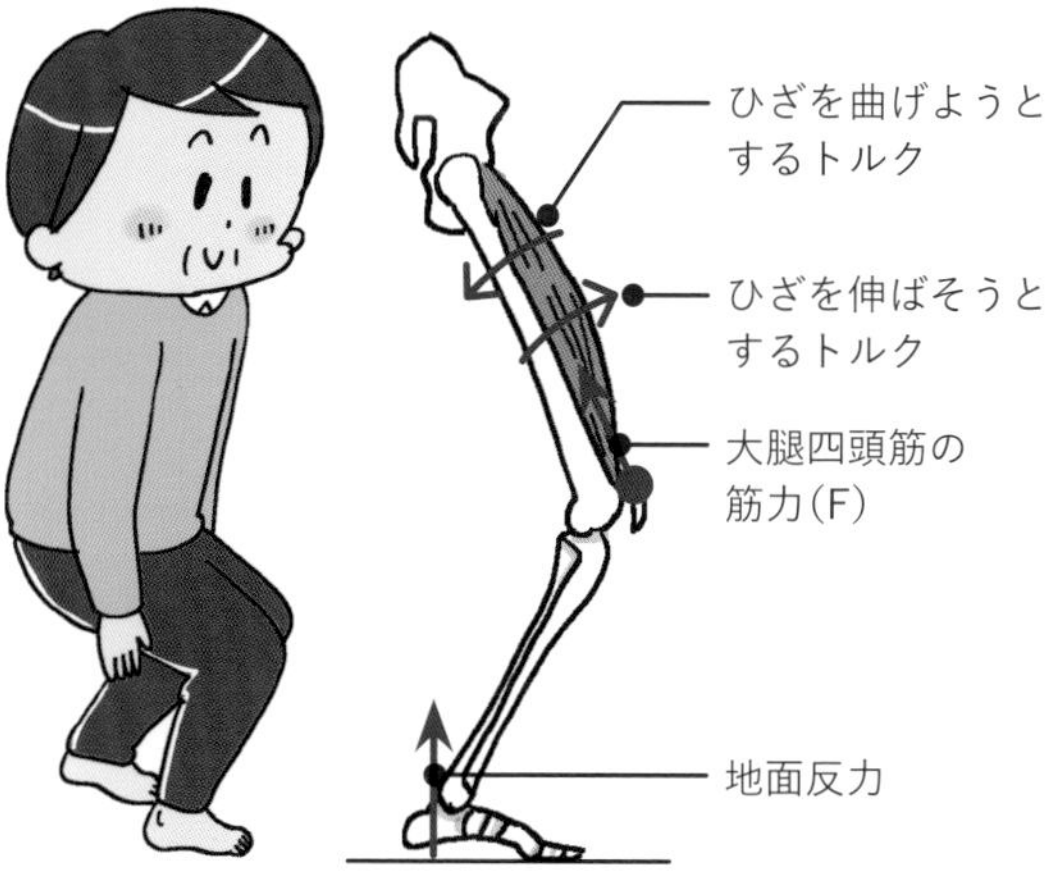

大腿部のみに注目した場合のモデル

ひざを曲げると関節トルクが生じるため、このトルクに必要なだけの筋力（F）がないと、姿勢を維持できない。その結果、上体を前に倒すことでバランスを取りながら歩くことに。

↓

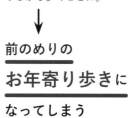

前のめりのお年寄り歩きになってしまう

サイエンス

4

階段の上りよりも下りでひざが痛くなる理由は？

地面からの「押し返す力」が原因

次に、足を一歩踏み出すという動作について見ていきましょう。階段の上りよりも下りでひざが痛みやすいのは、下り動作の方が膝関節への負担が大きくなるためです。**これには物体の運動量を左右する「力積《りきせき》」が関係しています**。力積とは、力と力をかける時間をかけ合わせた値のこと。階段の上り下りの場合、「力」は足が地面を押す力、「時間」は足が地面を押している時間で、階段を一段移動するための力積は常に一定です。筋力が低下した人が階段をゆっくりと上るのは、時間をかけることで地面を押す力のピーク値を少なくすることができるからです。一方、階段の下りでは、重力によって身体が落ちるため、地面を押している時間が短くなり、瞬時に大きな力が働くことになります。力学では地面を押すということは、反対に地面から押し返される力も働くと考えます（これを地面反力といいます）。つまり、急激にピークに達した力は、ひざへの負担も重くしてしまうのです。こうしたメカニズムから、ゆっくりと階段を下りることができれば、膝関節への負担を軽くできると言えます。

階段の上り下りを「力のピーク値」で考えてみる

階段を上がる時　ゆっくり上がると、ひざの負担は軽くなる

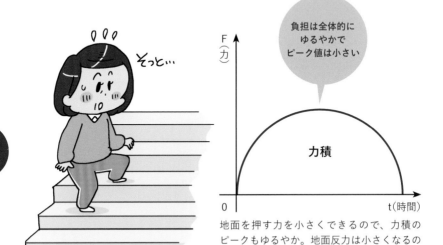

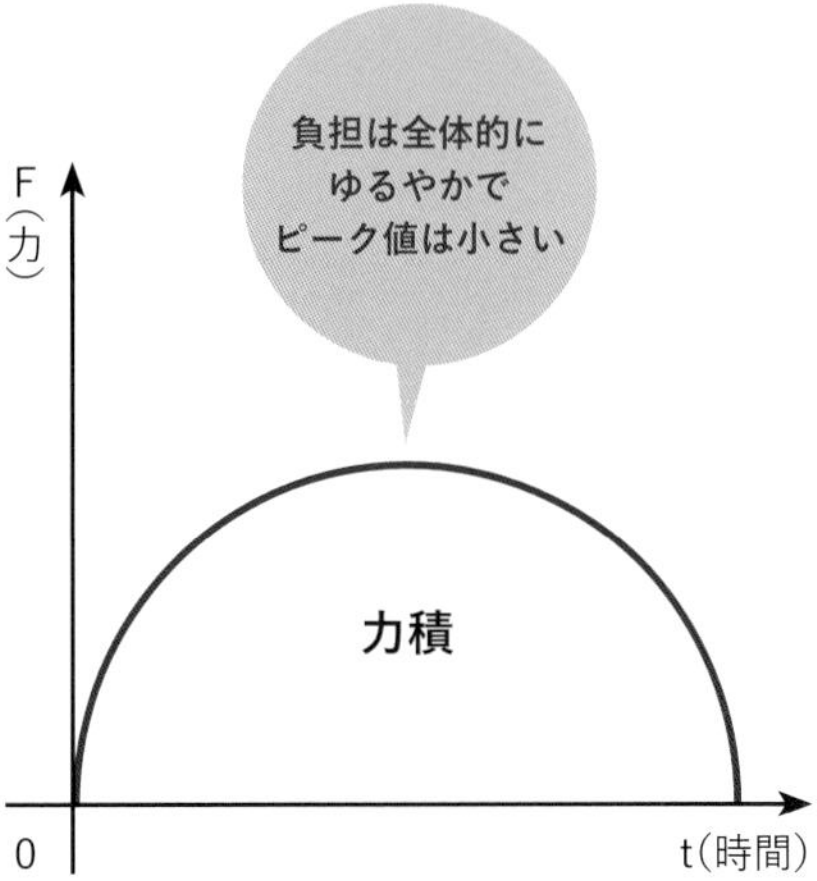

地面を押す力を小さくできるので、力積のピークもゆるやか。地面反力は小さくなるので、ひざに与える負担も軽くて済む。

階段を下りる時　筋力がないと、ドーンと落ちてしまう

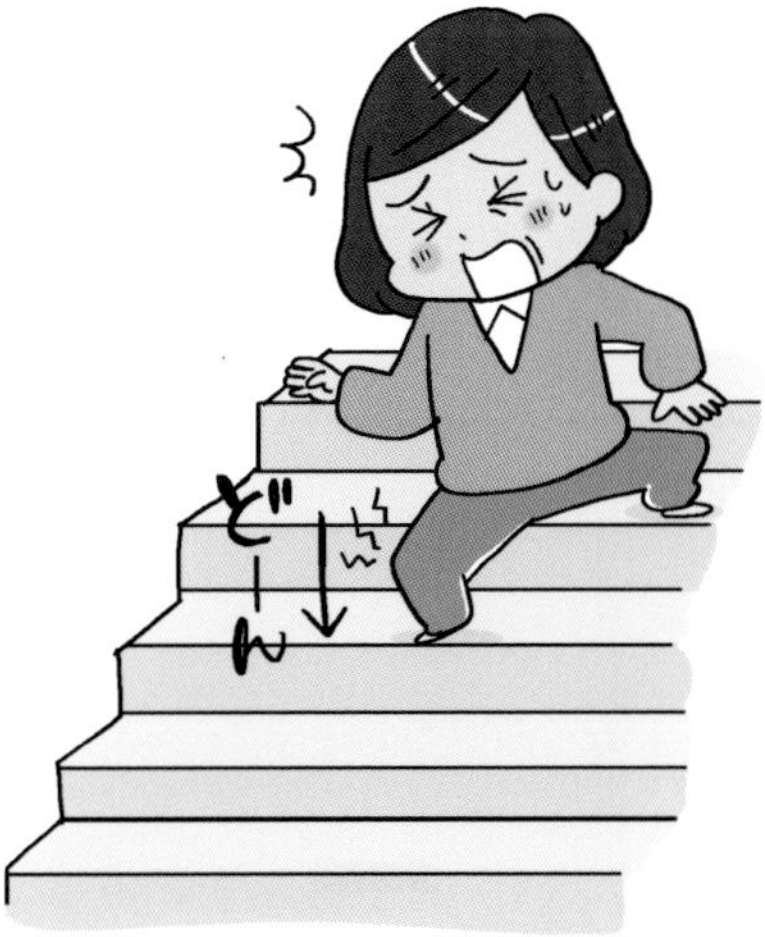

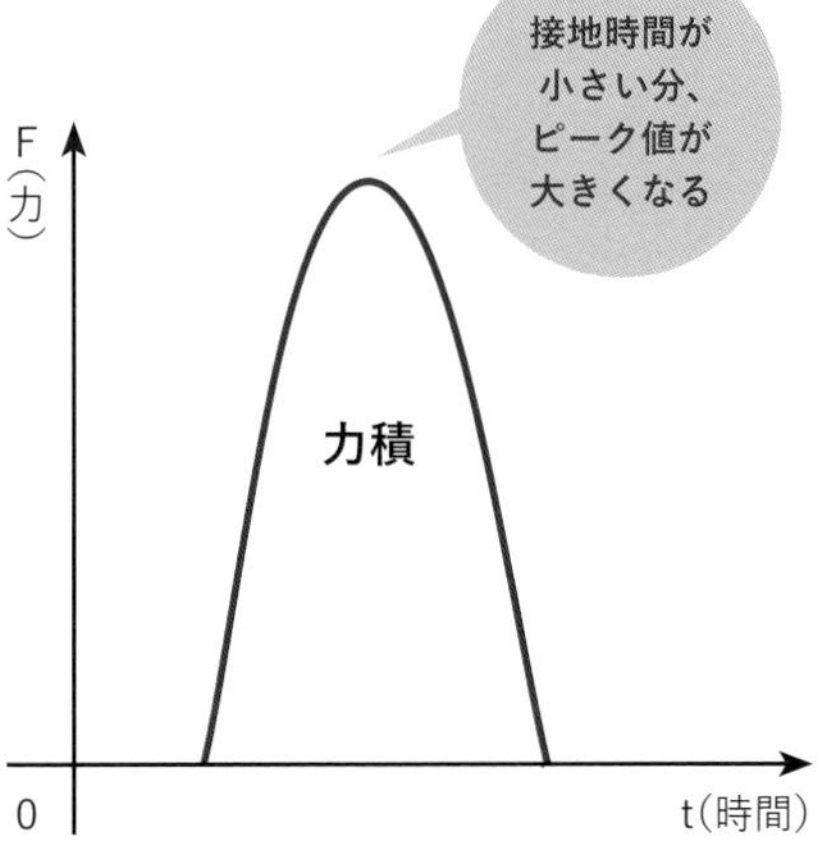

重力に抗するので、時間をかけて下りることができない。力積のピークは大きくなり、ひざに与える負担も重くなる。

サイエンス

5

日常の動作に意識を向けて「外乱」から身を守る

立位を可能にする、高度なメカニズム

　直立姿勢に必要な筋力の低減やバランスの維持について、これまで述べてきました。力学の原理上、直立は楽な姿勢ではあるのですが、立つということは、何もしないことではありません。**立った時の人間の体は、重心が高い一方、それを支える足の裏の面積が小さいため、常に倒立振り子のように揺れており、バランスを取り続けなければならない**のです。

　バランスを取るためには、わずかな揺れを感じ取らなければなりません。そこで私たちは**「視覚」「前庭覚《ぜんていかく》」「体性感覚」という三つの感覚を動員します**。目によって身の回りの情報を取得。内耳にある「前庭器《ぜんていき》」によって頭の動きの方向と加速度を知る。そして、身体のさまざまな感覚器によって筋肉や関節の動きを察知することで、揺れや外からの力「外《がい》乱《らん》」を感じています。こうして得た情報は、脳が筋肉に伝えます。

　バランスを取る上で最も重要な役割を果たしているのは、地面と接する足関節です。筋肉の微細な調整能力で足首を安定させることにより、私たちはようやく立つことができるのです。

「立つ」とは、こういうこと

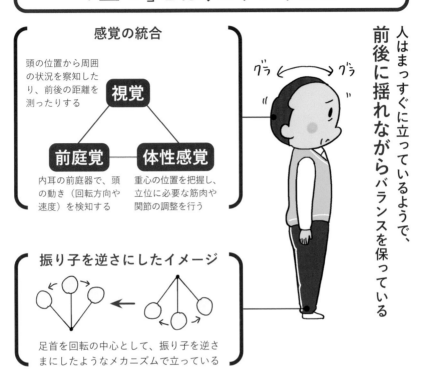

人はまっすぐに立っているようで、
前後に揺れながらバランスを保っている

感覚の統合

頭の位置から周囲の状況を察知したり、前後の距離を測ったりする

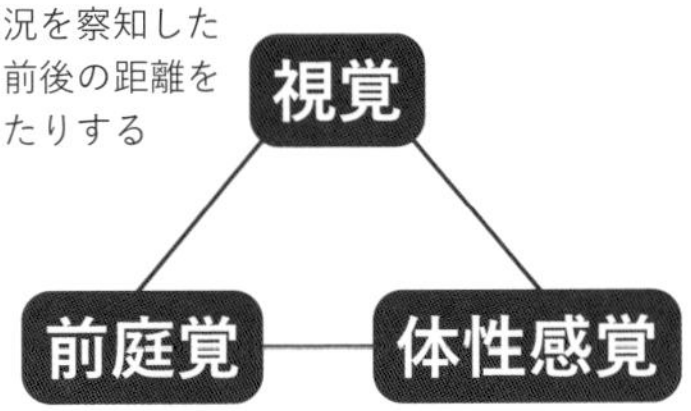

内耳の前庭器で、頭の動き（回転方向や速度）を検知する

重心の位置を把握し、立位に必要な筋肉や関節の調整を行う

振り子を逆さにしたイメージ

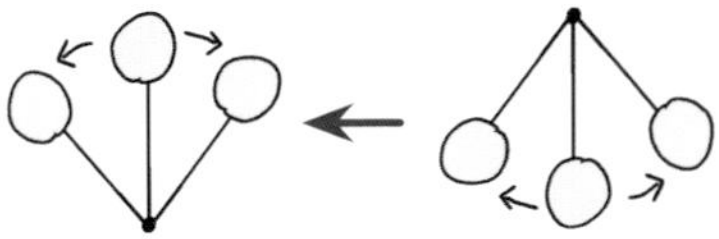

足首を回転の中心として、振り子を逆さまにしたようなメカニズムで立っている

外乱から身を守る意識の持ち方

ちょっとした意識が、立位のバランス維持と歩行中の転倒防止に効果的。

電車内では立つ向きを変える

止まっている電車が動き出す瞬間と走行中とで、車内の揺れ方は変化する。揺れる向きに合わせて支持面（下図）を広くとると、グラグラしない。

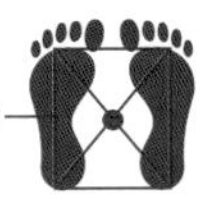

支持面

段差で脚を高く上げる

つまずきや転倒は、自分が予想していた脚の動きができなかったときに起こりやすい。ちょっとした段差でも、心持ち脚を高く上げてみることで、感覚の読み違いを防ぐことができる。

目をつむる、片脚で立つ

安全な場所で目隠しをして立ってみるなど、わざと視覚情報が得られない状態で立位保持訓練をする。あるいは片脚立ちで不安定な状態になってみるなど、ほかの感覚に依存する割合を意識的に増やすことが脳の刺激になる。

サイエンス

6

スタスタ歩ける人は股関節で脚全体をスウィングし、足首でキックしている

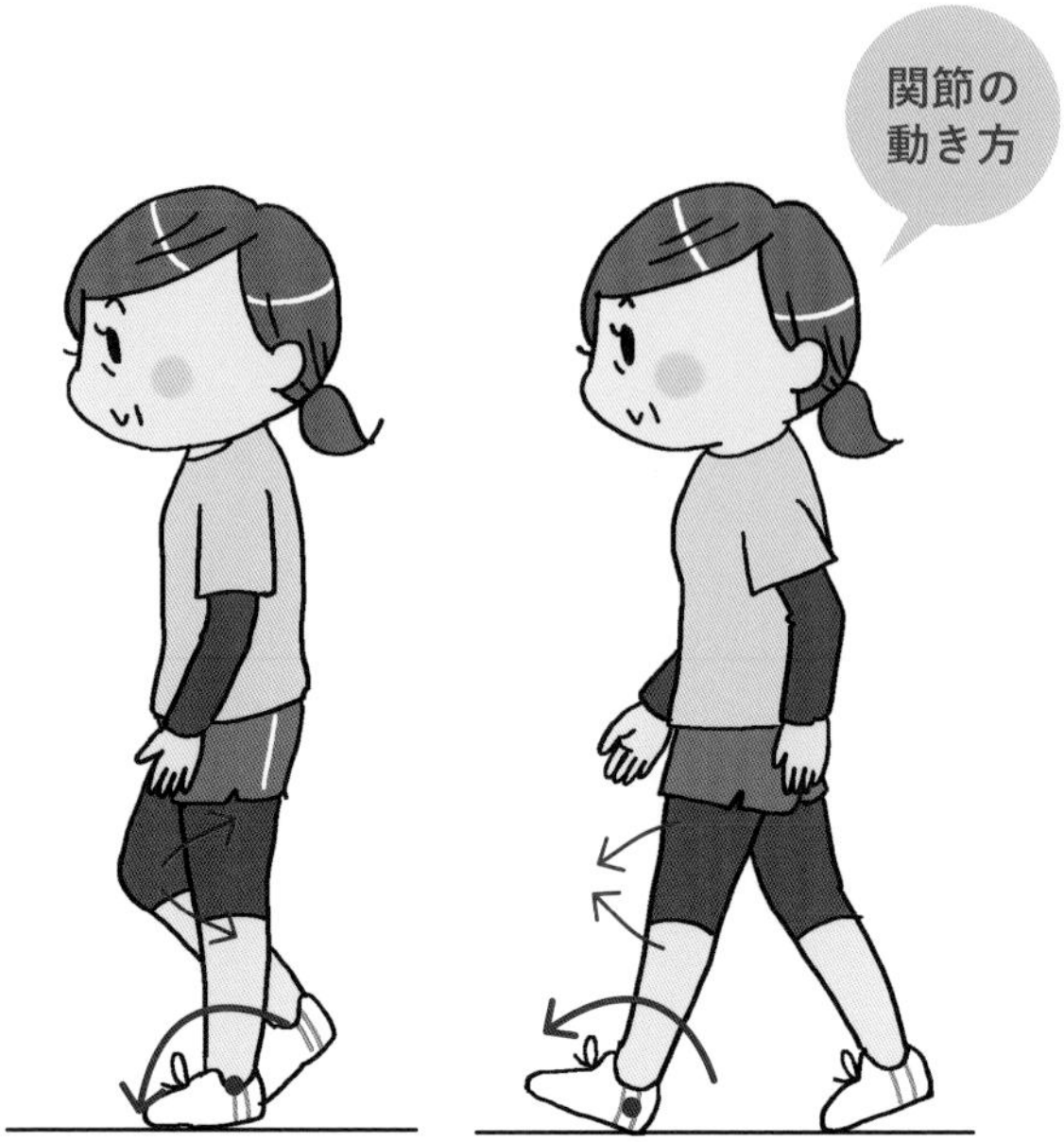

足関節(左)の動き	かかとを支点に、着地の衝撃を吸収しながら前に回転する。	身体の重心を持ち上げつつ、前方への加速にブレーキをかける。
膝関節(左)の動き	かかとの着地に合わせて、筋力を使ってやや屈曲しながら衝撃をバネのように受け止める。	前進に合わせて伸展。身体の重心が高くなり、位置エネルギーが生じる。

重心を上下させて歩く

歩くという動作は、股関節で脚全体をスウィングし、足首で地面をキックしています。これを、力学的に解析すると、次のような点が指摘できます。

まず、踏み出した脚でかかとから床に着地します。その後、足首を起点とした倒立振り子の動作で上体が動き、もう一方の

ひざが伸びているとラクに歩ける

脚と上体が垂直になる位置でひざがしっかり伸びていると、位置エネルギーから運動エネルギーへの変換が大きくなり、効率的な歩行ができる。反対にひざが曲がっていると、エネルギーの変換が小さくなる分、歩行の消費エネルギーは大きくなる。

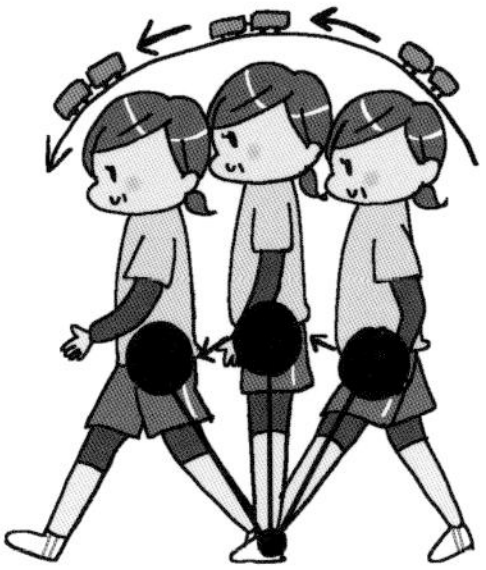

効率のよい歩行

ひざが伸びる

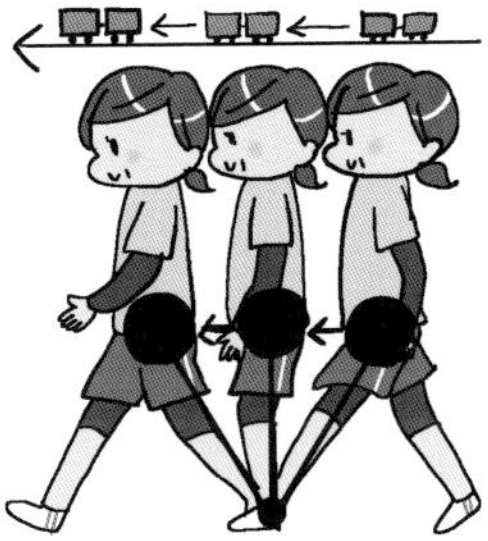

効率の悪い歩行

ひざが伸ばせない

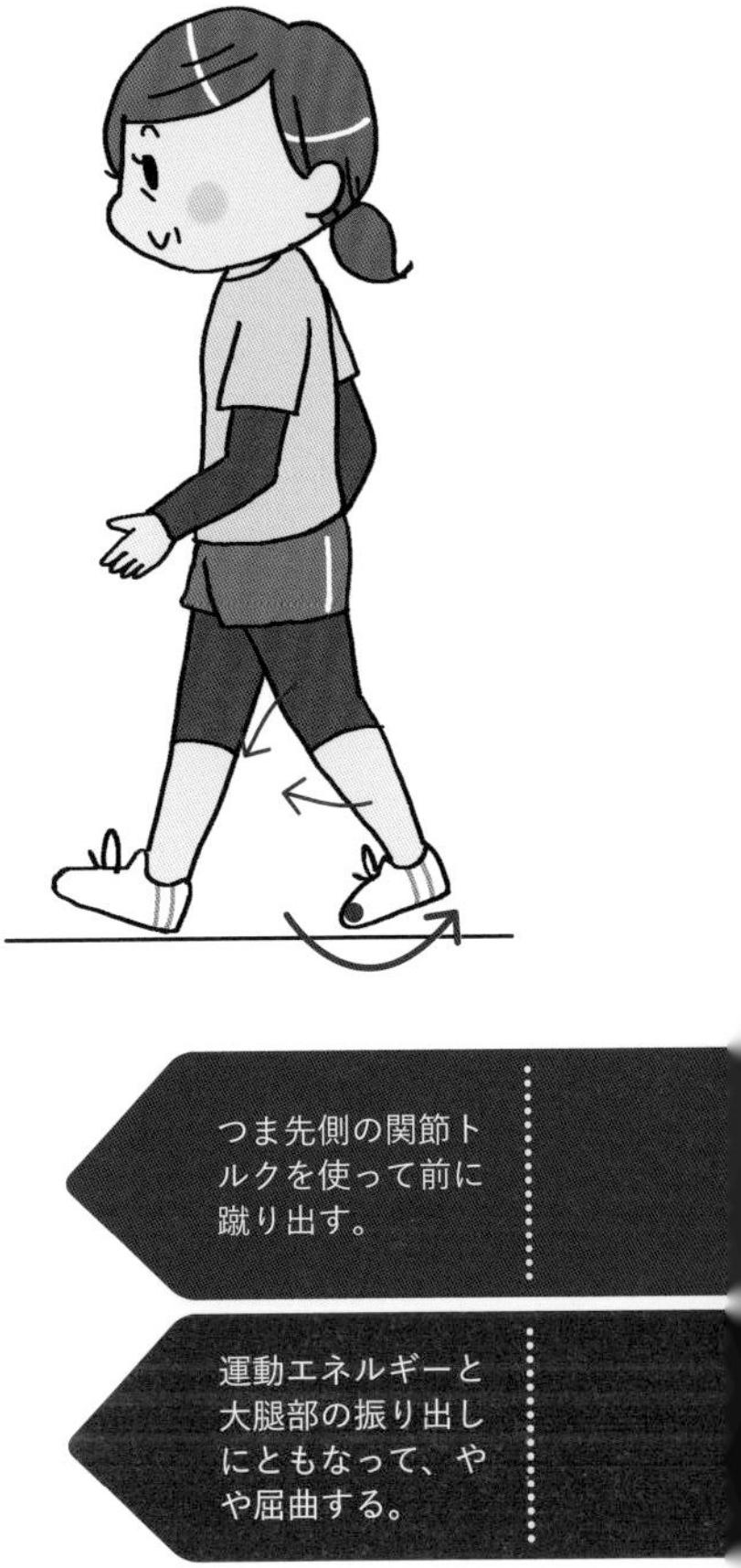
つま先側の関節トルクを使って前に蹴り出す。
運動エネルギーと大腿部の振り出しにともなって、やや屈曲する。

脚が前に出ます。

脚と上体が垂直になる位置で、ひざが伸びていることが大事です。体の重心が上下する際に生じるジェットコースターが落ちるような運動エネルギーを利用して、消費エネルギーを小さくできます。

主に力を発揮するのは、足関節の伸展トルクです。すり足のように足首を動かさずに歩く人は足首のトルクが弱くなる分、股関節などに余計な力を使うことになります。

サイエンス

7

無意識まかせにしない歩き方が脳を元気にする

普段やらない動きをわざとやってみる

ここまでは、日常動作のメカニズムについて見てきました。しかし、普段、歩く、走る、立ち上がるといった動作をする時、体に意識を向ける人は少ないのではないでしょうか。「右腕と左脚を一緒に前に出そう」「つま先で床を押し出そう」と考えて歩く人はいませんよね？　長年の習慣にもとづいた形で、私たちは自然に動作をしているのです。

ただし、いつもの動作が必ずしも自分にとって最適な方法だとは限りません。歩行といってもさまざまな種類があり、例えば、右腕と右脚を同時に出す「ナンバ歩き」という歩行法は、江戸時代の日本では主流だったといわれています。試しに、普段行わない方法で歩いてみると、体幹のひねりや腰・肩の動きなど、体に何が起こっているかわかります。また、**いつもと異なる動作を行うと、脳が活性化し、「自分が今どのような動きをしているか」に意識を向けることができるようになります**。そうなれば、よりよい体の動かし方を身につけることができますし、ケガをした際に、関節に負担のかからない動作をするといったことも可能になるでしょう。

いつもと違う歩き方をしてみよう

ひざを曲げたままで

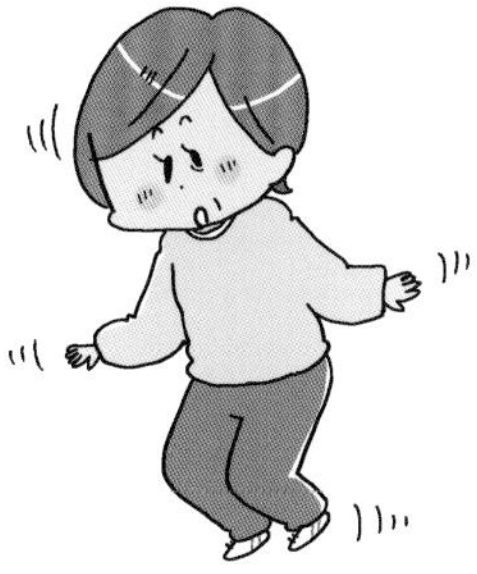

すり足のような歩行は、身体の重心の高さが変わらなくなるので、ひざの負担が軽くなる。その分、太ももの筋肉を使っているのを実感できる。

ひざを伸ばしたままで

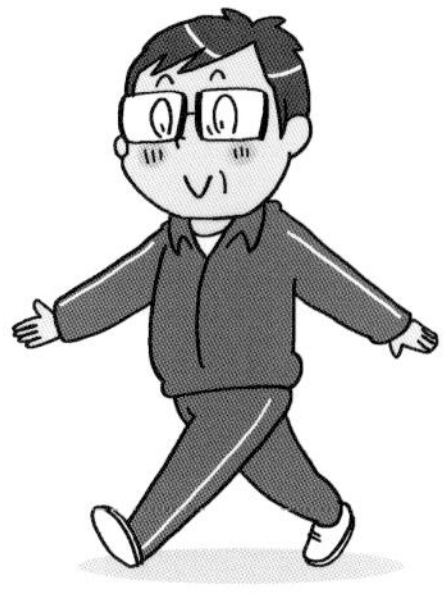

かかとで地面反力を受け止める歩き方。身体の重心が高くなり、ひざへの負担は曲げて歩くより大きいが、骨密度の代謝を促す刺激にはよい。

同じ側の手足を同時に出しながら

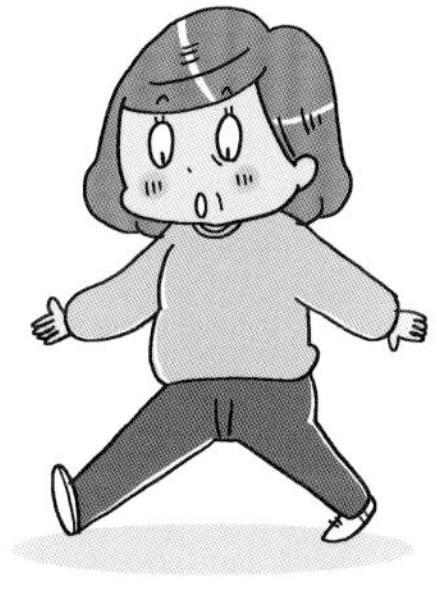

同じ側の手足を同時に出しながら歩くと、上半身が1本の棒になったような感覚に。普段の歩行では体幹をねじりながら歩いていることが実感できる。

アナログ体重計の上で屈伸

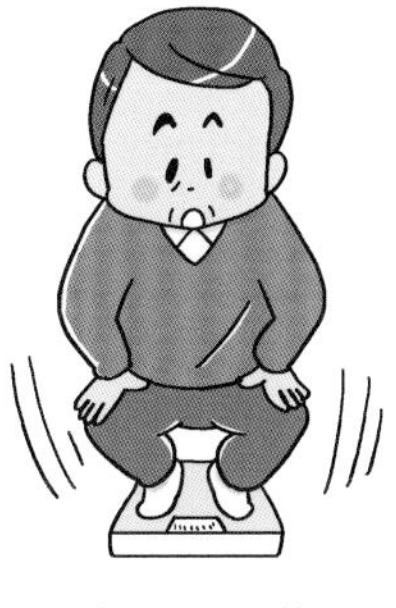

アナログ体重計の上で屈伸をすると針が重い方に振れるのは、地面反力が働いている証拠。歩くという動作が、ひざに対して自分の体重よりも大きな負担を与えていることがわかる。

難しいことをしなくても、自分の体がどんなふうに動いているのか、歩き方に意識を向けてみるだけで感覚機能の訓練になる。いろいろな歩き方を試してみよう。

※ひざが痛いときは無理をせず加減しながら行いましょう。

Q&A コラム

Q 音楽を聴きながら運動をすると良いって本当ですか？

A　ピッチ（1分間当たりの歩数）の異なる2人が並んでジョギングをしていると、徐々に2人のピッチが一致していきます。これを「**引き込み現象**」といいますが、音楽にも応用できるでしょう。ちょうどよいテンポの音楽に、ピッチを合わせながら走ることで、主観的運動強度が10％も減少するという報告があります。これはつまり、運動が苦にならないということ。ジョギングやウォーキングの習慣を継続させるために有効です。

Q 運動の強度を測る方法はありますか？

A　日常動作からスポーツに至る活動量を測る手段として「**METs（メッツ）**」があります。METsは酸素の消費量で、椅子に座って何も行わない状態を1とし、その何倍になるかを測るものです。例えば、日常動作では、屋内の掃除が3、庭の草むしりが4.5、荷物を上の階へ運ぶ動作が9です。スポーツでは、ボウリングが3、ウォーキング（分速100メートル程度）は4、ジョギングは7、水泳（平泳ぎ）は10となっています。ぜひ調べてみてください。

第6章

変形性ひざ関節症だけじゃない！

スポーツによるケガ、その他のひざの病気

専門的な治療が必要なケースも！
運動のやりすぎが原因のひざ痛をはじめ
その他のケガやひざの病気について

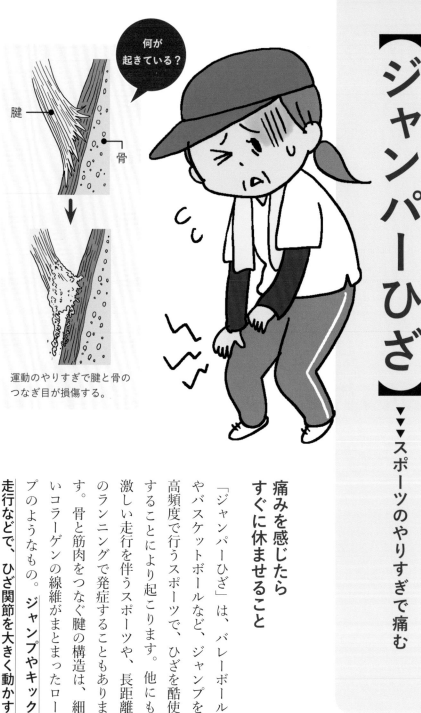

【ジャンパーひざ】

▼▼▼スポーツのやりすぎで痛む

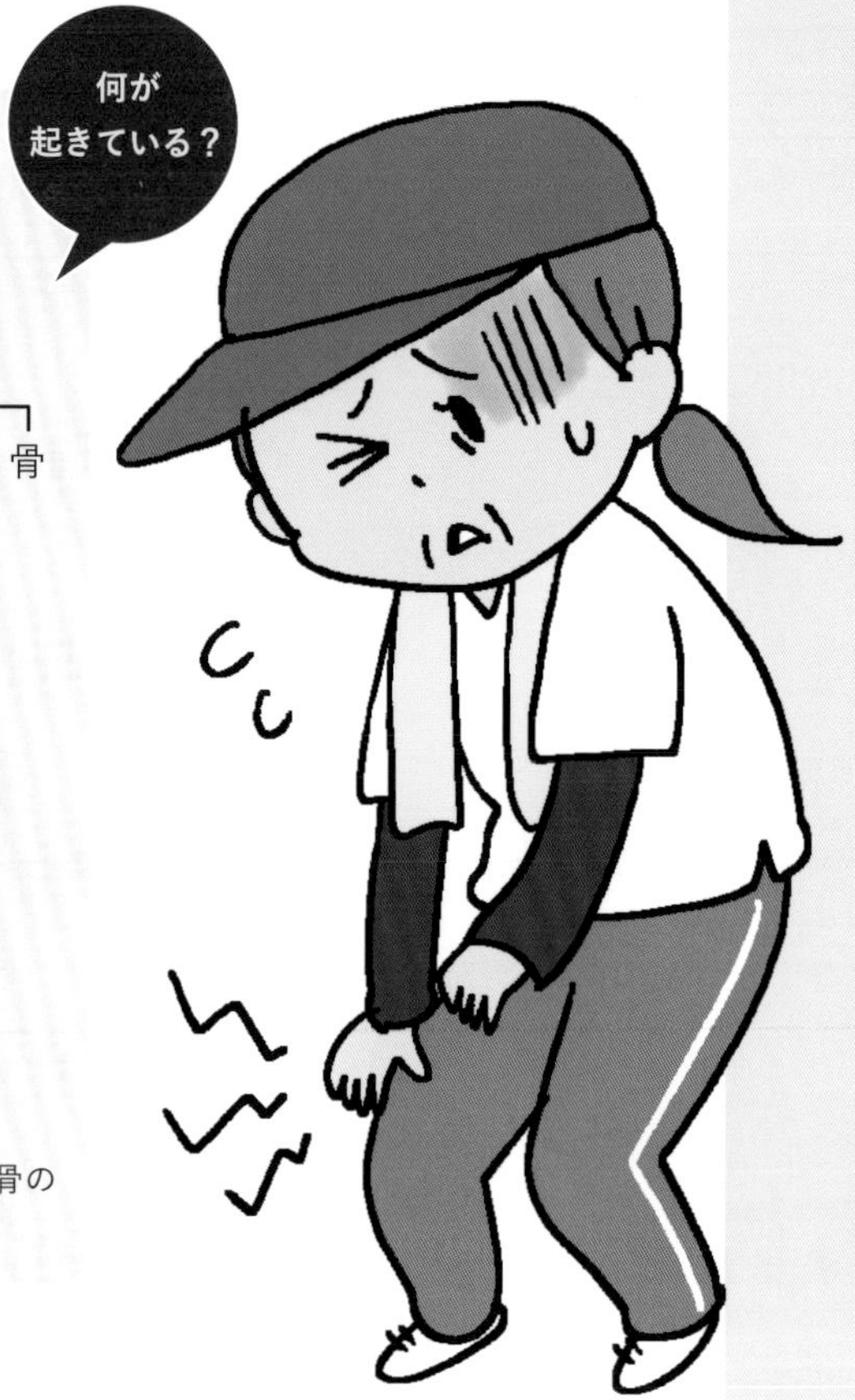

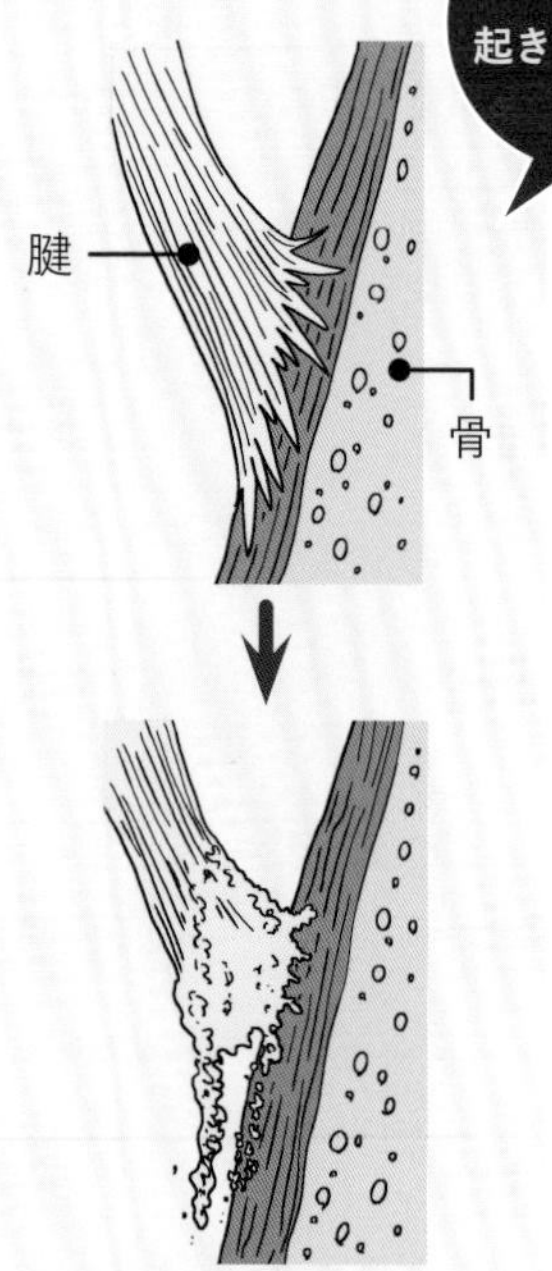

運動のやりすぎで腱と骨のつなぎ目が損傷する。

痛みを感じたらすぐに休ませること

「ジャンパーひざ」は、バレーボールやバスケットボールなど、ジャンプを高頻度で行うスポーツで、ひざを酷使することにより起こります。他にも、激しい走行を伴うスポーツや、長距離のランニングで発症することもあります。骨と筋肉をつなぐ腱の構造は、細いコラーゲンの線維がまとまったロープのようなもの。**ジャンプやキック、走行などで、ひざ関節を大きく動かす**

痛みの出やすい3つの部位

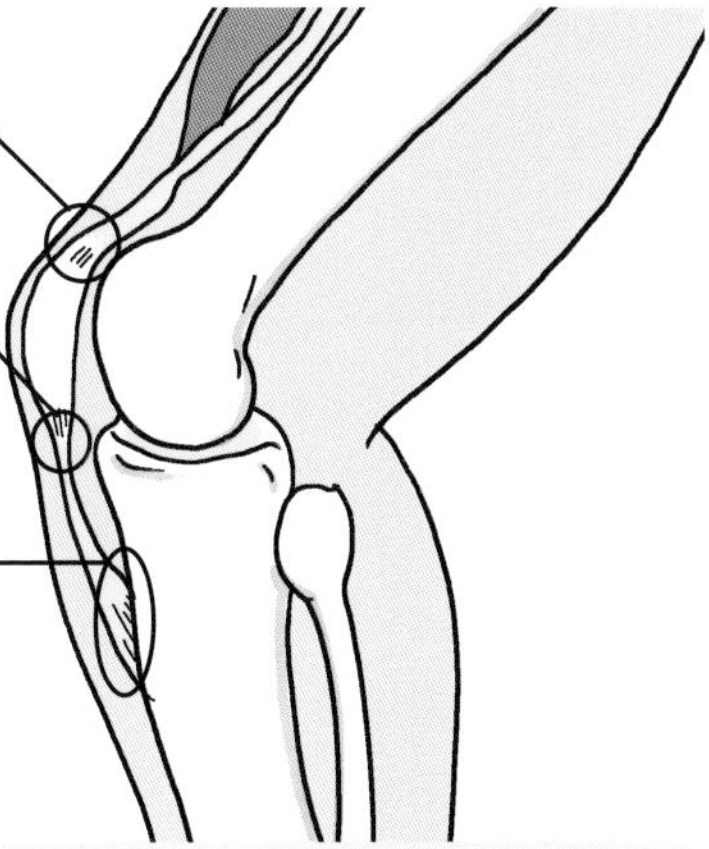
お皿の上側
大腿四頭筋の腱が付着する膝蓋骨の上部。二番目に痛めやすい。
お皿の下側
膝蓋腱が付着する膝蓋骨の下部。一番痛めやすい。
すね側
膝蓋骨から伸びる腱が付着する部分（脛骨粗面）。

腱付着部の構造

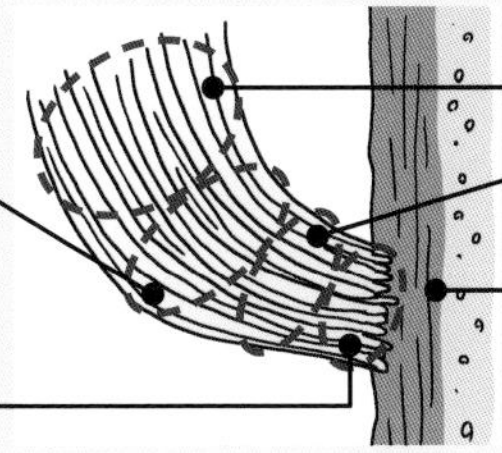
腱
タイドマーク
非石灰化線維軟骨
石灰化線維軟骨
骨

腱と骨の付着部は、組織の硬さが急に変わらないように、層構造になっているが、負担がかかりすぎると組織が傷ついて痛みを生じるようになる。

と、このコラーゲンの線維が損傷することがあります。通常この損傷は小さいので、時間が経つと回復するのですが、休むまもなくひざを使い続けると、細かな傷が重なって痛みにつながります。**痛みが発生する場所は、お皿（膝蓋骨）の上部・下部、脛骨の上部のいずれか。特にお皿の下部は、曲げ伸ばしの際に腱が動く角度が最も大きいため、痛める可能性が高くなります。**

ジャンパーひざは、初期であれば比較的治りやすいのですが、我慢しすぎて腱の変化が進むと治りにくくなり、運動時の痛みが慢性的に続くようになります。運動をがんばっている人でジャンパーひざが疑われたら、無理せず一度医師に相談すべきです。

【腸《ちょう》脛《けい》靭《じん》帯《たい》炎《えん》】

▼▼▼ランナーに起こる痛み

ひざの外側で起こる炎症

「ランナーひざ」と呼ばれることもある「腸脛靭帯炎」は、ランニングなどで走るフォームが悪い人によく起こる炎症です。ひざをねじるようにして走ると発症リスクが上がります。「腸脛靭帯」とは「大《だい》腿筋膜張筋《たいきんまくちょうきん》」から、ひざ外側を通り、脛骨につながる腱で、腱と靭帯の両方の機能を備えています。

この部位が構造上、ひざを曲げ伸ばしするとひざ外側にある「大腿骨外顆《がいか》」という骨のふくらみと接触し、擦れてしまうのです。この接触は、通常の歩行やひざの屈曲動作でも生じますが、ランニングのように長時間ひざの屈伸をくり返すことで、炎症を起こしやすくなります。こうしたことから**腸脛靭帯炎は、大腿骨外顆が通常よりも大きい人や、腱の柔軟性が低い人に発症しやすい**傾向があります。

安静が治療の基本となりますが、改善策として走りのフォームを見直すこと、ストレッチなどで日頃から腱の柔軟性を高めておくことが有効。ゆるひざ体操の「関節包さすり（外側）」（122ページ）もオススメです。

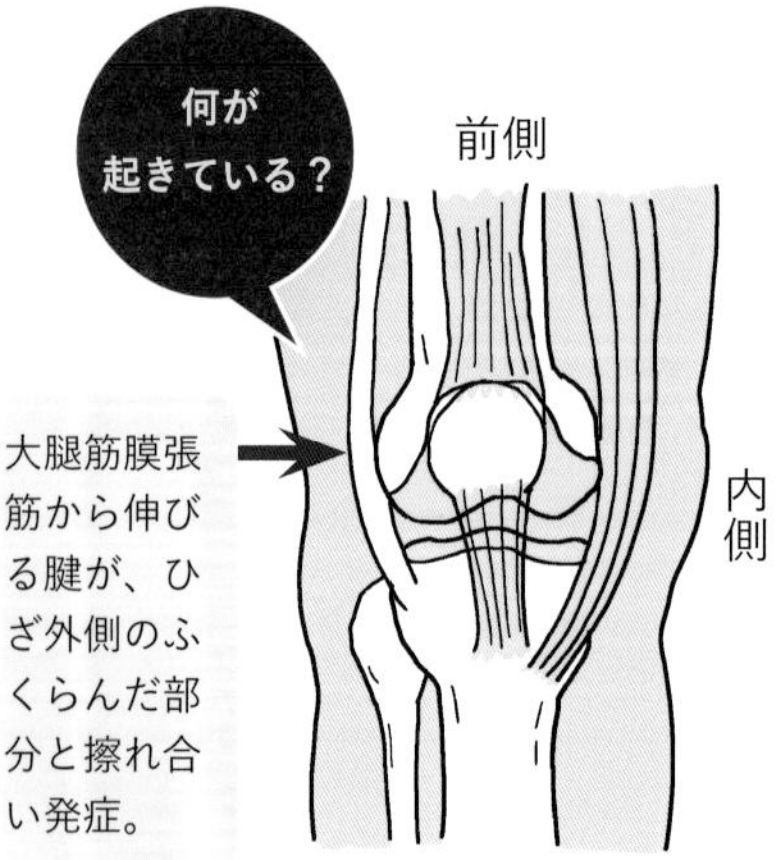
何が
起きている？
前側
内側
大腿筋膜張筋から伸びる腱が、ひざ外側のふくらんだ部分と擦れ合い発症。

【鵞《が》足《そく》炎《えん》】

▼▼▼O脚の人ほど悪化しやすい

ひざの内側で起こる炎症

「鵞足炎」は、変形性ひざ関節症などによってひざの形状が変わり、ひざ内側への負担が大きくなることで起こる炎症です。**スポーツ選手や、O脚の人も発症します**。痛みを感じるのは、ひざ内側の腱の部分。鵞足とは、脛骨の内側にある「縫工筋」「半腱様筋」「薄筋」という3本の筋肉から伸びる腱が骨に付着する箇所です。ひざ関節を外から触ってみると、ひざ内側の膝蓋骨、大腿骨、脛骨の間に、三角形のくぼみがあります。これが関節のつなぎ目で、鵞足はこの下の部分にあたります。鵞足の周囲には「滑液包《かつえきほう》」という膜がありますが、この滑液包に頻繁な摩擦が生じると炎症が起こってしまうのです。

鵞足炎は、歩き方を見直したり、ハムストリングスのストレッチを行ったりすることで改善されます。重症の場合、注射などで痛みを抑える方法もあります。

変形性ひざ関節症に関連していることが多いので、この症状が疑われる人は、医師に相談してみましょう。

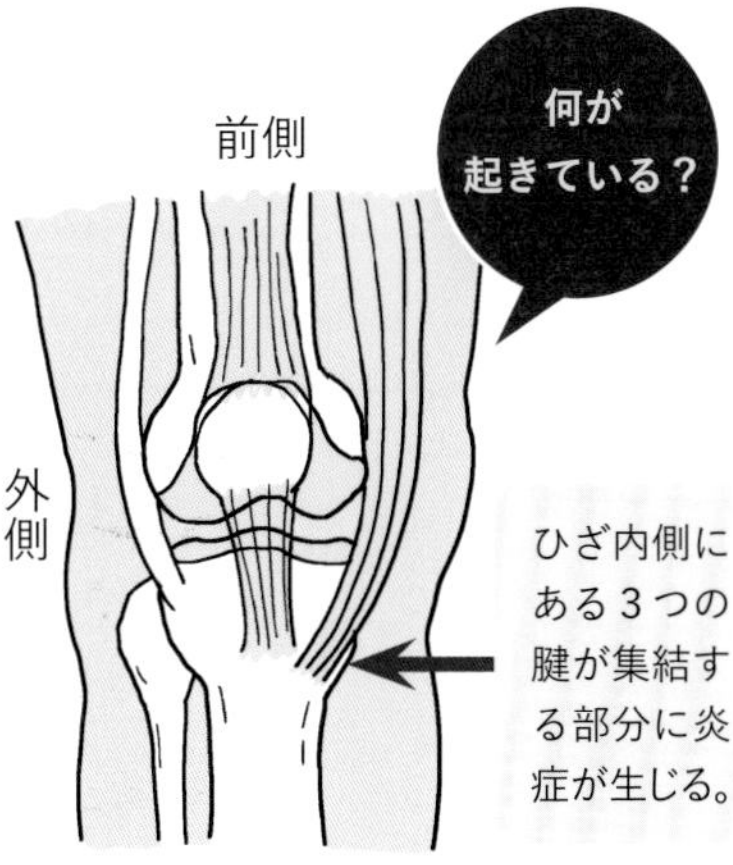

ひざ内側にある3つの腱が集結する部分に炎症が生じる。

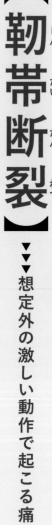

【靭《じん》帯《たい》断《だん》裂《れつ》】

▼▼▼想定外の激しい動作で起こる痛み

何が起きている？

内側側副靭帯（→P.17）
ひざの内側にあり、横方向の力によって断裂しやすい。

前十字靭帯（→P.17）
ひざの内部にあり、ひざを強くひねることで断裂しやすい。

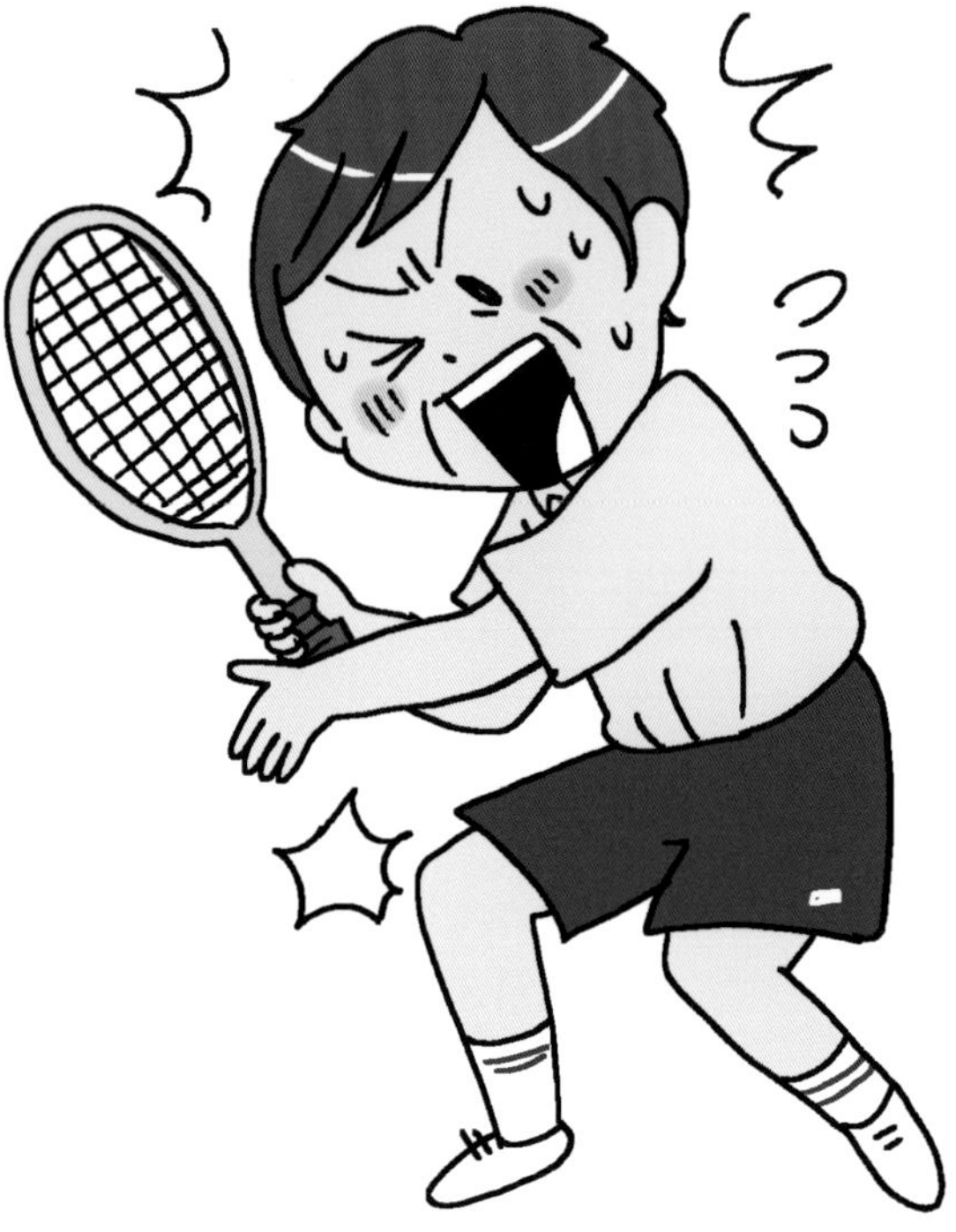

着地の失敗や急停止で発生

「靭帯断裂」は、ひざの異常なひねりや曲がりで、靭帯が断裂するケガです。バスケットボールやサッカーで、ジャンプをして着地する際にバランスを崩したり、他の選手との接触などで生じます。これらでよく断裂するのは「内側側副靭帯」。一方、「前十字靭帯」は、ダッシュをして急に停止した瞬間やひざを強くねじった際に断裂します。治療は、保護やリハビリが一般的ですが、前十字靭帯の場合は手術が行われます。

【半《はん》月《げつ》板《ばん》損《そん》傷《しょう》】

▼▼▼複数の原因により生じる痛み

歩けないほどの激痛も

「半月板損傷」は、主にスポーツで、ジャンプの着地の際にバランスを崩したり、急な体勢の切り返しで**ひざ関節が極度にひねられたりすることで生じるケガ**です。加齢によって関節が傷つきやすくなっているところに異常な力が加わることでも生じます。半月板にキズが入ってしまう障害であり、大腿骨と脛骨によって押し切られるケースや、関節を支える靭帯が断裂した結果、半月板に異常な力が加わって切れてしまうケースなど、さまざまな損傷があります。

半月板が損傷すると、ひざの曲げ伸ばしで痛みを感じたり、曲げ伸ばし自体ができなくなったりすることがあります。ひどい場合は、「ロッキング」という状態になって、歩行が困難になることも。また、腫れや、ひざに水がたまる症状につながることもあります。

リハビリや投薬による保存療法で治療を進めることが多いのですが、損傷の状態によっては、内視鏡手術をする場合もあります。**放置や不完全な治療を受けた場合、変形性ひざ関節症につながることもある**ので注意が必要です。

何が起きている？

内側（外側）半月板（→P.18）

強い衝撃やひねりの動作により、半月板が耐えられなくなって断裂する。靭帯断裂によって、ひざのひねりを制御できなくなると、半月板も断裂しやすくなる。

【オスグッド病】

▼▼▼スポーツをする子どもに起こりやすい

成長期特有のひざの痛み

成長期で、バスケットボール、バレーボール、サッカーなどのスポーツをしている、10～15歳の子どもがよく発症するのが「オスグッド病」です。

この病気は**成長期の子供の骨に、骨が成長するための「骨端線《こったんせん》」という部分があることが関係しています**。ひざを伸ばす大腿四頭筋は太ももの前にありますが、その収縮力は膝蓋骨を介して最終的には脛骨の上部前方にある脛骨粗面に伝えられます。ところが成長期の子どもにはちょうど脛骨粗面の部分に骨端線があり、強度的に弱い構造になっています。そのため、激しい運動をしていると、脛骨粗面にある骨端線が大腿四頭筋の繰り返しの収縮で傷ついてしまい痛みを感じるのです。

運動を休んだり軽くしたりすることで、ほとんどの例で痛みは軽減します。ただし無理をした場合などは大人になっても痛みが残って手術を必要とすることもありますので、無理をせず医師に相談しましょう。

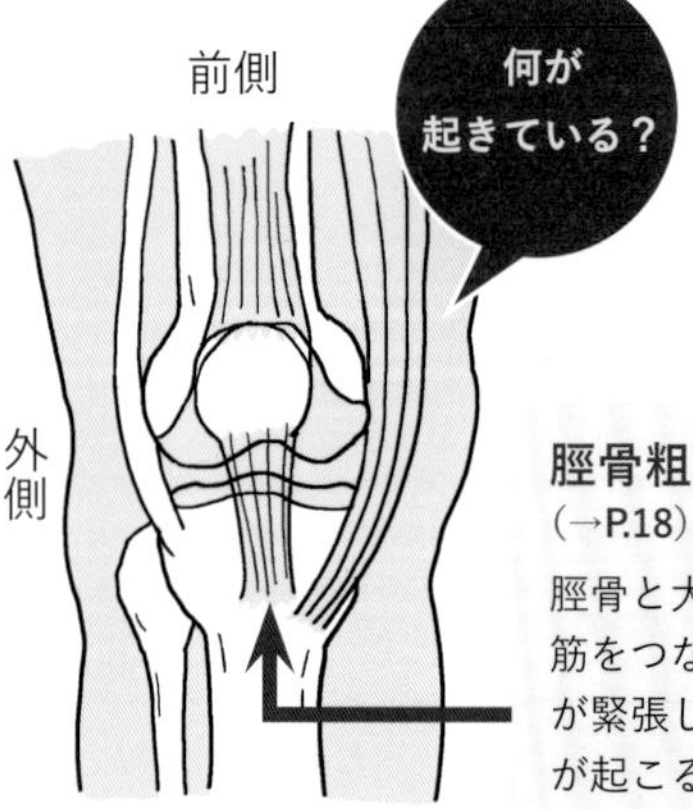

脛骨粗面
（→P.18）
脛骨と大腿四頭筋をつなぐ部分が緊張し、損傷が起こる。

【関節リウマチ】

▼▼▼複数の関節が痛む

全身の関節が痛む症状

「関節リウマチ」は、ひざを含むあらゆる関節に痛みが生じる病気です。多くの場合、手首や手の指など、上半身の関節から発症し、徐々に全身に症状が広がっていきます。痛みは、関節を動かしていない状態でも生じ、動作そのものが困難になるケースもあります。

関節リウマチは、**細菌やウイルスを排除するための免疫機能に異常が起こり、誤って自分の体の組織を攻撃してしまうことで生じる自己《じこ》免疫《めんえき》疾患《しっかん》**。ひざ関節の場合、滑膜に炎症が起こり、軟骨や骨が破壊されてしまいます。関節内の炎症という点では変形性ひざ関節症と同様ですが、「免疫による攻撃」というプロセスが関節リウマチの特徴です。

治療では、**血液検査で病気の程度を把握しながら投薬**が行われます。関節に変形が起こった場合は手術が必要になることもあります。早期の治療が有効のため、違和感を感じたら、すぐに医師に相談をする必要があります。

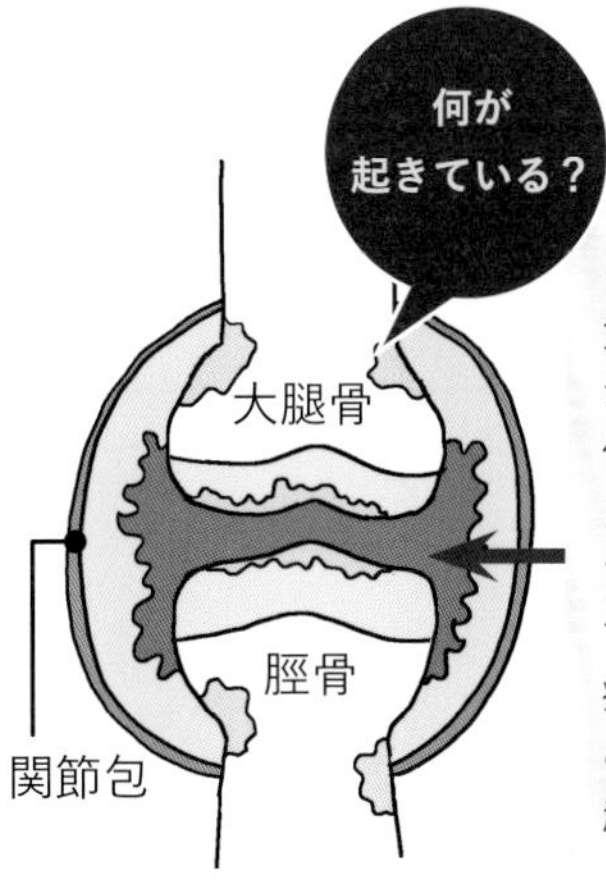

自己免疫疾患

免疫機能に不具合が起こり、自分の体にもとからあるタンパク質に対して免疫反応を起こす。滑膜で強い炎症反応が生じ、痛みや関節の破壊が起こる。

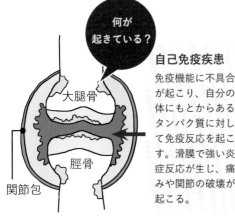

【痛《つう》風《ふう》性《せい》関《かん》節《せつ》炎《えん》】

▼▼▼突然起こる関節痛

ある日突然起こる生活習慣病

よく痛風と呼ばれる「痛風性関節炎」は、足の親指の付け根に生じることが多い病気ですが、まれにひざで起こることがあります。**血液の尿酸値が高くなり、尿酸が結晶になって関節にたまってしまうこと**が原因とされています。関節周辺が急激に腫れ、突然うずくような痛みが生じるのがこの病気の特徴で、関節を動かすことができなくなる、赤くなる、発熱するといったケースもあります。痛みの続く期間は人によって異なりますが、1か月以上続く場合も。肥満やメタボリックシンドロームの人に多く発症する傾向があります。

発症後は、投薬と生活改善で治療していきます。生活習慣病の一種であるため、運動不足の解消や食べすぎの防止が基本です。

尿酸はビールや魚卵などに多く含まれる「プリン体」の代謝物なので、これらを控えることも有効です。

何が起きている？

結晶化した尿酸（尿酸ナトリウム）が関節内にたまる

↓

尿酸ナトリウムを白血球が異物と見なして攻撃する

↓

関節内で炎症が起こり、激しい痛みや腫れが生じる

急性関節炎

突然急激に一つの関節に腫れと強い痛みが生じる。治るまでに3～14日かかる。

慢性関節炎

鈍い痛みが持続する。痛みが長期間続くと変形性ひざ関節症になることも。

【偽《ぎ》痛《つう》風《ふう》】

▼▼▼痛風と間違いやすい痛み

ひざ関節に起こる「病気」

「偽痛風」は、「ピロリン酸カルシウム」という物質の結晶が関節内にたまることで、突然炎症が起こる病気です。症状は関節周囲の腫れや痛みで、時に発熱を伴うこともあります。高齢者のひざに起こることが多く、**痛風性関節炎がほぼ男性にだけ起こるのに対して、この病気は男女差なく起こるのが特徴**です。通常、痛みは1～2週間以内に治まることが多いのですが、強い痛みが長期間続くこともあり、また複数の関節に痛みが出ることもあります。

ピロリン酸カルシウムが関節に沈着しているかはレントゲンを撮ればすぐわかりますが、この物質がたまっていても偽痛風の発作を起こす人はごく一部です。また、この病気はもともと変形性ひざ関節症の患者に発症することが多く、原因の区別も必要になります。疑われる場合は医師に相談するようにしましょう。

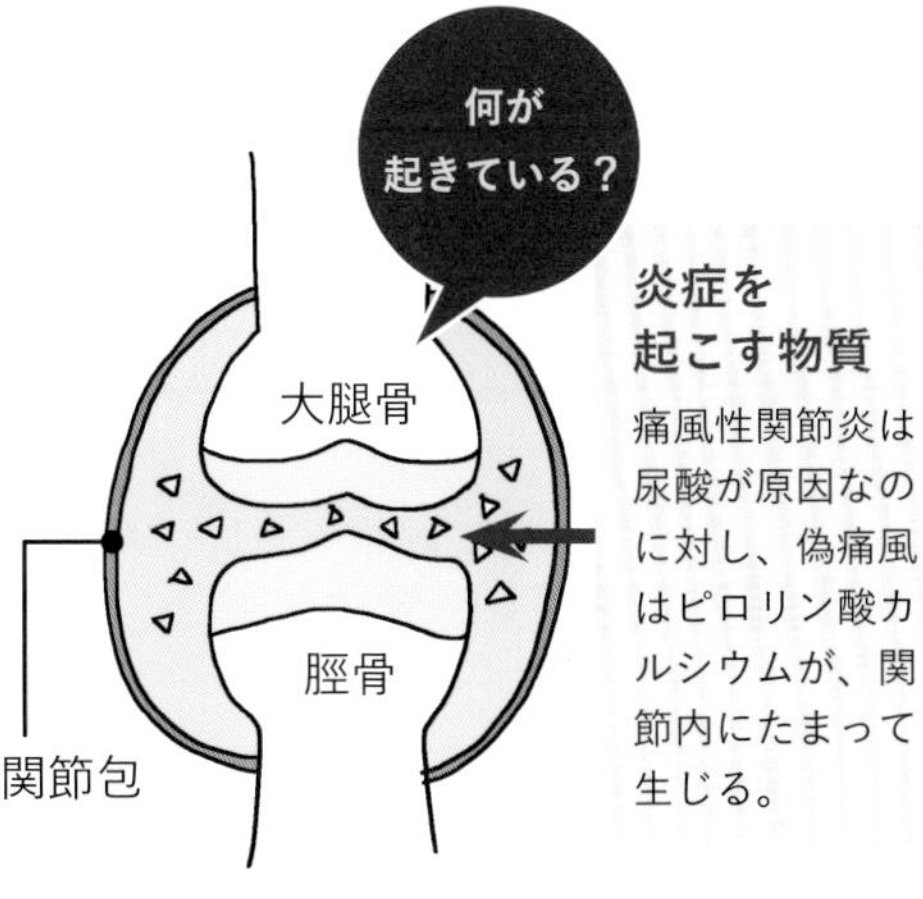

何が起きている？
大腿骨
脛骨
関節包
炎症を起こす物質
痛風性関節炎は尿酸が原因なのに対し、偽痛風はピロリン酸カルシウムが、関節内にたまって生じる。

【化《か》膿《のう》性《せい》関《かん》節《せつ》炎《えん》】

▼▼▼バイキンの感染で起こる痛み

抗菌薬で治療する

「化膿性関節炎」は、**ひざの中にバイキンが入り、強い痛みと腫れが生じる病気**です。発熱や悪寒、食欲不振、倦怠感を伴うこともあります。

原因となるバイキンは、「黄色ブドウ球菌」「連鎖球菌」「肺炎球菌」「メチシリン耐性黄色ブドウ球菌」などさまざまで、血液を通じて感染するケース、ひざ関節周辺の皮膚や筋肉、骨が感染源となるケース、ケガや手術、注射により関節内にバイキンが直接入り込むケースなどがあります。バイキンの増殖とともに、急に症状が現れることが特徴で、放置すると軟骨が破壊されたり、骨が溶けてしまったりする可能性もあるので、早期の医師の診断が必要になります。

治療は通常、関節液を採取して原因となるバイキンを解明した後、抗菌薬を投与します。並行して、関節内の洗浄が行われることもあります。

関節液を調べても原因となるバイキンがはっきりしない場合や、抗菌薬による治療を続けても効果がない場合は、手術を行うこともあります。

症状の特徴

- 強い痛みや腫れ
- 関節の熱感
- 発熱や悪寒
- 食欲不振や倦怠感

主な治療法

関節液を調べて原因を解明し抗菌薬を投与するのが基本。関節内を洗浄することや、関節の状態によっては手術をする場合もある。

【大《だい》腿《たい》骨《こつ》内《ない》顆《か》骨《こつ》壊《え》死《し》】

▼▼▼骨の異常による痛み

症状の特徴

- 関節周辺の痛みや腫れ
- 就寝中のうずき

主な治療法

- 強い痛みの場合は消炎鎮痛剤や注射を用いる。
- 病院での運動療法、リハビリを行う。
- 靴の中に中敷き（足底板）を用いて荷重を矯正する。
- 壊死の範囲が広い場合、痛みがなかなか引かない場合は、人工膝関節などの手術を検討する。

軟骨を支える骨が原因

「大腿骨内顆骨壊死」はひざ関節を構成する大腿骨の内側の部分で、**関節軟骨のすぐ下にある骨に異常が生じるために起こる病気**です。

　以前は骨の中にある細胞が死んでしまうことで起こると考えられてきましたが、最近では普段の生活で骨に繰り返し加わる衝撃によって骨の中にひびが入ったような状態になることが原因ではないかと考えられるようになってきました。このことは、この病気が先に述べたＢＭＬ（58ページ）と近い状態にあることを意味します。

　何も病気のない人に起こることが多いのですが、変形性ひざ関節症になっている関節に起こることもあります。また何かの病気の治療のためにステロイドを使っている患者さんでは、この病気が起こりやすいことが知られています。薬による治療だけで済むことも、手術が必要になることもあります。

[7]今の痛みに近い表情はどれですか？（当てはまる表情に○をつける）

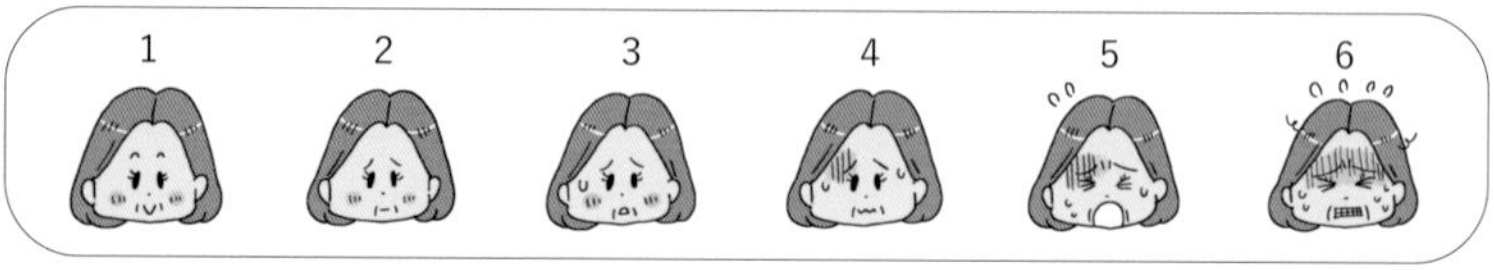

[8]平坦なところを歩いていても痛みはありますか？
（　　はい　　いいえ　　）

[9][8]で「はい」を選択した方へ　どんな時に痛みますか？
□歩き始めだけ痛い　　□歩いているうちに痛くなる
□歩き出してすぐに痛くなる　　□歩いた後で痛くなる

持病・既往歴について

[10]現在治療中の病気はありますか？
（具体的に：　　　　　　　　　　　　　　　　）

[11]過去にひざのケガをしたり、手術を受けたりしたことはありますか？
（具体的に：　　　　　　　　　　　　　　　　）

[12]過去に大きな病気をしたことがありますか？（がんなど）
（具体的に：　　　　　　　　　　　　　　　　）

[13]これまで薬や注射などで具合が悪くなったことはありますか？
（具体的に：　　　　　　　　　　　　　　　　）

問診で的確に答えるために伝えるポイントをまとめておきましょう

病院を受診すると最初に行われるのが問診です。「どこがどのように痛いのか」「今の痛みはどのように始まったのか」「最初にひざの痛みを感じたのはいつ頃か」など、診断に必要な情報を医師が質問するので、答えられる範囲で、具体的に伝えられるようにしておくといいでしょう。

問診時に伝えるといい大事なことを上記リストにまとめました。**痛みや症状の感じ方は、本人しか伝えることがで**

\ 付録 /

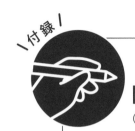

問診時に伝えたいことリスト

(　　)内に記入をするか、該当する項目に○をつけましょう。

? ひざの症状について

[1]どんなことをする時に、いちばん困っていますか？

(　　　　　　　　　　　　　　　　　　　　　　　　　　　　)

[2]痛みを感じるのは
ひざのどの部分ですか？
右のイラストの該当する部分に
印をつけてください。

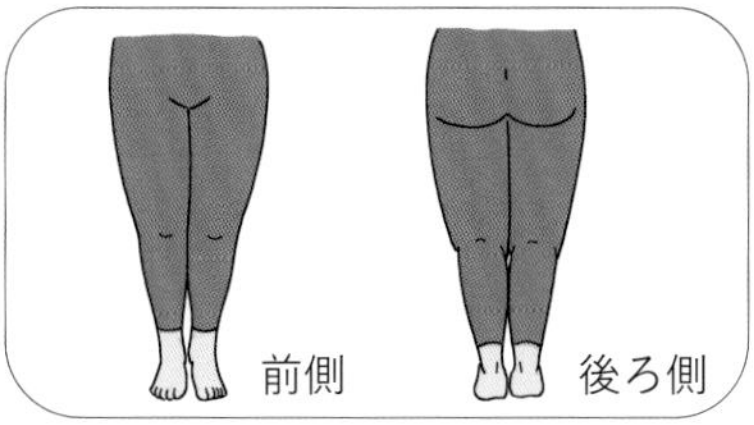

[3]いつから痛くなりましたか？

(　　　　　　　　　　)くらい前から

[4]痛くなったきっかけは？

(　　　　　　　　　　　　　　　)

[5]どんな時に痛みを感じますか？

・7つの症状[→P.76～]より　(　　　　　　　　　　　　　　　　　)

・8つの圧痛点[→P.90～]より (　　　　　　　　　　　　　　　　　)

[6]安静にしていても痛みがありますか？

(　　はい　　いいえ　　)

きません。医師も問診時の情報を大事にしますから、伝え忘れがないように、答えを用意しておきましょう。

ひざの痛み以外にも気になる症状がある時は、それも伝えてください。
腰が痛い、冷え性、手指が痛い、脚がしびれる、発熱など、ひざと関係がなさそうに思えるものでも、リウマチや感染症などが起こっているかを把握する手がかりになります。

索引

東大教授《とうだいきょうじゅ》が本気《ほんき》で教《おし》える
「ひざの痛《いた》み」解消法《かいしょうほう》

2021年 6 月10日　初版発行
2024年 1 月30日　10版発行

監　修　福《ふく》井《い》 尚《なお》志《し》
　　　　深《ふか》代《しろ》 千《せん》之《し》

発行者　安 部 順 一

発行所　中央公論新社
〒100-8152　東京都千代田区大手町 1-7-1
電話　販売 03-5299-1730　編集 03-5299-1740
URL https://www.chuko.co.jp/

印　刷　大日本印刷
製　本　小泉製本

Published by CHUOKORON-SHINSHA, INC.
Printed in Japan　ISBN978-4-12-005414-3 C0047
定価はカバーに表示してあります。落丁本・乱丁本はお手数ですが小社販売部宛お送り下さい。送料小社負担にてお取り替えいたします。